医学课程学习纲要与强化训练

医学物理学学习指导

第 2 版

主　　编　盖立平　李乐霞　潘志达
主　　审　江　键
副 主 编　李晓原　董桂馥　龚丽英
编　　委　（以姓氏笔画为序）
　　　　　王　礼　　大连医科大学
　　　　　王保芳　　河南大学医学院
　　　　　田兴华　　宁夏医科大学
　　　　　孙　超　　大连大学
　　　　　孙福伯　　大连医科大学
　　　　　李乐霞　　宁夏医科大学
　　　　　李晓原　　中山大学
　　　　　秦冬雪　　大连医科大学附属二院
　　　　　柴　英　　大连医科大学
　　　　　郭　鑫　　第二军医大学
　　　　　龚丽英　　南京医科大学
　　　　　盖立平　　大连医科大学
　　　　　董桂馥　　大连大学
　　　　　潘志达　　大连医科大学
编写秘书　王　礼

科学出版社
北　京

·版权所有　侵权必究·

举报电话：010-64030229；010-64034315；13501151303（打假办）

内 容 简 介

本书是潘志达主编案例版《医学物理学》(第2版)的配套教材。全书囊括了普通物理、近代物理、量子力学、相对论等多个知识领域，共十八个章节。每章又分内容提要、典型例题、习题解答、名人或史料介绍、检测题及检测题答案六个部分。内容提要部分对主要知识点做了总结；典型例题部分精选每一章的典型题进行解析，给出了解题思路和解题方法；习题解答部分给出了主教材习题的详细参考答案；检测题部分题型多样，范围广，有利于学生自我考察知识的掌握和运用情况；名人和史料部分介绍了与本章内容相关的名人和史料，使学生在学习基本理论知识的同时也学习物理学家"独创"的思维方法和刻苦钻研的精神。

希望本书能解决学生在医学物理学习过程中遇到的问题，同时也为从事这门课程教学的老师提供参考。

图书在版编目(CIP)数据

医学物理学学习指导 / 盖立平，李乐霞，潘志达主编．—2版．—北京：科学出版社，2013.1

（医学课程学习纲要与强化训练）

ISBN 978-7-03-036072-4

Ⅰ. 医… Ⅱ. ①盖… ②李… ③潘… Ⅲ. 医用物理学-医学院校-教学参考资料 Ⅳ. R312

中国版本图书馆 CIP 数据核字(2012)第 278526 号

责任编辑：胡治国 / 责任校对：张怡君
责任印制：赵　博 / 封面设计：范璧合

版权所有，违者必究。未经本社许可，数字图书馆不得使用

科学出版社 出版
北京东黄城根北街16号
邮政编码：100717
http://www.sciencep.com

三河市宏图印务有限公司 印刷
科学出版社发行　各地新华书店经销

*

2008 年 5 月第 一 版　　开本：787×1092　1/16
2013 年 1 月第 二 版　　印张：10 1/2
2017 年 1 月第三次印刷　字数：243 000

定价：25.00 元
（如有印装质量问题，我社负责调换）

前 言

《医学物理学》是全国高等医学院校中一门重要的课程。科学出版社为适应目前医学高等教育的现状,本着深化课程体系与教学方法的改革,借鉴国外先进的 PBL(Problem-Based Learning)教学方法,采用案例与教学内容相结合的模式,组织全国十多所医科大学的教授修订了案例版《医学物理学》。为了更好地贯彻少而精的原则,让学生能用较少的时间掌握较多的医学物理知识,提高学生分析问题和解决问题的能力,又组织修订了《医学物理学学习指导》,与案例版《医学物理学》(第 2 版)教材相配套。

本书全面总结、归纳了医学物理学的基本内容、基本概念、重点难点、基本医学应用、重要计算方法。以这些概念和方法的实际应用为基础,在内容提要部分编写了每一章的主要知识点;典型例题部分精选每一章的典型例题进行了解析,给出了解题思路和解题方法;习题解答部分给出了每题的详细参考答案;名人和史料介绍部分把与每一章内容相关的名人和史料放在章节最后供学生和教师学习用,使学生在学习基本理论知识的同时也学习物理学家"独创"的思维方法和刻苦钻研的精神。

限于编者水平有限,书中错误和不当之处在所难免,我们诚恳地希望同行和使用本书的广大师生不吝赐教,予以指正,也借此机会向各位读者及在编写过程中关心和给予我们帮助的领导、编辑、同事、朋友表示由衷的感谢。

编　者

2012 年 8 月于大连医科大学

目 录

前言
第一章　人体力学基础知识 …………………………………………………… (1)
第二章　振动和波 ……………………………………………………………… (10)
第三章　声波与超声波 ………………………………………………………… (20)
第四章　流体的流动 …………………………………………………………… (27)
第五章　分子动理论 …………………………………………………………… (36)
第六章　生命过程中的热力学 ………………………………………………… (45)
第七章　人体的生物电场 ……………………………………………………… (54)
第八章　直流电 ………………………………………………………………… (63)
第九章　磁场及其生物效应 …………………………………………………… (71)
第十章　几何光学 ……………………………………………………………… (82)
第十一章　光的波动性 ………………………………………………………… (95)
第十二章　光的粒子性 ………………………………………………………… (106)
第十三章　量子力学基础 ……………………………………………………… (113)
第十四章　相对论基础 ………………………………………………………… (121)
第十五章　激光及其医学应用 ………………………………………………… (127)
第十六章　X射线 ……………………………………………………………… (132)
第十七章　原子核和放射性 …………………………………………………… (141)
第十八章　核磁共振 …………………………………………………………… (150)
主要参考资料 …………………………………………………………………… (160)

第一章 人体力学基础知识

 内容提要

1. 刚体 刚体指在外力的作用下,大小,形状等保持不变的物体。

刚体绕某一固定转轴转动时的角速度与角位移的关系:

$$\omega = \frac{d\theta}{dt}$$

刚体的角加速度为

$$\alpha = \frac{d\omega}{dt} = \frac{d^2\theta}{dt^2}$$

刚体的角位移、角速度、角加速度均为矢量,方向由右手螺旋法则确定。

转动惯量是刚体转动惯性的量度:

$$J = \int r^2 \, dm$$

转动物体的动能为

$$E_k = \frac{1}{2} J\omega^2$$

刚体定轴转动定律:刚体所受的外力对转轴的力矩之和等于刚体对该转轴的转动惯量与刚体的角加速度的乘积,即

$$M = J\alpha$$

角动量:即动量距。刚体绕轴转动时,各质点对轴的角动量总和就是刚体的角动量,即

$$L = J\omega$$

角动量守恒定律:系统(包括刚体)所受的外力对某固定轴的合外力距为零时,则系统对此轴的总角动量保持不变,即

$$\sum J\omega = 恒量$$

2. 物体的弹性

(1) 应力和应变:外力向物体内部传递时,引起物体内部相邻点之间的相对运动,进而导致其体积或形状的改变,使物体产生变形。用应力与应变来研究物体在外力作用下产生的变形。

1) 应力:指作用于物体单位面积上的弹性力。它准确地描述了作用于物体内部力的分布情况,根据作用方式的不同,应力分正应力和切应力。

a. 正应力:与作用面垂直的应力。

b. 切应力:与作用面平行的应力。

2) 应变:当物体受应力作用时,其长度、形状或体积都可能发生变化,这种变化的相对量称为应变。应变为无量纲量,按变化量的不同,应变有正应变、切应变等多种。

a. 正应变:当物体受应力作用时,其长度变化和原长之比,即 $\varepsilon = \dfrac{\Delta L}{L_0}$

b. 切应变:当物体受剪切力作用时体积不变,只有形状发生变化的弹性形变,即 $\gamma = \tan\alpha$

(2) 弹性模量

1) 弹性模量：材料应力与应变的比值为该材料的弹性模量。

2) 杨氏模量：物体单纯受张应力或压应力作用时，其应力与应变的比值，即

$$E = \frac{\sigma}{\varepsilon}$$

3) 切变模量：切应力与切应变的比值，即

$$G = \frac{\tau}{\gamma}$$

3. 肌肉和骨骼的力学特性

(1) 肌肉的力学性质：Hill 方程

$$(P+a)(v+b) = (P_0+a)b$$

方程中右侧为常数，它指出在等张收缩时肌肉的收缩速度 v 随负荷的增大呈双曲线式的下降。

(2) 骨骼的力学性质：骨骼是典型的非线性弹性体，在不同方向载荷作用下表现出不同的力学性能，其变形、破坏与其受力方式有关。

4. 刚体平衡的充分必要条件

$$\sum_i \boldsymbol{F}_i = 0$$

$$\sum_i \boldsymbol{M}_i = 0$$

对于平面力系，$\sum_i \boldsymbol{F}_i$ 可用其分量式表示

典型例题

例 1-1 求质量为 m，半径为 R 的均匀细圆环和圆盘的转动惯量，轴与圆平面垂直并且通过其圆心。

解：细圆环的质量可以认为全部分布在半径为 R 的圆周上，所以细圆环的转动惯量为

$$J = \sum R^2 \Delta m_i = R^2 \sum \Delta m_i = mR^2$$

对圆盘来说，其质量均匀分布在半径为 R 的整个盘面上，在离转轴的距离为 $r \sim r+\mathrm{d}r$ 处取一小环，其面积为 $\mathrm{d}S = 2\pi r \mathrm{d}r$，质量为 $\mathrm{d}m = \sigma \mathrm{d}S$，式中 σ 为圆盘的质量面密度，则小环的转动惯量为

$$J = \int \mathrm{d}J = \int_0^m r^2 \mathrm{d}m = 2\pi\sigma \int_0^R r^3 \mathrm{d}r = \frac{\pi}{2}\sigma R^4$$

质量面密度 $\sigma = \dfrac{m}{\pi R^2}$，代入上式可得

$$J = \frac{1}{2}mR^2$$

例 1-2 股骨是大腿中的主要骨骼。如果成年人股骨的最小截面积是 $6 \times 10^{-4} \mathrm{m}^2$，问受压负荷为多大时将发生碎裂？又假定直至碎裂前，应力-应变关系还是线形，试求发生碎裂时的应变。（抗压强度 $\sigma_c = 17 \times 10^7 \mathrm{N \cdot m^{-2}}$）

解：导致骨碎裂的作用力

$$F = \sigma_c \cdot S = 17 \times 10^7 \times 6 \times 10^{-4} \mathrm{N} = 1.02 \times 10^5 \mathrm{N}$$

这个力是很大的，约为 70kg 重的人体所受重力的 15 倍。但如果一个人从几米高处跳到坚硬的地面上，就很容易超过这个力。

根据骨的杨氏模量 $E = 0.9 \times 10^{10} \mathrm{N \cdot m^{-2}}$，可求碎裂时的应变

$$\varepsilon = \frac{\sigma_c}{E} = \frac{17 \times 10^7}{0.9 \times 10^{10}} = 0.019 = 1.9\%$$

由此可见，在引起碎裂的负荷下，骨头的长度将减少1.9%。

例1-3 一根8m长的铜丝和一根4m长的钢丝，横截面积均为$50mm^2$，若使两根金属丝以一端相连，并加500N的张力，求两根金属丝长度一共改变了多少？（铜的杨氏模量为1.1×10^{11} $N\cdot m^{-2}$，钢的杨氏模量为2.0×10^{11} $N\cdot m^{-2}$）

解： 横截面积均为 $S=50mm^2=0.5\times10^{-4}m^2$

根据杨氏模量的定义 $E=\dfrac{Fl}{S\Delta l}$，

可求出铜丝的伸长量 $\Delta l_1=\dfrac{Fl_1}{SE_1}=\dfrac{500\times 8}{1.1\times10^{11}\times 0.5\times10^{-4}}=7.3\times10^{-4}$ m

同理可求出钢丝的伸长量 $\Delta l_2=\dfrac{Fl_2}{SE_2}=\dfrac{500\times 4}{2.0\times10^{11}\times 0.5\times10^{-4}}=2.0\times10^{-4}$ m

两根金属丝长度共改变 $\Delta l=\Delta l_1+\Delta l_2=7.3\times10^{-4}+2.0\times10^{-4}=9.3\times10^{-4}$ m

例1-4 一横截面积为$1.5cm^2$的圆柱形骨样品，在其上端加上质量为10kg的重物，其长度缩小了0.0065%，求骨样品的杨氏模量。

解：
$$\varepsilon=\dfrac{\Delta l}{l_0}=6.5\times10^{-5}$$

压应力为 $\sigma=\dfrac{F}{S}=\dfrac{mg}{S}=\dfrac{10\times 9.8N}{1.5\times10^{-4}m^2}=6.53\times10^{5}N\cdot m^{-2}$

根据胡克定律 $\dfrac{F}{S}=E\dfrac{\Delta l}{l_0}$，即 $\sigma=E\varepsilon$。

则杨氏模量 $E=\dfrac{\sigma}{\varepsilon}=\dfrac{6.53\times10^5}{6.5\times10^{-5}}N\cdot m^{-2}=1.0\times10^{10}N\cdot m^{-2}$

习题解答

1-1 一个人站在旋转平台的中央，两臂侧平举，整个系统以2π $rad\cdot s^{-1}$的角速度旋转，转动惯量为$6.0kg\cdot m^2$。如果将两臂收回则该系统的转动惯量为$2.0kg\cdot m^2$。试求此时系统的转动动能与原来的转动动能之比。

解： 封闭系统角动量守恒
$$J_1\omega_1=J_2\omega_2$$

两臂收回后系统角速度 $\omega_2=\dfrac{J_1\omega_1}{J_2}=\dfrac{6.0\times 2\pi}{2.0}=6\pi$ $rad\cdot s^{-1}$

则 $\dfrac{E_{k2}}{E_{k1}}=\dfrac{\frac{1}{2}J_2\omega_2^2}{\frac{1}{2}J_1\omega_1^2}=\dfrac{\frac{1}{2}\times 2.0\times(6\pi)^2}{\frac{1}{2}\times 6.0\times(2\pi)^2}=\dfrac{3}{1}$

即此时系统的转动动能与原来的转动动能之比为3:1。

1-2 有两个质量可忽略的弹簧，上端固定，原长都是10cm，第一个弹簧下挂一个质量为m的物体后，长11cm，而第二个弹簧下挂质量为m的物体后，长13cm，现将两弹簧串联，上端固定，下面仍挂质量为m的物体，则两弹簧的总长为多少？

解： 第一个弹簧的倔强系数为 $\dfrac{1}{mg}$

第二个弹簧的倔强系数为 $\dfrac{3}{mg}$

则两弹簧串联后的倔强系数为 $\dfrac{4}{mg}$

所以两弹簧的总长为：$10+10+\dfrac{4}{mg}\cdot mg=24\text{cm}$

1-3 一个转动惯量为 J 的圆盘绕定轴转动，其初角速度为 ω_0，阻力矩与转动角速度成正比，即 $M=-k\omega$（k 为正常数）求：

(1) 圆盘的角速度从 ω_0 变为 $\dfrac{\omega_0}{2}$ 所经历的时间和转过的角度；

(2) 上述过程中阻力矩所做的功。

解：(1) 转动定律 $M=J\alpha$

$$\therefore -k\omega=J\dfrac{\text{d}\omega}{\text{d}t}$$

根据初始条件，分离变量

$$\int_{\omega_0}^{\frac{\omega_0}{2}}\omega\text{d}\omega=-\int_0^t\dfrac{k}{J}\text{d}t,\ t=\dfrac{J}{k}\ln 2$$

$$\therefore -k\omega=J\dfrac{\text{d}\omega}{\text{d}\theta}\dfrac{\text{d}\theta}{\text{d}t}=J\omega\dfrac{\text{d}\omega}{\text{d}\theta}$$

分离变量，积分

$$-\int_{\omega_0}^{\frac{\omega_0}{2}}\dfrac{k}{J}\text{d}\omega=\int_0^\theta \text{d}\theta,\ \theta=\dfrac{J}{2k}\omega_0$$

(2) 上述过程中阻力矩所做的功，根据动能定理

$$W=\dfrac{1}{2}J\omega^2-\dfrac{1}{2}J\omega_0^2=\dfrac{1}{2}J\left(\dfrac{\omega_0}{2}\right)^2-\dfrac{1}{2}J\omega_0^2=-\dfrac{3}{8}J\omega_0^2$$

1-4 设某人一条腿骨长 0.6m，平均横截面积为 3cm^2，骨的杨氏模量为 $10^{10}\text{N}\cdot\text{m}^{-2}$，当站立时两腿支撑整个体重 800N 时，求此人一条腿骨缩短了多少？

解：
$$\sigma=\dfrac{F}{S},\ \varepsilon=\dfrac{\Delta l}{l_0},\ E=\dfrac{\sigma}{\varepsilon}$$

$$\therefore \Delta l=\dfrac{l_0 F}{SE}=\dfrac{0.6\times\dfrac{800}{2}}{3\times 10^{-4}\times 10^{10}}=8\times 10^{-5}\text{m}$$

1-5 松弛的二头肌，伸长 5cm，所需的力为 25N，如果把二头肌看作是一条长为 0.2m，横截面积为 50cm^2 的圆柱体，则杨氏模量为多少？

解：
$$\sigma=\dfrac{F}{S},\ \varepsilon=\dfrac{\Delta l}{l_0},\ E=\dfrac{\sigma}{\varepsilon}$$

$$\therefore E=\dfrac{Fl_0}{S\Delta l}=\dfrac{2.5\times 0.2}{50\times 10^{-4}\times 0.05}=2\times 10^4\text{N}\cdot\text{m}^{-2}$$

1-6 一长肌的横截面积为 50cm^2，长为 15cm，每平方厘米的张力为 80N，设缩为原长的一半，试求该肌肉每收缩一次所做的功。

解： $W=Px=80\times 50\times\dfrac{15\times 10^{-2}}{2}=300\text{N}\cdot\text{m}$

1-7 弹跳蛋白是一种存在于跳蚤中的弹跳机构以及昆虫的飞翔机构中的弹性蛋白，其杨氏模量接近于橡皮。今有一截面为 $3\times 10^{-3}\text{m}^2$ 的弹跳蛋白，在 270N 的拉伸下，长度变为原长的 1.5 倍，求弹跳蛋白的杨氏模量。

解： 假设弹跳蛋白的原长为 l_0，则拉长后的长度为

$l_0+\Delta l=1.5 l_0$，故张应变 $\varepsilon=\dfrac{\Delta l}{l_0}=0.5$

张应力 $\sigma=\dfrac{F}{S}=\dfrac{270}{0.003}=9\times 10^4\text{N}\cdot\text{m}^{-2}$，

所以杨氏模量为
$$E = \frac{\sigma}{\varepsilon} = \frac{9 \times 10^4}{0.5} = 1.8 \times 10^5 \text{N} \cdot \text{m}^{-2}$$

1-8 一人上臂垂直,前臂水平,手中持一 40N 的重物,设前臂重 15N,作用在前臂上的四个力如图 1-1 所示。F 是作用在肘部的力,T 是作用于二头肌的力,试计算 F 和 T。

解:受力平衡方程:
$$T - F - 15 - 40 = 0$$
力矩平衡方程:
$$F \times 5 - 15 \times 10 - 40 \times (10 + 23) = 0$$
得
$$F = 294\text{N}$$
$$T = 349\text{N}$$

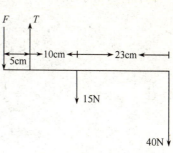

图 1-1 习题 1-8

1-9 一架匀质的梯子,重为 P、长为 $2l$,上端靠于光滑墙上,下端置于粗糙地面上,梯与地面的夹角为 φ,摩擦系数为 μ。有一体重为 P_1 的人攀登到距梯下端 h 的地方。试求梯子不滑动的条件。

解:梯子不滑动
则应有
$$Pl\cos\varphi + P_1 h\cos\varphi < N2l\sin\varphi$$
$$N = \mu(P + P_1)$$
∴ 有
$$\frac{Pl + P_1 h}{2l}\text{ctg}\varphi < \mu(P + P_1)$$

1-10 一匀质的铅丝竖直悬挂,铅丝的密度为 $\rho = 11.3 \times 10^3 \text{kg} \cdot \text{m}^{-3}$,长度为 L。求:

(1) 铅丝自身重量所产生的应力在距悬点 $\frac{L}{4}$ 处的值是距悬点 $\frac{3}{4}L$ 处值的多少倍?

(2) 已知铅丝内某处的应力达 $2\text{kg} \cdot \text{mm}^{-2}$ 时,铅丝在该点被拉断。问铅丝长度 L 为何值时,它将在自身所受重力的作用下被拉断?

解:(1)
$$\sigma = \frac{F}{S}$$
$$\frac{\sigma_1}{\sigma_2} = \frac{F_1}{F_2} = \frac{\int_0^{\frac{3l}{4}} \rho g \, dl}{\int_0^{\frac{L}{4}} \rho g \, dl} = 3$$

(2)
$$\sigma = \frac{F}{S}$$
$$\int_0^L \rho g \, dl = 2 \times 10^6$$
得
$$L = \frac{2 \times 10^6}{11.3 \times 10^3 \times 10} = 177\text{m}$$

1-11 有一铜杆长 2m,横截面积 2.0cm^2;另一钢杆长 L,横截面积为 1.0cm^2。今将两杆接牢,然后在两杆外端加以相等而反向的拉力 F,$F = 3 \times 10^4 \text{N}$。已知杨氏模量为 $E_{铜} = 1.1 \times 10^{11} \text{N} \cdot \text{m}^{-2}$,$E_{钢} = 2.0 \times 10^{11} \text{N} \cdot \text{m}^{-2}$。问:

(1) 如果两杆伸长相等,钢杆长 L 为多少?

(2) 各杆中的应力为多少?

(3) 求各杆中的应变是多少?

解:(1) 杨氏模量
$$E = \frac{Fl}{S\Delta l}$$

$$\therefore \Delta l = \frac{Fl}{SE}$$

两杆伸长相等，则有 $\Delta l_1 = \Delta l_2$

$$\frac{Fl_1}{S_1 E_1} = \frac{Fl_2}{S_2 E_2}$$

$$l_2 = \frac{l_1 S_2 E_2}{S_1 E_1} = \frac{2 \times 1.0 \times 10^{-4} \times 2.0 \times 10^{11}}{2.0 \times 10^{-4} \times 1.1 \times 10^{11}} = 1.8 \text{m}$$

(2)
$$\sigma_1 = \frac{F}{S_1} = \frac{3 \times 10^4}{2.0 \times 10^{-4}} = 1.5 \times 10^8 \text{N} \cdot \text{m}^{-2}$$

$$\sigma_2 = \frac{F}{S_2} = \frac{3 \times 10^4}{1.0 \times 10^{-4}} = 3 \times 10^8 \text{N} \cdot \text{m}^{-2}$$

(3)
$$\Delta l_1 = \Delta l_2 = \frac{Fl}{S_1 E_1} = \frac{3 \times 10^4 \times 2}{2.0 \times 10^{-4} \times 1.1 \times 10^{11}} = 2.7 \times 10^{-3} \text{m}$$

$$\varepsilon_1 = \frac{\Delta l}{l_1} = \frac{2.7 \times 10^{-3}}{2} = 1.35 \times 10^{-3}$$

$$\varepsilon_2 = \frac{\Delta l}{l_2} = \frac{2.7 \times 10^{-3}}{1.8} = 1.5 \times 10^{-3}$$

名人或史料介绍

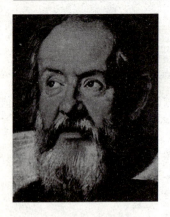

1. 伽利略 伽利略（Galileo Galilei；1564—1642）是意大利的物理学家和天文学家。1564年2月15日出生于意大利比萨。伽利略曾学习哲学、宗教，后来听从父命去比萨大学学习医学，在上学时无意中发现比萨大教堂吊灯摆动的周期与振幅无关，用自己脉搏测量，吊灯摆动时不论振幅大小，其往复一次的时间总是一样的，他用这一原理制造了脉搏计时器。伽利略听到数学家里斯介绍几何学的演讲后，对数理科学产生了浓厚的兴趣。1586年设计准确测定固体比重的天平，发表了固体重心论文，引起数理学界的注意。1592年伽利略在帕多瓦大学当教授。他在帕多瓦大学工作达18年，期间提出了"斜面定律"、"惯性定律"、"抛体定律"以及相关概念。还研究了光学问题，提出了光速恒定的观点，设计了测光速的实验。为观察天体的运动情况，他在1609年制造了伽利略望远镜，通过观察他坚信地球在自转和地球围绕太阳运行，有力地支持了哥白尼的天文系统。这与统治整个欧洲的天主教教义中的"地球是宇宙的中心"相左，1615年他受到宗教裁判所的传讯和警告。坚持真理的伽利略于1632年发表了《关于两大世界体系的对话》，来辩论哥白尼学说的是非真伪，结果教皇下令逮捕了伽利略。在监禁期间伽利略着手写《关于力学和局部运动两门新科学的对话》，将以前的实验结果和领悟而得的力学原理记录成书。1642年1月8日，为科学和真理而奋斗的科学巨人与世长辞，终年78岁。

爱因斯坦对伽利略有一评价："伽利略的发现以及他所应用的科学推理方法，是人类思想史上最伟大的成就之一，而且标志着物理学的真正开端。"

2. 牛顿 伊萨克·牛顿（Isaac Newton；1642—1727）是英国一位伟大的物理学家和数学家。1642年出生于英国林肯郡，1661年进入剑桥大学三一学院学习数学，并得到著名数学家巴罗的指导，1665年元月获学士学位。1667年后返回剑桥，进三一学院攻读研究生，1669年由数学家巴罗推荐任数学讲座教授，时年牛顿27岁。牛顿在剑桥担任数学讲座教授共30年，1687年出版了科学名著《自然哲学的数学原理》,在这本著作中,牛顿提出了经典力学的各种基本概念和原理,还叙述了万有引力理论。1696年牛顿任皇家造币厂厂长,1703年当选为皇家学会会长。1727年3月31日,牛顿在伦敦去世,享年86岁。

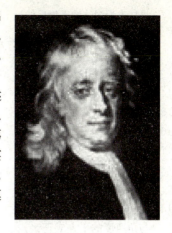

牛顿在物理学上的成就是发现了万有引力定律,综合并表述了经典力学的三大定律,即牛顿三定律,并引入了质量、动量、力、加速度、向心力等基本概念,完成了物理学发展史上的天、地间第一次大综合。在光学上,他做了用棱镜把白光分解为七色光的实验研究。在数学上,牛顿创建了微积分,还建立了二项式定理。由此可见,牛顿不但是理论力学的奠基人,也是分析数学的奠基人。

检 测 题

(一)选择题

1. 下列物体哪种是刚体( )
   A. 固体　　　　B. 液体
   C. 气体　　　　D. 都不是
2. 刚体的转动惯量与下列哪种因素无关( )
   A. 刚体的质量
   B. 刚体所受的力
   C. 刚体转轴的位置
   D. 刚体质量的分布情况
3. 刚体角动量守恒的充分必要条件是( )
   A. 刚体不受外力矩的作用
   B. 刚体所受合外力矩为零
   C. 刚体所受合外力和合外力矩均为零
   D. 刚体的转动惯量和角速度均保持不变
4. 质量完全相同的两个细棒,第一根轴过垂直中心,第二根轴在一端与棒长垂直,其两者转动惯量之比为( )
   A. 1:4　　　　B. 1:2
   C. 1:1　　　　D. 2:1
5. 有一半径为 R 的水平圆转台,可绕通过其中心的竖直轴转动,转动惯量为 J,开始时转台以匀角速度 ω 转动,此时有一质量为 m 的人站在转台中心。随后人沿半径向外跑去,当人到达转台边缘时,转台的角速度为( )
   A. $\dfrac{J}{J+mR^2}\omega$　　B. $\dfrac{J}{(J+m)R^2}\omega$
   C. $\dfrac{J}{mR^2}\omega$　　D. ω
6. 应力是( )
   A. 作用在某物体两端上的力
   B. 作用在物体中点上的力
   C. 作用在物体任意一个截面上的力
   D. 作用在物体上任一单位截面积上的力
7. 在各种应变中应力的方向( )
   A. 可能与截面垂直　　B. 可能与截面平行
   C. 两者都对　　　　　D. 两者都不对
8. 把一块不锈钢放在静止的深水中,它所受到的应力是( )
   A. 线应力　　　　B. 压应力
   C. 切应力　　　　D. 三者都有
9. 长为 l_0 的金属丝受力作用时长度变为 l,此时金属丝的线应变为( )
   A. $\dfrac{l_0}{l}$　　　　B. $\dfrac{l-l_0}{l_0}$
   C. $\dfrac{l-l_0}{l}$　　　D. $\dfrac{l_0-l}{l_0}$

(二)填空题

10. 一质量 $m=2200$ kg 的汽车以 $v=60$ km/h 的速度沿一平直公路开行。则汽车对公路一侧距公路 $d=50$ m 的一点的角动量 $L_1=$ _____；对公路上任一点的角动量 $L_2=$ _____。
11. 两物体的转动惯量 $J_1=J_2$,当其转动角速度 $\omega_1:\omega_2=1:2$ 时,两物体的转动动能 $E_1:E_2$ 之比为 _____。
12. 一个哑铃由两个质量为 m、半径为 R 的铁球和中间一根长 l 的连杆组成。和铁球的质量相比,连杆的质量可以忽略。则此哑铃对于通过连杆中心并和它垂直的轴的转动惯量为 $J=$ _____。
13. 长度为 0.75 m、直径为 1.3×10^{-3} m 的金属丝下

悬挂重为8kg的重物后伸长了3.5×10^{-4}m。则金属丝内的应力为_____，应变为_____。

（三）名词解释

14. 刚体
15. 转动惯量
16. 应变
17. 弹性模量

（四）判断题（在正确的题后面画对号√，错误的题后面划×）

18. 定轴转动的物体，转动动能一定时，转动惯量与角速度的平方成正比。（　　）
19. 系统所受的外力对某固定轴的合外力矩为零时，则系统对此轴的总角动量保持不变。（　　）
20. 当把肌肉看作由多个单元模型并联时，肌肉两端所受作用力等于每个单元模型所受作用力之和。（　　）
21. 与一般金属相比，骨骼可近似的认为是线性弹性体。（　　）
22. 沿骨骼轴向，骨骼刚度和强度最大。（　　）

（五）论述题

23. 刚体的平衡条件是什么？它与质点的平衡条件有何不同？

（六）计算题

24. 试求如图1-2所示的圆柱体绕中心轴的转动惯量。设圆柱体的质量为m，半径为R，4个圆柱形空洞的半径均为$R/3$，从中心轴到各个空洞中心的距离均为$R/2$。

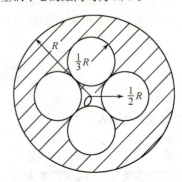

图1-2　检测题24

检测题答案

（一）选择题

1. D；2. B；3. B；4. A；5. A；6. D；7. C；8. B；9. B

（二）填空题

10. 1.83×10^6 kg·m²/s；0
11. 4:1
12. $J = m\left[\dfrac{14}{5}R^2 + 2lR + \dfrac{l^2}{2}\right]$
13. 5.9×10^7 N/m²；4.67×10^{-4}

（三）名词解释

14. 刚体是指在外力的作用下，大小、形状等保持不变的物体，是固体物件的理想化模型。
15. 转动惯量是刚体转动惯性的量度，它决定于刚体的质量、形状、质量分布和转轴位置。
16. 当物体受应力作用时，其长度、形状或体积都可能发生变化，这种变化的相对量称为应变。
17. 材料所受应力与应变的比值为该材料的弹性模量。

（四）判断题

18. ×；19. √；20. √；21. √；22. √

（五）论述题

23. 答：质点的平衡条件很简单，即加于它的诸力之和必须等于零。然而对于一个刚体来讲，即使加于它的合力等于零，它也可能运动。显然，合力为零这一条件还不足以保证刚体处于静力平衡状态。

当刚体受几个力作用时，从其作用效果来看，可以分为两部分来考虑：一部分是将所有力移到任一点，求其合力，此合力的作用使刚体发生平移。另一部分是考虑各个力对同一转轴所产生的力矩之和，此合力矩的作用使刚体发生转动。因此，欲使刚体平衡（一般指刚体静止）必须满足的条件是$\sum_i \boldsymbol{F}_i = 0$，并且$\sum_i \boldsymbol{M}_i = 0$，这是刚体平衡的充分必要条件。

（六）计算题

24. 解：设用与本题相同的材料将4个圆柱形空洞填满。设填满之后每个小圆柱体的质量为m'，则填满后的总质量为$m + 4m'$。因此

$$\dfrac{m + 4m'}{m'} = \dfrac{\pi R^2 L}{\pi \left(\dfrac{R}{3}\right)^2 L} = 9$$

所以

$$m' = \dfrac{1}{5} m$$

同时设填满后整个圆柱对中心轴的转动惯量为 J_1，填满后的 4 个小圆柱体对中心轴的转动惯量为 J_2，则题目所求的转动惯量为 $J = J_1 - J_2$，而

$$J_1 = \frac{1}{2}(m + 4m')R^2 = \frac{9}{10}mR^2$$

由平行轴定理，得

$$J_2 = 4\left[\frac{1}{2}m'\left(\frac{1}{3}R\right)^2 + m'\left(\frac{1}{2}R\right)^2\right] = \frac{11}{45}mR^2$$

故

$$J = J_1 - J_2 = \frac{9}{10}mR^2 - \frac{11}{45}mR^2 = \frac{59}{90}mR^2$$

（李晓原）

第二章 振动和波

 内容提要

1. 简谐振动 简谐振动是一种最基本最简单的振动,任何复杂的振动都可以看成是若干个简谐振动的合成。

(1) 动力学与运动学特征

1) 动力学特征:在线性回复力作用下围绕平衡位置的振动。

2) 运动学特征:物体振动时其位移和时间的关系满足

$$x = A\cos(\omega t + \varphi) \text{ 或 } x = A\sin(\omega t + \varphi'_0)$$

(2) 振动方程

1) 振动位移:
$$x = A\cos(\omega t + \varphi_0)$$

2) 振动速度:
$$v = \frac{dx}{dt} = -A\omega \sin(\omega t + \varphi_0)$$

3) 振动加速度:
$$a = \frac{d^2 x}{dt^2} = \frac{dv}{dt} = -A\omega^2 \cos(\omega t + \varphi_0)$$

(3) 三要素:振幅 A、角频率 ω 和初相位 φ_0

$$\omega = \sqrt{\frac{k}{m}}, \quad A = \sqrt{x_0^2 + \frac{v_0^2}{\omega^2}}, \quad \text{tg}\varphi_0 = -\frac{v_0}{x_0 \omega}$$

(4) 旋转矢量图

2. 振动能量

(1) 动能:
$$E_k = \frac{1}{2}mv^2 = \frac{1}{2}mA^2\omega^2\sin^2(\omega t + \varphi_0)$$

(2) 势能:
$$E_P = \frac{1}{2}kx^2 = \frac{1}{2}kA^2\cos^2(\omega t + \varphi_0)$$

(3) 机械能:
$$E = E_k + E_p = \frac{1}{2}m\omega^2 A^2 = \frac{1}{2}kA^2$$

简谐振动时总机械能守恒,与振幅的平方成正比。

3. 阻尼振动 受迫振动 共振

(1) 阻尼振动:系统除了受弹性力以外还存在阻力的作用,其振幅会慢慢减少。根据阻力大小还分为欠阻尼、过阻尼、临界阻尼三类。

(2) 受迫振动:系统中不仅有弹性力、阻力还有周期性外力的作用。

(3) 共振:系统进行受迫振动,当阻尼很小且外力的频率 ω 接近于系统固有的频率 ω_0 时,系统的振幅会急剧增大的现象。

4. 简谐振动的合成

(1) 两个同方向、同频率简谐振动的合成,其合成结果还是简谐振动。

$$A = \sqrt{A_1^2 + A_2^2 + 2A_1 A_2 \cos(\varphi_2 - \varphi_1)}$$

$$\text{tg}\varphi = \frac{A_1 \sin\varphi_1 + A_2 \sin\varphi_2}{A_1 \cos\varphi_1 + A_2 \cos\varphi_2}$$

合振幅的大小由两个分振动的相位差决定:

1) $\Delta\varphi = \varphi_2 - \varphi_1 = \pm 2k\pi, k = 0,1,2\cdots$ 时,合振幅最大,$A = A_1 + A_2$
2) $\Delta\varphi = \varphi_2 - \varphi_1 = \pm(2k-1)\pi, k = 0,1,2\cdots$ 时,合振幅最小,$A = |A_1 - A_2|$
当相位差为其他值时,合振幅在最大和最小值之间。

(2) 两个同频率、相互垂直的简谐振动的合成:两个同频率、互相垂直的简谐振动的合成轨迹为直线、椭圆或者圆,图样的具体性质由分振动的振幅及相位差决定。

5. 机械波的产生与传播

(1) 产生条件:波源和弹性介质

(2) 分类

1) 振动方向与传播方向垂直的波动,称为横波;

2) 振动方向与传播方向平行的波动,称为纵波。

6. 波的描述 波面,波前,波线,平面波,球面波,波长,波的周期(或频率)和波速

$$\lambda = uT \text{ 或 } \lambda = \frac{u}{\nu}$$

7. 波的方程 波沿正 x 轴方向传播时

$$y(x,t) = A\cos[\omega(t - \frac{x}{u}) + \varphi_0]$$

$$y(x,t) = A\cos[2\pi(\frac{t}{T} - \frac{x}{\lambda}) + \varphi_0]$$

$$y(x,t) = A\cos[2\pi(\nu t - \frac{x}{\lambda}) + \varphi_0]$$

8. 波的能量 波是振动能量传播的一种形式。介质中的质元能量包括动能和势能,它们都随时间做周期性变化,质元的总能量也随时间做周期性变化。

平均能量密度: $$\overline{w} = \frac{1}{2}\rho A^2 \omega^2$$

9. 波的强度 单位时间内通过垂直于波动传播方向的单位面积的平均能量,叫做平均能流密度或者波的强度,简称波强:

$$I = \frac{\overline{w}uS}{S} = \frac{1}{2}\rho u A^2 \omega^2$$

波强与介质的性质有关,并且与振幅的平方以及频率的平方都成正比。

10. 波的衰减

(1) 吸收衰减:介质会吸收波的一部分能量,导致波的强度和振幅减小。平面简谐波的吸收衰减规律为

$$I = I_0 e^{-\mu x}$$

其中 μ 称为介质的吸收系数,它与介质的性质及波的频率有关。

(2) 扩散衰减:由于波往前传播时分布的面积变大,导致波的强度变小。

11. 惠更斯原理 在波的传播过程中,波动传到的每个点都可以看成是新的波源,往外发射子波。在其后的任一时刻,这些子波的包络面就是该时刻新的波前。

12. 波的干涉

(1) 干涉条件:两列波振动方向相同、频率相同、相位差恒定。

(2) 干涉现象:满足干涉条件的两列波在空间相遇时,某些位置的合振动始终加强,而另一些位置的合振动始终减弱。

当波程差 $\delta = r_2 - r_1 = \pm k\lambda, k = 0,1,2\cdots$ 时,$A = A_1 + A_2$,振动加强;

$\delta = r_2 - r_1 = \pm(2k-1)\frac{\lambda}{2}, k = 0,1,2\cdots$ 时,$A = |A_1 - A_2|$,振动减弱。

13. 驻波 两列振幅、振动频率相同，相位差恒定的波在同一直线上相向传播时发生的叠加现象，称为驻波，是干涉的特例。

驻波方程：
$$y = (2A\cos 2\pi \frac{x}{\lambda})\cos 2\pi \nu t$$

在相遇区域内，各个质点都在作振幅为 $\left|2A\cos 2\pi \frac{x}{\lambda}\right|$，频率为 ν 的简谐振动，振幅随质点位置的不同而变化。

典型例题

例 2-1 已知一平面简谐波在 $t=0$ 时刻的波形图如图 2-1 所示，波的频率为 100Hz，P 点的运动方向向下，波长为 10m。求：

(1) 该波的波动方程。

(2) 在 10m 处的振动方程以及速度和加速度表达式。

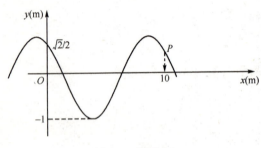

图 2-1　例题 2-1

解：(1) 由已知条件 $\nu=100\text{Hz}$，$\lambda=10\text{m}$ 得：
$\omega=200\pi \text{ rad}\cdot\text{s}^{-1}$，$u=\frac{\lambda}{T}=\lambda\nu=10\times 100=1000\text{m}\cdot\text{s}^{-1}$

根据此时 P 点的振动方向可知波往左传播，振幅 $A=1\text{m}$，所以得到波动方程：

$$y = 1\cos\left[200\pi(t + \frac{x}{1000}) + \varphi\right]\text{m}$$

而 $t=0$ 时刻原点的振动位移为 $\sqrt{2}/2$，振动速度方向向下，所以有

$$y = 1\cos\varphi = \sqrt{2}/2, \quad \varphi = \frac{\pi}{4},$$

得波动方程：

$$y = 1\cos\left[200\pi(t + \frac{x}{1000}) + \frac{\pi}{4}\right]\text{m}$$

(2) 当 $x=10\text{m}$ 时，有振动方程：

$$y = 1\cos(200\pi t + \frac{\pi}{4})\text{m}$$

速度：

$$v = -200\pi\sin(200\pi t + \frac{\pi}{4})\text{m}\cdot\text{s}^{-1}$$

加速度：

$$a = -(200\pi)^2\cos(200\pi t + \frac{\pi}{4})\text{m}\cdot\text{s}^{-2}$$

习题解答

2-1 什么样的振动可以称为简谐振动？请举出几个简谐振动的例子。

答：从运动学来看，如果物体运动时其位移和时间满足关系

$$x = A\cos(\omega t + \varphi)$$

则可以称为简谐振动；从动力学来看，如果物体受到的是一线性回复力的作用则其运动可

以称为简谐振动。例如弹簧振子在竖直方向悬挂时的运动;单摆作小角度的摆动;复摆作小角度的摆动。

2-2 对于一个在作简谐振动的弹簧振子,假如需要提高它的振动频率,请问可以采取什么措施?

解:振动频率为

$$\nu = \frac{1}{2\pi}\sqrt{\frac{k}{m}}$$

所以如果要提高,则可减少振动物体的质量。

2-3 一个质点在 ox 轴上作简谐振动,初始时刻在正的最大位移处,请问此简谐振动的初相位为多少?(可用公式计算或图示法得到)。

解:(1) 公式计算:初始时刻在正的最大位移处,所以 $x_0 = A$,$v_0 = +0$

所以 $\text{tg}\varphi_0 = -\dfrac{v_0}{x_0\omega} = -0$,所以 $\varphi_0 = 0$;

(2) 图示法:由初始条件可画出旋转矢量图 2-2,初始时刻的矢量与正 x 轴的夹角为零,所以初相位为零。

2-4 一物体在竖直方向上作简谐振动,振动方程为

$$y = 10\cos\left(20\pi t + \frac{\pi}{2}\right)\text{cm}$$

请问:

(1) 其振动角频率、周期、初相位分别为多少?

(2) 写出其速度、加速度表达式,并求其在初始时刻的振动速度及加速度。

(3) 当它从初始时刻起到 $y=5$cm 处所需要的最短时间为多少?

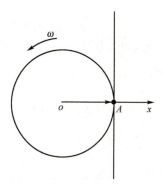

图 2-2 习题 2-3

(4) 设物体质量为 m,系统的总能量为多少?何位置处其动能和势能一样大?

解:(1) 由振动方程可知:其振动角频率 $\omega = 20\pi$,$\nu = 10$Hz,$T = 0.1$s、初相位 $\varphi_0 = \dfrac{\pi}{2}$。

(2) $v = \dfrac{dy}{dt} = -A\omega\sin(\omega t + \varphi_0) = -200\pi\sin(20\pi t + \dfrac{\pi}{2})\text{cm}\cdot\text{s}^{-1}$

$a = \dfrac{dv}{dt} = -A\omega^2\cos(\omega t + \varphi_0) = -4000\pi^2\cos(20\pi t + \dfrac{\pi}{2})\text{cm}\cdot\text{s}^{-2}$

所以在初始时刻,$v = -200\pi\sin(\dfrac{\pi}{2})\text{cm}\cdot\text{s}^{-1} = -200\pi\text{cm}\cdot\text{s}^{-1}$

$a = -4000\pi^2\cos(\dfrac{\pi}{2})\text{cm}\cdot\text{s}^{-2} = 0\text{cm}\cdot\text{s}^{-2}$

(3) 初始时刻 $\varphi_1 = (20\pi t + \dfrac{\pi}{2}) = \dfrac{\pi}{2}$,

当 $y=5$cm 时,

$\cos\varphi_2 = \dfrac{1}{2}$,$\varphi_2 = \dfrac{5\pi}{3}$,$\dfrac{\pi}{3}$(舍去),$\omega t = \varphi_2 - \varphi_1 = \dfrac{5\pi}{3} - \dfrac{\pi}{2} = \dfrac{7\pi}{6}$,

所以 $t = \dfrac{7\pi}{6} \times \dfrac{1}{20\pi} = 0.058$s

(4) 总能量:$E = \dfrac{1}{2}m\omega^2 A^2 = \dfrac{1}{2}m\,400\pi^2 \times 0.01 = 2\pi^2 m$

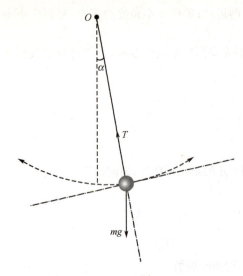

图 2-3 习题 2-5

当 $E_p = \frac{1}{2}m\omega^2 y^2 = \frac{1}{2}E = \pi^2 m$，

$\frac{1}{2}m\,400\pi^2 y^2 = \pi^2 m, y = \pm 5\sqrt{2}\text{cm}$

2-5 如图 2-3 所示，试证明当 α 角很小时，单摆小球的运动也是简谐振动，其角频率为 $\omega = \sqrt{\dfrac{g}{l}}$。当世界上还没有理想的计时器时，曾经有人用单摆来测量人的脉搏，调节悬着小球的线的长度，使其摆动的频率和人的脉搏的频率一致。这时，就可以根据线的长度计算出脉搏的快慢。那么，假设一个人的脉搏为 80 次/分，请问所用单摆的线的长度须为多少才合适？

解：(1) 如图 2-3 所示，单摆摆锤受重力 mg 和摆绳张力 T 作用，摆锤在竖直面上摆动，考虑切向运动，切向力为 $-mg\sin\alpha$。这个力总是指向平衡位置。如果摆动角度足够小（小于 5 度），则

$-mg\sin\alpha \approx -mg\alpha$，$-mg\alpha = m\dfrac{d^2 s}{dt^2}$

而 $s = l\alpha$，所以 $-mg\alpha = ml\dfrac{d^2\alpha}{dt^2}, \dfrac{d^2\alpha}{dt^2} + \dfrac{g}{l}\alpha = 0$

这个方程与简谐振动的动力学方程类似，所以当 α 角很小时，单摆小球的运动也是简谐振动，且 $\omega = \sqrt{\dfrac{g}{l}}$。

(2) 因为 $\omega = \sqrt{\dfrac{g}{l}} = \dfrac{2\pi}{T}$，而 $T = \dfrac{60}{80} = 0.75\text{s}$，

所以 $\omega = \sqrt{\dfrac{g}{l}} = \dfrac{2\pi}{0.75}$，$l = 0.14\text{m}$。

2-6 设有两个同方向、同频率的简谐振动，其振动方程分别为

$$y = 4\cos(2\pi t - \frac{\pi}{2})\text{cm}$$

$$y = 6\cos(2\pi t + \frac{\pi}{2})\text{cm}$$

求其合成振动的初相位以及振幅。

解：可以用矢量图表示：初始时刻两个简谐振动的旋转矢量如图 2-4 所示。

合成振幅为 $6 - 4 = 2\text{cm}$，而初相位从图中也可知为 $\dfrac{\pi}{2}$。

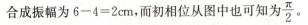

图 2-4 习题 2-6

2-7 机械波形成的条件是什么？请举出几个机械波的例子。

答：条件：波源，能够传递波的弹性介质。水波、声波、地震波。

2-8 当一列声波从水中进入空气时，其振动频率、振幅、波速和波长会不会发生改变？

答：因为波的周期和频率由波源决定，而波源没有变，所以其振动频率不变；介质对波能量无吸收，所以振动振幅不变；波速与介质有关，介质不同，波速不同，所以波速改变；$\lambda = uT$ 波长与波速有关，所以波长也会改变。

2-9 已知一平面简谐波的波动方程为:
$$y(x,t) = 4\cos\left[4\pi(t - \frac{x}{2}) - \pi\right]\text{cm}$$
试求其振幅、波长、周期和频率。

解：从波动方程可以得到，$A = 4\text{cm}, u = 2\text{m}\cdot\text{s}^{-1}$，$\omega = 4\pi$，所以 $\nu = 2\text{Hz}, T = 0.5\text{s}$，$\lambda = uT = 2 \times 0.5 = 1\text{m}$。

2-10 已知一波源的振动曲线如图 2-5 所示：
(1) 请写出其振动方程；
(2) 此波源位于坐标原点，波沿着正 x 轴方向传播，波长为 2m，请写出其波动方程；
(3) 请画出 $t = 3\text{s}$ 时的波的波形曲线(y 与 x 的关系图)。

解：根据 2-5 图可知：$A = 1\text{cm}, T = 4\text{s}$，$\omega = \frac{2\pi}{4} = \frac{\pi}{2}$，初始时刻物体在平衡位置且向正 y 轴运动，所以初相位为 $-\frac{\pi}{2}$，

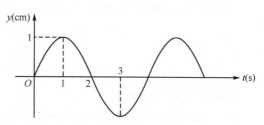

图 2-5 习题 2-10

(1) 所以其振动方程为
$$y = 1\cos(\frac{\pi}{2}t - \frac{\pi}{2})\text{cm}$$

(2) 因为波长为 2m，所以波速 $u = \frac{\lambda}{T} = \frac{1}{2}\text{m}\cdot\text{s}^{-1}$。根据波动方程通式 $y = A\cos[2\pi(\frac{t}{T} - \frac{x}{\lambda}) + \varphi_0]$ 可得
$$y = 1\cos[\frac{\pi}{2}(t - 2x) - \frac{\pi}{2}]\text{cm}$$

(3) 当 $t = 3\text{s}$ 时，$y = 1\cos[\frac{\pi}{2}(3 - 2x) - \frac{\pi}{2}] = -\cos\pi x$

所以波形图如图 2-6 所示。

2-11 已知一列平面简谐波沿着正 x 轴方向传播，在 $t = 0\text{s}$ 和 2s 时刻的波形如图 2-7 所示：已知 $T \geq 4\text{s}$，求 (1) 此波的波动方程；
(2) 原点 O 的振动方程。

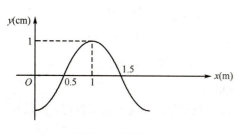

图 2-6 习题 2-10

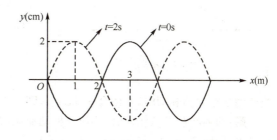

图 2-7 习题 2-11

解：由图可知：$A = 2\text{cm}$，$T = 4\text{s}$，$\omega = \frac{2\pi}{4} = \frac{\pi}{2}$，$\lambda = 4\text{m}$

(1) 将这些数据代入波动方程的通式，可得：

$$y = 0.02\cos\left[\frac{\pi}{2}\left(t - \frac{x}{1}\right) + \varphi\right]\text{m}$$

因为波向正 x 轴方向传播,所以 O 点必然在重复左边质点的运动状态,速度为正 y 轴方向,所以可以用旋转矢量图得到初相位为 $-\frac{\pi}{2}$。代入上式可得此波的波动方程:

$$y = 0.02\cos\left[\frac{\pi}{2}\left(t - \frac{x}{1}\right) - \frac{\pi}{2}\right]\text{m};$$

(2)把原点的坐标代入波动方程可得:

$$y_O = 0.02\cos\left[\frac{\pi}{2}\left(t - \frac{0}{1}\right) - \frac{\pi}{2}\right]\text{m}$$

$$y_O = 0.02\cos\left(\frac{\pi}{2}t - \frac{\pi}{2}\right)\text{m}$$

此为原点的振动方程。

2-12 试简述简谐振动能量和波动能量的区别和联系。

答:孤立的谐振子系统,在振动过程中振动动能和势能都是随时间作周期性变化,位移最大时,势能最大,动能为零;物体通过平衡位置时,势能为零,动能最大;总机械能保持守恒。

波动传播过程中,体积元的振动动能和弹性势能表达式相同,与体积元的形变有关。振动位移最大时,形变最小,动能和势能同时为零;振动到平衡位置时,形变最大,动能和势能同时达最大;体积元的总机械能是随时间作周期性变化的,说明质元在不断地接受和放出能量,所以波动的过程也是能量传递的过程,而孤立的振动系统不传递能量。

2-13 一点状波源,功率为 10W,在一各向同性的介质中传播球面波,试问,在距波源 1m,2m 处的波强分别为多少?(设介质对波能量无吸收)

解:根据波强与功率的关系:

$$I = \frac{P}{S},\text{得}$$

$$I_1 = \frac{10}{4\pi 1^2} = 0.8\text{W}\cdot\text{m}^{-2},\ I_2 = \frac{10}{4\pi 2^2} = 0.2\text{W}\cdot\text{m}^{-2}$$

2-14 窗户外有一施工地,在窗口处用噪音监测器来监测声强为 $100\text{W}\cdot\text{m}^{-2}$,窗户面积为 1.5m^2,则入户噪音功率为多少?

解:$I = \frac{P}{S}$,$P = IS = 100\times 1.5 = 150\text{W}$

2-15 如图 2-8 所示有两个相干波源 A_1 和 A_2,在同一介质中传播,振动方程分别为:

$$y = 10\cos(20\pi t)\text{m},$$

$$y = 5\cos\left(20\pi t + \frac{\pi}{2}\right)\text{m}$$

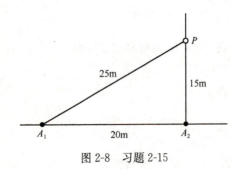

图 2-8 习题 2-15

当两列波在 P 点相遇时,要使合振动加强,则波速最大值为多少?

解:两列波在 P 点相遇时,要使合振动加强,需要在 P 点的相位差为 π 的偶数倍。由已知条件可得,周期 $T=0.1\text{s}$,波长 $\lambda = uT = 0.1u$

$$\Delta\varphi = \varphi_2 - \varphi_1 - 2\pi\frac{r_2 - r_1}{\lambda} = \frac{\pi}{2} - 2\pi\frac{15-25}{0.1u}$$

$$= \frac{\pi}{2} + \frac{200\pi}{u} = 2k\pi$$

所以 $u = \dfrac{200}{2k - \dfrac{1}{2}}$，当 $k=1$ 时，波速取最大值为 $\dfrac{400}{3}\mathrm{m\cdot s^{-1}}$

名人或史料介绍

克里斯蒂安·惠更斯（Christiaan Huygens，1629—1695）荷兰物理学家、天文学家、数学家、钟表专家，是历史上最著名的物理学家之一。

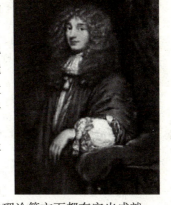

惠更斯出生在海牙，家境富裕。幼年时他跟随父亲学习，也接受过他父亲的朋友数学家笛卡尔的指导。他聪明好学，动手能力很强，13岁时就自制了一台机床。16岁后惠更斯进入莱顿大学学习法律与数学，两年后又转到布雷达的奥兰治学院。他于1651年发表了第一篇论文，内容为求解曲线所围区域的面积。1655年成为法学博士，1663年成为英国皇家学会会员，1666年成为荷兰科学院院士，以及法国皇家科学院院士。

惠更斯一生在多个领域有研究：力学、光学、天文学和数学，成果颇丰：在摆钟的发明、天文仪器的设计、弹性体碰和光的波动理论等方面都有突出成就。

1656年惠更斯发明了摆钟，是世界上第一座机械时钟。他写了《摆式时钟或用于时钟上的摆的运动的几何证明》、《摆钟》等论文，提出了钟摆摆动周期的公式。1673年开始了他关于简谐振动的研究，并设计出由弹簧而非钟摆来校准时间的钟表。他还研究了完全弹性碰撞，证明了碰撞前后能量和动量的守恒。

他创立了光的波动说，在《光论》一书中提出了惠更斯原理。光的直线传播、反射、折射等都能以此来进行较好的解释，此外，惠更斯原理还可解释晶体的双折射现象。

他发明了惠更斯目镜，至今通用。他利用自制的望远镜，发现了土星的卫星——土卫六，猎户座大星云，土星的光环等。

惠更斯一生致力于科学研究，终生未婚，牛顿称他为"德高望重惠更斯"，是"当代最伟大的几何学家"。他于1695年死于海牙。

检 测 题

（一）选择题

1. 把一个沙漏系上线做成一个简单的单摆，当其摆动时，沙子会不断地漏出，则此单摆的周期将会（　　）
   A. 不变　　　　　B. 增大
   C. 减小　　　　　D. 先减小后增大

2. 弹簧振子在作简谐振动，下列说法中正确的是（　　）
   A. 如果速度为正值，则加速度也一定为正值
   B. 如果位移为负值，则速度也一定为负值
   C. 振子每次通过平衡位置时，速度为零，加速度最大
   D. 振子每次通过同一位置时，速度不一定相同，加速度一定相同

3. 如图2-9所示振动曲线图像，下列说法中正确的有（　　）

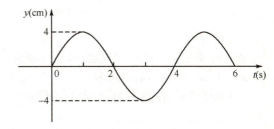

图2-9　振动曲线

   A. 2s末物体的速度为负值，加速度为零

B. 其振幅为4m,周期为4s
C. 第9s末物体的加速度为正,速度最小
D. 2s末和4s末物体的速度相同

4. 简谐振动系统的总能量（　　）
   A. 与速度的平方成正比
   B. 与振幅平方成正比
   C. 与频率成正比
   D. 与加速度的平方成正比

5. 一质点同时参与两个分振动,方程分别为$x_1 = 6\cos\pi t, x_2 = 3\cos(\pi t + \pi)$,则其合振动方程应为（　　）
   A. $x = 6\cos(\pi t + \pi)$　　B. $x = 6\cos(\pi t - \pi)$
   C. $x = 3\cos\pi t$　　D. $x = 3\cos(\pi t - \pi)$

6. 当一列声波通过两种介质时,哪些物理量会变化?（　　）
   A. 频率和周期　　B. 波长和频率
   C. 波速和周期　　D. 波速和波长

7. 一列平面简谐波在介质中传播,当振动质元从最大位移向平衡位置时,其动能和势能的关系为（　　）
   A. 动能变大,势能变小
   B. 动能变小,势能变大
   C. 动能变大,势能变大
   D. 动能变小,势能变小

8. 当一列球面波在某各向同性的介质中传播时,若两质元离波源的距离之比为$r_1 : r_2 = 1 : 4$,则这两质元处波强之比为$I_1 : I_2 = $（　　）
   A. 1 : 4　　B. 16 : 1
   C. 1 : 16　　D. 4 : 1

9. 在波的干涉现象中,若两列波在相遇处干涉加强,则它们在相遇处所引起的两分振动的相位差$\Delta\varphi$必须满足(k为整数)（　　）
   A. $\Delta\varphi = 2k\pi$　　B. $\Delta\varphi = 2k(\frac{\pi}{2})$
   C. $\Delta\varphi = (2k+1)\frac{\pi}{2}$　　D. $\Delta\varphi = (2k+1)\pi$

（二）填空题

10. 有一弹簧振子在作简谐振动,运动方程为$x = A\cos(\omega t + \varphi)$,若$t = 0$时
    (1) 振子在正的最大位移处,则初相位$\varphi = $ _____ ;
    (2) 振子在平衡位置且向负x轴方向运动,则初相位$\varphi = $ _____ ;
    (3) 振子在$\frac{A}{2}$处且向正x轴方向运动,则初相位$\varphi = $ _____ 。

11. 一质量为m的弹簧振子,在作简谐振动,振幅为A,周期为T,则其振动的总机械能为 _____ 。

12. 一劲度系数为k的轻质弹簧,下面挂一质量为m的物体,当整个系统做简谐振动时,周期为T,则若把弹簧截去一半,再挂上同样的物体,这时系统作简谐振动的周期为 _____ 。

13. 气温25度时,若空气中的声速为346m·s^{-1},一声波在空气中的波长为0.670m,当此声波经过煤油时波长变为2.56m,则声波在煤油中的传播速度为 _____ 。

14. 一个平面简谐波在截面积为S的中空管道里传播,波速为u,如果在t秒内通过截面的能量为W,则此波的平均能流密度为 _____ ,波的平均能量流密度为 _____ 。

（三）名词解释

15. 简谐振动
16. 波动
17. 干涉

（四）判断题(在正确的题后面画√,错误的题后面画×)

18. 当一质点作频率为ν的简谐振动时,其动能的变化频率为2ν。（　　）
19. 弹簧振子在光滑的水平面上作简谐振动时,在半个周期内弹性力做的功为零。（　　）
20. 在波的传播方向上相邻两个运动速度相同的点之间的距离为一个波长。（　　）
21. 根据波长、波速和频率之间的关系$u = \lambda\nu$,频率高的波传播速度大。（　　）
22. 简谐波传播到的各个介质体积元都在作简谐振动,所以其总能量守恒。（　　）

（五）论述题

23. 简述简谐振动方程和简谐波动方程之间的区别与联系。

（六）计算题

24. A和B是两个相位差为零、频率相同、振动方向相同以及振幅相同的相干波源,各自形成的波在同一介质中传播,A和B间距为$\frac{5\lambda}{2}$,
    (1) 若R为AB连线上A和B外侧一点,求R点处的振幅。
    (2) 若R为AB连线上A和B之间一点,求R点处的振幅为零的位置。

检测题答案

(一)选择题

1. B;2. D;3. A;4. B;5. C;6. D;7. C;8. B;9. A

(二)填空题

10. 0;$\frac{\pi}{2}$;$-\frac{\pi}{3}$

11. $\frac{2\pi^2}{T^2}mA^2$

12. $\frac{T}{\sqrt{2}}$

13. 1322 m·s^{-1}

14. $\frac{W}{tS}$,$\frac{W}{tSu}$

(三)名词解释

15. 物体振动时其位移和时间的关系可以写为正弦或余弦形式。

16. 物体的机械振动状态在弹性介质中的传递过程。

17. 两列满足相位差恒定、振动频率相同、振动方向相同的波,在空间相遇时,某些位置的合振动始终加强,而另一些位置的合振动始终减弱的现象称为干涉。

(四)判断题

18. √;19. √;20. ×;21. ×;22. ×

(五)论述题

23. **答**:物体在作简谐振动时的振动方程为

$$y = A\cos(\omega t + \varphi_0),$$

体现了振动位移 y 和时间 t 之间的关系。当振动的状态由近及远传播开去时,简谐波动方程为

$$y(x,t) = A\cos[\omega(t - \frac{x}{u}) + \varphi_0].$$

x 一定时,振动位移 y 仅是时间 t 的函数,此时波动方程表示的是该处的质点在各个时刻的振动情况,变为 x 处质点的振动方程;t 一定时,位移 y 仅是坐标 x 的函数,体现了在该时刻 x 轴上各个质点的振动位移分布情况,即该时刻的波形。x 和 t 都在变化时,波动方程表示的是沿波传播方向上各个不同质点在不同时刻的振动位移。

(六)计算题

24. **解**:(1) 根据相位差公式

$$\Delta\varphi = \varphi_B - \varphi_A - 2\pi\frac{r_{RB} - r_{RA}}{\lambda}$$

当 R 点在 A 点外侧时,$\Delta\varphi = \varphi_B - \varphi_A - 2\pi\frac{r_{RB} - r_{RA}}{\lambda} = 0 - 2\pi\frac{5\lambda/2}{\lambda} = -5\pi$

当 R 点在 B 点外侧时,$\Delta\varphi = \varphi_B - \varphi_A - 2\pi\frac{r_{RB} - r_{RA}}{\lambda} = 0 - 2\pi\frac{-5\lambda/2}{\lambda} = 5\pi$

所以 R 点处的合振幅为零;

(2) 当 R 点在 A 和 B 连线之间时,设 RA 之间距离为点的位置为 x,则

$$\Delta\varphi = \varphi_B - \varphi_A - 2\pi\frac{r_{RB} - r_{RA}}{\lambda}$$

$$= 0 - 2\pi\frac{\frac{5\lambda}{2} - 2x}{\lambda} = (2k-1)\pi$$

所以 $x = \frac{2k\lambda + 4\lambda}{4}$,$(0 < x < \frac{5\lambda}{2})$

$k = 0, x = \lambda$

$k = -1, x = \lambda/2$

$k = 1, x = 3\lambda/2$

$k = 2, x = 2\lambda$

A 和 B 连线之间共有 4 处振幅为零。

(龚丽英)

第三章 声波与超声波

 内容提要

1. 声波 频率在 20～20 000 Hz 范围内的机械振动,在弹性介质中所激起的纵波,能够引起人耳的听觉,这一频率范围内的弹性纵波称为声波。

声波的频率 ν 由声源的频率所决定。在声源和听者没有相对运动的情况下,听到声音的频率就是声源的频率。声波的速度 u 主要取决于介质的弹性模量和密度。

2. 声压 周期性的声振动在空气介质中传播形成声波时,空气介质中的各体积元的空气密度随质点的振动作周期性变化,在介质中形成一些交替变化的疏密区域,使声波传播的区域内,空气压强发生周期性的变化,时而增大,时而减小。在介质中,有声波传播时的压强与没有声波传播时的静压强的差值,称为声压,用 P 表示。显然声压随时间作周期性变化。

介质中某点声压的变化规律为

$$P = \rho u \omega A \cos\left[\omega\left(t - \frac{x}{u}\right) + \varphi + \frac{\pi}{2}\right]$$

u 为声波的传播速度,即声速;ρ 为介质的密度。

声压也可表述为:$P = \rho u v$

声压幅值:$P_m = \rho u \omega A = \rho u v_m$

声压的有效值,即有效声压:$P_e = \dfrac{P_m}{\sqrt{2}}$

3. 声阻抗 在声学中,介质的力学特征是用声压和声场中介质的振动速度之比来表示的,称为介质的声阻抗。其定义式为

$$Z = \frac{P}{v} = \frac{P_m}{v_m} = \rho u$$

声阻抗的单位是千克每平方米每秒(kg·m^{-2}·s^{-1})。用它来表征介质传播声波的能力,即表征介质的声学特性。在超声医学中,它是超声成像的基本理论依据之一。

4. 声强 单位时间内通过垂直于声波传播方向的单位面积的声波能量,称为声强。根据波的强度,声强为

$$I = \frac{1}{2}\rho u \omega^2 A^2 = \frac{1}{2} Z v_m^2 = \frac{P_m^2}{2Z} = \frac{P_e^2}{Z}$$

5. 反射与折射 声波在传播的过程中,当遇到两种声阻抗不同的介质界面时,会发生反射和折射。反射波的强度与入射波的强度之比,称为强度反射系数,用 α_{ir} 表示。

对于垂直入射的情况 $\alpha_{ir} = \dfrac{I_r}{I_i} = \left(\dfrac{Z_2 - Z_1}{Z_2 + Z_1}\right)^2$

透射波的强度与入射波的强度之比,称为强度透射系数,用 α_{it} 表示。α_{ir} 和 α_{it} 由入射角和介质的声阻抗的大小决定。

对于垂直入射的情况 $\alpha_{it} = \dfrac{I_t}{I_i} = \dfrac{4Z_1 Z_2}{(Z_2 + Z_1)^2}$

当两种介质声阻抗相差较大时,反射较强,透射较弱;声阻抗相近时,透射较强,反射较弱。因人体各部分组织的声阻抗不同,导致超声波入射到各组织界面时要产生部分反射和部分透

射,这成为超声波用于临床诊断的物理基础。

6. 听觉域和声强级

(1) 听阈、痛阈、听觉域:在正常人耳的可闻频率范围内的每一个频率,声强都有两个限值。下限值是能够引起听觉的最小声强,称为听阈。低于下限值的声强,不会引起听觉。不同频率的声波听阈值不同,说明人耳对不同频率声波的灵敏度不同。将正常人的听阈随声波频率而变化的曲线称为听阈曲线。当声强大到一定量值时,就会引起人耳疼痛感觉,上限值是人耳能忍受的最高声强,称为痛阈。高于上限值的声强,只能产生痛觉,不会引起听觉。将正常人的痛阈随声波频率而变化的曲线称为痛阈曲线。只有在听阈曲线、痛阈曲线、20Hz 线和 20 000Hz 线所围成的区域内的声波才能引起人耳的听觉,这个区域范围称为听觉域。

(2) 声强级:在声学中通常采用对数标度来表示声强的等级,称为声强级,单位是贝尔(bel,B)、分贝(dB)。1bel=10dB。通常取 1000Hz 声音的听阈值 $I_0 = 10^{-12}$ W·m^{-2} 作为标准参考声强,任一声波的声强 I 与标准参考声强 I_0 的比值的常用对数,即为该声波的声强级,用 L 表示为

$$L = \lg \frac{I}{I_0}(\text{B}) = 10\lg \frac{I}{I_0}(\text{dB})$$

7. 响度 响度级 人耳对声音强弱的主观感觉称为响度(loudness)。选用 1000Hz 声音的响度作为标准,将其他频率声音的响度与此标准相比较,只要它们的响度相同,它们就具有相同的响度级(loudness level)。响度级的单位是昉(phon)。显然,对 1000Hz 的声音来说,响度级在数值上就等于它的声强级。

将频率不同、响度级相同的各对应点连成一条曲线,构成等响曲线。听阈曲线是响度级为 0 昉的等响曲线,痛阈曲线是响度级为 120 昉的等响曲线。

8. 超声波的产生 当晶片受到变化的压力和张力交替作用时,晶片的两表面产生同样规律的电荷变化,以致产生电压变化,这种现象称为正压电效应。反之,当晶片的两表面加上变化的电压时,晶片的厚度将根据电场的方向而变化,会伸长或缩短,这种现象称为逆压电效应或电致伸缩。

将超声频电压信号作用在压电晶片的表面上,则晶片将作机械振动并向外传播,形成超声波。如果把超声波作用在晶片的两表面,表面将出现超声频电压信号,经放大处理,可以检测超声波。将压电晶片相对的两表面镀上薄银层,焊上导线作为电极,就构成了一个简单的探头,既可以发射超声波,也可以接收超声波。

9. 超声波的性质 由于超声波的频率高、波长短,因而超声波还具有一系列的特性。

(1) 方向性好。

(2) 穿透本领强。

(3) 能引起明显的反射。

10. 超声波的生物效应 ① 机械效应;② 空化效应;③ 热效应;④ 弥散效应;⑤ 触变效应;⑥ 声流效应。

11. 超声诊断

(1) A 型超声诊断仪,亦即幅度调制显示型超声诊断仪。超声换能器探头以固定位置和固定方向对人体进行探查,由于体内不同组织和脏器的声阻抗不同,因而在界面上就形成不同的反射波,即回波。界面两侧介质的声阻抗相差越大,其回波的波幅也越大;每遇到一个界面,都产生一个回波脉冲,界面离探头越远,回波往返时间就越长。把每个回波脉冲经放大处理后加于示波器的垂直偏转板上,再借助水平偏转板上的扫描电压,就可以把所有的回波以脉冲幅度形式按时间的先后在荧光屏的水平方向上显示出来。荧光屏的横轴代表不同组织界面距体表的深度,纵轴代表回波脉冲的幅度。回波脉冲幅度提供了反射界面种类的信息,各回波脉冲与

始波的时间间隔提供了各反射面的深度信息。根据回波的出现位置、回波幅度的高低、多少、形状和有无等,对组织状态作出诊断。

(2) B型超声诊断仪是在A型基础上发展起来的一种辉度调制显示的成像仪器。基本原理与A型相同,不同处有两点:

1) 辉度调制:回波不再以一定幅度的脉冲显示,而是将回波信号经放大处理后加于示波管的控制栅极,改变栅极与阴极之间的电位差,从而改变辉度。回波以不同辉度的光点显示。屏上光点的位置表示相应反射界面的位置,光点的辉度与回波的强度成正比。

2) 显示断层声像:通过机械装置与电子学方法使深度扫描线与探头同步移动,显示在荧光屏上的是一个二维切面声像图,即二维超声断层图像,常称这种仪器为超声断层显像仪。

B型超声诊断仪将从人体反射回来的回波信号以光点形式组成切面图像。能比较直观地显示脏器的大小、形态、内部结构,并可将实质性、液性或含气性组织区分开来。

(3) M型超声诊断仪:M型超声诊断仪的显示原理类似于B型,也属于辉度调制型。它既有A型的特点,又有B型的特点。单探头以固定位置和方向对人体进行探测与A型相同,回波用光点显示与B型相同,不同之处是将扫描电压加在垂直偏转板上。所以,代表从不同界面反射回来的回波的光点在垂直方向上展开。由于多用于观察和记录脏器的活动情况,特别适用于检查心脏功能,常称为超声心动仪。其工作过程是当探头固定对准心脏的某部位,由于心脏有规律的跳动,各层组织与探头间的距离也随之变化,屏上就呈现出随心脏跳动而上下移动的一系列光点。扫描线从左向右移动时,这些光点便横向展开,显示出心动周期中心脏各层组织结构的活动曲线,也就是常说的超声心动图。

(4) 超声多普勒血流仪:超声多普勒血流仪测量血流的速度。根据探头发出的超声波频率与接收的回波频率之差,即多普勒频移 $\Delta\nu$,可以算出血管中血液的流动速度。

超声多普勒法分为连续多普勒和脉冲多普勒。前者的缺点是没有距离分辨能力,在超声束方向上的所有多普勒信号总是重叠在一起;后者据有距离分辨能力,能够检测出某特定深度的多普勒信号,可用于心腔内部和大血管血流信号的检测。

(5) 彩色多普勒血流成像仪:彩色多普勒血流成像仪是实时二维血流成像技术。CDFI所反映的动态血流多普勒信号,用红色表示流向探头的正向血液流速,蓝色表示离开探头的反向血液流速,绿色表示方向复杂多变的湍流。血流速度越快者彩色越鲜亮,血流速度越慢者彩色越暗淡,可以由彩色的类型、鲜亮程度了解血流的状况。并且还能获得血流速度谱、平均速度、加速度、血流量、回波强度等多种指标。彩色多普勒血流成像装置是诊断心脏病的先进工具之一。

典型例题

例 3-1 一个窗户的面积是 $1m^2$,向街而开,窗外的声强级是 60dB,问传入窗内声波的声功率是多少?

解:由 $L = 10\lg\dfrac{I}{10^{-12}} = 60dB$,得

$$I = 10^{-6}(W \cdot m^{-2})$$
$$P_w = 10^{-6}(W)$$

例 3-2 在病房内有四个人,每一个人说话的声强为 $10^{-7} W \cdot m^{-2}$,试问四个人同时说话时的声强和声强级是多少?四个人同时说话时的声强级是一个人说话时的声强级的多少倍?

解:四个人同时说话时的声强为:$I_总 = 4 \times I = 4 \times 10^{-7}(W \cdot m^{-2})$

四个人同时说话时的声强级为:

$$L_{总} = 10\lg\frac{I_{总}}{I_o}(\text{dB}) = 10\lg4 + 10\lg\frac{10^{-7}}{10^{-12}}(\text{dB}) = 56(\text{dB})$$

一个人说话时的声强级为：$L = 10\lg\frac{I}{I_o}(\text{dB}) = 10\lg\frac{10^{-7}}{10^{-12}}(\text{dB}) = 50(\text{dB})$

$$\frac{I_{总}}{I} = \frac{56}{50} = 1.12$$

习题解答

3-1 有人说 30dB 的声音一定比 10dB 的声音听起来要响。你认为怎样？

答： 不一定。因为声音的响度不仅仅与声音的强度或声强级有关，还与声音的频率有关。例如，声强级为 10dB、频率为 1000Hz 的声音，人耳可以听到，其响度级为 10呏。而声强级为 30dB、频率为 100Hz 的声音，人耳却听不到。

3-2 两个音叉在空气中产生同振幅的声波。一个频率是 256Hz，另一个频率是 512Hz，问哪一个音叉发出的声波强度大些？

解： $I_1 = \frac{1}{2}\rho u\omega_1^2 A^2$，$I_2 = \frac{1}{2}\rho u\omega_2^2 A^2$

$$\frac{I_1}{I_2} = \frac{\omega_1^2}{\omega_2^2} = \frac{(2\times\pi\times 256)^2}{(2\times\pi\times 512)^2} = \frac{1}{4}$$

3-3 由许多声源发至某一点的声波强度是各声波强度之和，如果有 5 个相同的喇叭同时广播，所测得的声强级较一个喇叭多多少分贝？

解： 已知一个喇叭广播的声强和声强级分别为 I 和 L_1，则 5 个相同喇叭同时广播时的声强和声强级分别为 $5I$ 和 L_2，则两者声强级的差值为

$$\Delta L = L_2 - L_1 = 10\lg\frac{I_2}{I_0} - 10\lg\frac{I_1}{I_0} = 10\lg\frac{I_2}{I_1} = 10\lg\frac{5I}{I} = 10\lg 5 = 7 (\text{dB})$$

3-4 在 20℃空气中，声强级为 120dB 的声波的声压幅值是多少？它施于面积为 $0.55\times 10^{-4}\text{m}^2$ 的耳鼓膜上的力是多少？

解： $L = 10\lg\frac{I}{I_o}(\text{dB}) = 10\lg\frac{I}{10^{-12}}(\text{dB}) = 120(\text{dB})$

$$I = 1(\text{W}\cdot\text{m}^{-2}) \qquad I = \frac{1}{2}\rho u\omega^2 A^2 = \frac{1}{2}Zv_m^2 = \frac{P_m^2}{2Z}$$

$$P_m = \sqrt{2\times Z\times I} = \sqrt{2\times 4.16\times 10^2\times 1} = 28.8(\text{Pa})$$

施于耳鼓膜上的力是：$F = P_m\times S = 28.8\times 0.55\times 10^{-4} = 1.58\times 10^{-3}$ (N)

3-5 两种声音的声强级相差 1dB，求它们的强度之比。

解： $L_1 - L_2 = 10\lg\frac{I_1}{I_2}(\text{dB}) = 1(\text{dB})$

$$\lg\frac{I_1}{I_2}(\text{dB}) = 0.1 \qquad \frac{I_1}{I_2} = 1.26$$

3-6 20℃时空气和肌肉的声阻抗分别为 $4.28\times 10^2 \text{kg}\cdot\text{m}^{-2}\cdot\text{s}^{-1}$ 和 $1.63\times 10^6 \text{kg}\cdot\text{m}^{-2}\cdot\text{s}^{-1}$。计算声波由空气垂直入射于肌肉时的反射系数和透射系数。

解：

$$\alpha_{ir} = \frac{I_r}{I_i} = \left(\frac{Z_2 - Z_1}{Z_2 + Z_1}\right)^2 = \left(\frac{0.000428\times 10^6 - 1.63\times 10^6}{0.000428\times 10^6 + 1.63\times 10^6}\right)^2 = 0.999 = 99.9\%$$

$$\alpha_{it} = \frac{I_t}{I_i} = \frac{4Z_1 Z_2}{(Z_2 + Z_1)^2} = \frac{4\times 0.000428\times 10^6\times 1.63\times 10^6}{(0.000428\times 10^6 + 1.63\times 10^6)^2} = 0.001 = 0.1\%$$

或 $\alpha_{it} = 1 - \alpha_{ir} = 1 - 0.999 = 0.001 = 0.1\%$

3-7 简述 A 型、B 型、M 型超声诊断仪的工作原理。

答：A 型超声诊断仪利用幅度调制的方法显示回波信号。它将探头接受到的回波信号经放大处理后加于示波管的垂直偏转板上，使示波器显示的脉冲幅度取决于回波脉冲信号大小。此外，在示波器的水平偏转板上加上时基电压，使起始波和各回波脉冲按时间先后显示在荧光屏上。这样回波脉冲幅度提供了产生反射的界面种类信息，而各回波脉冲与起始波的时间间隔提供了各反射面的深度信息。A 型超声诊断仪提供的仅是体内器官的一维信息，它常用来探测界面距离和脏器直径、组织定位以及鉴别病变组织的物理特性。

B 型超声诊断仪是利用辉度调制方法显示回波信号。其基本工作原理是回波信号经放大加于示波管的控制栅极或阴极上，利用回波信号改变栅阴极之间的电位差来控制示波屏上光点的亮度，实现辉度的调制。此外，将深度扫描的时基电压加于示波管的垂直偏转板上，回波信号在垂直方向形成了自上而下按时间先后排列的阴暗不同的光点群，这些光点之间的间距代表了界面之间的距离。在辉度调制和垂直深度扫描的同时，探头沿被测对象表面作直线匀速移动，探头移动与水平声束扫描同步，获得人体内部脏器和病变组织的二维断层影像。

M 型超声诊断仪同属辉度调制型，其单探头固定在某一探测点上不动，将与时间成正比的慢扫描锯齿波电压加在示波管的水平偏转板上，同时垂直深度扫描线沿水平方向缓慢移动，使在整个纵向排列的光点群在示波屏上从左向右移动。当 M 型超声诊断仪探测内部组织的界面运动时，其深度将随时间发生变化，从而获得深度-时间曲线，为此，M 型超声诊断仪常用于观察和记录心脏的活动情况，特别适合检查心脏功能。

3-8 用超声多普勒效应测量血流速度，超声波束与血管成 60°角入射，已知该超声在人体软组织中的波长为 3×10^{-4} m，测得的频移为 1000Hz，求血液的流动速度。

解：已知多普勒频移为 $\Delta \nu = 1000$Hz，波长 $\lambda = 3 \times 10^{-4}$ m，入射角 60°，根据多普勒频移公式

$$\Delta \nu = \frac{2v\cos\theta}{u}\nu$$

血液的流动速度为

$$v = \frac{u}{2\nu\cos\theta}\Delta\nu = \frac{\lambda}{2\cos\theta}\Delta\nu = \frac{3 \times 10^{-4}}{2 \times \cos 60°} \times 1000 = 0.3 \text{m/s}$$

3-9 用多普勒效应来测量心脏运动时，以 5MHz 的超声波直射心脏壁（$\theta = 0$），测出接收与发出的波频差 500Hz。已知声波在软组织中的速度为 $1500 \text{m} \cdot \text{s}^{-1}$，求此时心壁的运动速度。

解：设某瞬间心脏壁间运动速率为 v，方向同入射波方向相反，入射超声波的频率为 ν_0，心脏壁接收到的声波频率为 ν_1，多普勒仪接收到的回波频率为 ν_2，根据多普勒效应

$$\nu_1 = \frac{c+v}{c}\nu_0$$

$$\nu_2 = \frac{c}{c-v}\nu_1 = \frac{c+v}{c-v}\nu_0$$

$$\Delta\nu = \nu_2 - \nu_0 = (\frac{c+v}{c-v} - 1)\nu_0 \approx \frac{2v}{c}\nu_0$$

$$v = \frac{\Delta\nu \cdot c}{2\nu_0} = \frac{500 \times 1500}{2 \times 5 \times 10^{-6}} = 0.075 \text{m} \cdot \text{s}^{-1} = 7.5(\text{cm} \cdot \text{s}^{-1})$$

名人或史料介绍

郎之万（Lanngevin Paul）法国物理学家。1872 年 1 月 23 日生于巴黎；1946 年 12 月 19 日卒于巴黎。郎之万 19 世纪 90 年代末期去剑桥大学，在 J.J. 汤姆孙指导下学习。而后，为获得博

士学位,于1902年回索邦,在皮埃尔·居里指导下学习。1904年,郎之万在法兰西学院获得物理学教授职位。郎之万最著名的工作是使用超声波,这些超声波可由压电效应产生。20世纪初的十年间,无线电电路已经发展起来了,采用这种电路可以相当快速地变换电位,从而使晶体振动极快,足以产生超声频率范围内的声波。在第一次世界大战中,郎之万利用超声制成一种探测潜水艇的装置"回波定位"。当他完成这一工作时,战争已经结束了,但这一原理却构成了近代声呐的基础。在声呐中,现在不仅用超声波来探测潜水艇,并且用以探测海底轮廓以及鱼群的存在等等。郎之万公开反对纳粹,在战争时期,在维希傀儡政权下,他声望一度跌落。熬过了那一阶段,于1944年他恢复了原来的职位,并亲眼见到他的祖国重获自由。

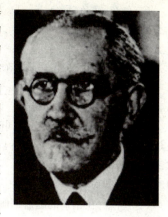

检 测 题

(一)选择题

1. 声波的频率范围( )
   A. 小于20Hz　　　　　B. 大于20 000Hz
   C. 在20~20 000Hz之间　D. 小于20 000Hz
2. 人耳是否能听到声音决定于( )
   A. 声波的频率
   B. 声波的速度
   C. 声波的压强
   D. 声波的频率和强度
3. 声阻抗的大小决定于下面哪个物理量( )
   A. 声压幅值　　　　　B. 速度幅值
   C. 声速和介质自身的性质　D. 声强
4. 产房中两个婴儿同时啼哭,如果每个婴儿啼哭声音的声强级为50dB,则两个婴儿同时啼哭的声强级是( )
   A. 100dB　　　　　　B. 200dB
   C. 53dB　　　　　　　D. 25dB
5. 声波在介质中传播时,如果交界面两侧介质的声阻抗相差非常悬殊,则发生( )
   A. 全反射　　　　　　B. 全透射
   C. 不发生反射　　　　D. 散射
6. 在下列哪种物质中声速最快( )
   A. 软组织　　　　　　B. 骨骼
   C. 水　　　　　　　　D. 空气
   E. 脂肪
7. 反射回声强度取决于( )
   A. 反射回声的量,声速的衰减程度
   B. 声速的衰减程度,入射声速与界面的角度
   C. 反射回声的量,入射声速与界面的角度
   D. 声速的衰减程度
   E. 反射回声的量,声速的衰减程度,入射声速与界面的角度
8. 超声探头的作用是( )
   A. 电能转换为机械能
   B. 电能转换为光和热
   C. 机械能转换为辐射
   D. 声能转换为热能
9. 医用超声探头又称超声换能器,是一种压电晶体,其中主要是利用了晶体的什么效应( )
   A. 机械效应　　　　　B. 压电效应
   C. 磁致伸缩　　　　　D. 电容效应
10. A型超声诊断仪和B型超声诊断仪的主要差别( )
    A. A型超声诊断仪是幅度调制,B型超声诊断仪是辉度调制
    B. A型超声诊断仪是辉度调制,B型超声诊断仪是幅度调制
    C. A型超声诊断仪和B型超声诊断仪都是幅度调制
    D. A型超声诊断仪和B型超声诊断仪都是辉度调制
11. 在彩色多普勒血流成像系统中,哪种颜色能反映血液湍流情况( )
    A. 红色　　　　　　　B. 绿色
    C. 蓝色　　　　　　　D. 橙色
12. 彩色多普勒血流显像所用的三种基本色是( )
    A. 红色、蓝色、紫色　B. 绿色、蓝色、粉色

C. 红色、蓝色、绿色　　D. 橙色、蓝色、绿色

（二）填空题

13. 声波在声阻抗为 $500kg/(m^2 \cdot s)$ 的介质中传播。若介质中某处声压幅值为 $80N/m^2$，则该处的声强为 _____。

14. 车间有 10 台同样的机器。设每台机器噪音的声强级为 80dB，则它们同时工作时将产生 _____ dB 的噪音。

（三）名词解释

15. 多普勒效应

（四）判断题（在正确的题后面画√，错误的题后面画×）

16. 声强与振幅成正比。（　）

17. 声压幅值大，声阻抗大。（　）

18. B 型超声诊断仪是灰度调制型。（　）

19. 声强大，响度一定大。（　）

20. 当声源运动速度大于声速时，多普勒效应同样适用。（　）

（五）论述题

21. 在 B 超实验中为何要向探测部位涂抹一些耦合剂？

（六）计算题

22. 距一点声源 10m 的地方，某声强级是 20dB，若不计吸收衰减，求：(1) 距声源 5.0m 处的声强级？(2) 距离声源多远，声音会听不见了？

23. 一列火车以 30m/s 的速度在静止的空气中行驶，火车汽笛声的频率为 500Hz，声波在空气中传播速度为 340m/s。求：(1) 路旁一静止的观察者，当火车驶近他时和远离他时，所接收汽笛声的频率各为多少？(2) 以 15m/s 的速度迎面行驶的车上乘客，当火车驶近和远离他时，所接收汽笛声的频率各为多少？

检测题答案

（一）选择题

1. C；2. D；3. C；4. C；5. A；6. B；7. E；8. A；9. B；10. A；11. B；12. C

（二）填空题

13. $6.4J/(m^2 \cdot s)$

14. 90dB

（三）名词解释

15. 当声源与接收者相对于媒质发生相对运动时，接收者收到的声波频率与声源发出的声波频率出现不相同的现象，称为多普勒效应。

（四）判断题

16. ×；17. ×；18. √；19. ×；20. ×

（五）论述题

21. 由于超声波照射人体后会发生反射和透射，在没有涂抹耦合剂时，入射超声波由空气介质进入人体，由于人体声阻抗和空气声阻抗相差很悬殊，故声波几乎发生全反射，不能进入人体。当选用与人体声阻抗非常接近的耦合剂涂抹人体后，排除了空气夹层，此时声波几乎发生全透射，可以在 B 超机上清晰成像。

（六）计算题

22. 解：已知 $L_1=20dB$

(1) $L_2 - L_1 = 20\lg\dfrac{x_1}{x_2} = 20\lg\dfrac{10}{5} = 6$

$L_2 = 26dB$

(2) 由 $L_1 - L_2 = 20\lg\dfrac{x_2}{x_1}$，有 $20 - 0 = 20\lg\dfrac{x_2}{10}$，

所以 $x_2 = 100m$

答：距离声源 5.0m 处的声强级是 26dB，距声源 100m，听不见声音。

23. 解：设声源火车的运动速度为 u，接收者的运动速度为 v，接收频率为 ν_1 和 ν_2，前者是相向运动频率，后者是背离运动频率，声源发出声波的原始频率为 ν_0

(1) 由多普勒效应知

$\nu_1 = \dfrac{c}{c-u}\nu_0 = \dfrac{340}{340-30} \times 500 = 548Hz$

$\nu_2 = \dfrac{c}{c+u}\nu_0 = \dfrac{340}{340+30} \times 500 = 459Hz$

答：观察者接收火车驶近和远离时的频率分别为 548Hz 和 459Hz。

(2) $\nu_1 = \dfrac{c+v}{c-u}\nu_0 = \dfrac{340+15}{340-30} \times 500 = 572Hz$

$\nu_2 = \dfrac{c-v}{c+u}\nu_0 = \dfrac{340-15}{340+30} \times 500 = 439Hz$

（盖立平　郭　鑫）

第四章　流体的流动

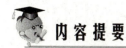

1. 理想流体　是流体的理想模型,指绝对不可压缩和没有内摩擦力的流体。

(1) 稳定流动:在流体流动时,流体中各点的速度都不随时间而变。

(2) 流线:为了形象地描述流体的运动情况,在流体中画出一些曲线,在任意时刻曲线上任意一点的切线方向都与流体质元通过该点的速度方向一致,这些曲线称为流线,其特点是两条流线不能相交。

(3) 流管:由若干流线所围成的管状体。

2. 连续性方程　是绝对不可压缩的流体稳定流动时体积流量守恒的数学表述,是质量流量守恒在绝对不可压缩的流体稳定流动时的特例。

$$Sv = 常量$$

3. 伯努利方程　从能量的角度研究流体的运动规律,是流体动力学基本方程,其适用条件是:理想流体、稳定流动。对同一流管中的各截面或同一流线上的各点都有:

$$P + \frac{1}{2}\rho v^2 + \rho g h = 常量$$

该方程是理想液体作稳定流动时的功能关系。其中的 $\frac{1}{2}\rho v^2$ 称动压,P 和 $\rho g h$ 称为静压。

4. 实际液体的流动

(1) 液体由于具有内摩擦力 f 形成层流,各液层间作相对滑动而无混杂。

(2) 牛顿黏滞定律

$$f = \eta S \frac{\mathrm{d}v}{\mathrm{d}x}$$

其中 $\frac{\mathrm{d}v}{\mathrm{d}x}$ 称为速度梯度。牛顿黏滞定律给出了内摩擦力与速度梯度的关系,同时也给出黏度 $\eta = \dfrac{f}{S \cdot \mathrm{d}v/\mathrm{d}x}$ 的物理意义。要注意 η 取决于液体本身的性质并与温度有关。

5. 雷诺数

$R_e = \dfrac{\rho v r}{\eta}$ 可用于判断在什么情况下容易产生湍流。

6. 泊肃叶定律

(1) 给出了实际液体在水平均匀细圆管中稳定流动时,流量或某一截面处平均流速与管径、管长、管两端压强差、液体黏度之间的关系。

$$Q = \frac{\pi R^4 \Delta P}{8 \eta L} = \frac{S^2 \Delta P}{8 \pi \eta L} = \frac{\Delta P}{R_f} \qquad 或 \qquad \bar{v} = \frac{R^2 \Delta P}{8 \eta L} = \frac{S \Delta P}{8 \pi \eta L}$$

流阻 $R_f = \dfrac{8 \pi \eta L}{S^2} = \dfrac{8 \eta L}{\pi R^4}$,其串联、并联规律与电学中电阻的串联并联规律对应。并应注意流管半径的微小变化会引起流阻的很大变化。

(2) 流速 v 沿管径方向呈抛物线分布

$$v = \frac{P_1 - P_2}{4\eta L}(R^2 - r^2)$$

在管轴处 ($r = 0$),速度取得最大值:$v_{\max} = \frac{P_1 - P_2}{4\eta L}R^2$,在管壁处 ($r = R$),速度取得最小值 0。

由 $Q = \frac{\pi R^4 \Delta P}{8\eta L} = \overline{v}S = \overline{v}\pi R^2$ 可得:$\overline{v} = \frac{R^2 \Delta P}{8\eta L} = \frac{1}{2} \cdot \frac{R^2 \Delta P}{4\eta L} = \frac{1}{2} v_{\max}$

7. 斯托克司定律

$$f = 6\pi \eta v R$$

给出了球形物体在黏滞液体中运动时所受的阻力 f 所遵循的规律。由此导出小球在液体中沉降的收尾速率为:

$$v = \frac{2}{9\eta}R^2(\rho - \sigma)g$$

8. 血液的流动

(1) 血流速度的分布。

(2) 心脏做功。

(3) 血压。

9. 血液的流变

(1) 血液的非牛顿性与表观黏度。

(2) 影响血液黏度的因素。

典型例题

例 4-1 一方形水槽底面长 4m,宽 3m。被分成两部分,如图 4-1 所示。中间有一个直径 50mm 的光滑孔相通,初始状态如图 4-1 所示。求需要多少时间两部分的水位高相等?

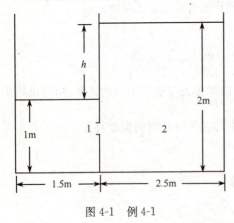

图 4-1 例 4-1

解:依题意,水槽左边底面积为:

$$S_1 = 1.5 \times 3 = 4.5 \, (\text{m}^2)$$

水槽右边底面积为:

$$S_2 = 2.5 \times 3 = 7.5 \, (\text{m}^2)$$

小孔面积为:

$$S = \frac{\pi}{4} \times 0.05^2 = 0.002 \, (\text{m}^2)$$

对图中点 1 和点 2 应用伯努利方程:

$$P_1 + \frac{1}{2}\rho v_1^2 = P_2 + \frac{1}{2}\rho v_2^2$$

因 1、2 两点等高:$P_2 - P_1 = \rho g h$,$v_2 \ll v_1$

故:$v_1 = \sqrt{2gh}$

由连续性方程知:$dh_1 S_1 = dh_2 S_2$,$dh_1 = \frac{S_2}{S_1}dh_2$

所以有:$dh = dh_1 + dh_2 = (\frac{S_2}{S_1} + 1)dh_2$

在 dt 时间通过小孔的流量为:$dQ = S_2 \frac{dh_2}{dt} = v_1 S$

$$dt = \frac{S_2}{v_2 S}dh_2 = \frac{S_2}{S} \times \frac{1}{\sqrt{2gh}} \times \frac{S_1}{S_1+S_2}dh$$

$$t = \int_0^t dt = \int_0^1 \frac{7.5}{0.002} \times \frac{4.5}{12} \times \frac{dh}{\sqrt{2gh}} = \frac{7.5 \times 4.5 \times 2 \times 1}{0.002 \times 12 \times \sqrt{2g}} = 635.3 \text{ (s)}$$

例 4-2 黏滞系数为 $1.005\times10^{-3}\text{Pa}\cdot\text{s}$ 的水在半径为 1.0cm 的管中流动。若管中心处的流速为 $10\text{cm}\cdot\text{s}^{-1}$,求由于黏滞性使得沿管长为 2m 的两个截面间的压强差是多少？

解：由速度分布关系式有：

$$\Delta P = P_1 - P_2 = \frac{4\eta L v_{\max}}{R^2} = \frac{4\times1.005\times10^{-3}\times2\times0.1}{0.01^2} = 8.04 \text{ (Pa)}$$

习题解答

4-1 有人认为从连续性方程来看管子愈粗流速愈小,而从泊肃叶定律来看管子愈粗流速愈大,两者似有矛盾,你认为如何？为什么？

答：液流连续性方程适用于不可压缩的流体在同一条流管中作稳定流动时的情况,满足这一条件,则有：$S\cdot v = Q =$ 常量。

泊肃叶定律可写成：$Q = \frac{\Delta P\cdot S^2}{8\pi\eta L}$ 或 $v = \frac{\Delta P\cdot S}{8\pi\eta L}$ (v 是水平管某一截面的平均速度),要满足 $v \propto S$,其条件为 ΔP、L 为恒量,且为黏滞流体在水平管中作层流。

可见 $v \propto \frac{1}{S}$,和 $v \propto S$,两者适用的对象和所必须满足的条件是不同的,故二者并不矛盾。下面举一个例子来说明这一问题。

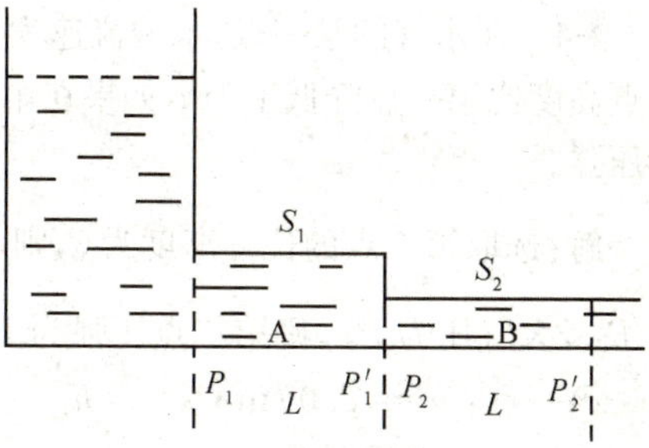

图 4-2 中,大容器底部的水平圆管 A 和 B 串联着,截面积分别为 S_1 和 S_2,$S_1 > S_2$,长度均为 L,若液体黏度为 η,A 管中任一截面处平均流速为 v_1,B 管为 v_2,由液流连续方程 $S_1 v_1 = S_2 v_2$,由于 $S_1 > S_2$,

$\therefore v_1 < v_2$, 这里 $v \propto \frac{1}{S}$。

图 4-2 习题 4-1

从泊肃叶定律来看,则 $v_1 = \frac{\Delta P_1 \cdot S_1}{8\pi\eta L}$,$v_2 = \frac{\Delta P_2 \cdot S_2}{8\pi\eta L}$。$\therefore \frac{v_1}{v_2} = \frac{\Delta P_1 S_1}{\Delta P_2 S_2}$

如果认为因 $S_1 > S_2$,则 $v_1 > v_2$ 就错了,因为尽管 η、L 都相等,但 ΔP_1 和 ΔP_2 却不相等,因此不能认为 $v_1 > v_2$,即不能认为 $v \propto S$。

在这种情况下,只要承认在同一流管中不可压缩液体稳定流动时 Q 为恒量,则：

$$Q_1 = \frac{\Delta P_1 \cdot S_1^2}{8\pi\eta L}, \qquad Q_2 = \frac{\Delta P_2 \cdot S_2^2}{8\pi\eta L}$$

则：$\Delta P_1 S_1^2 = \Delta P_2 S_2^2 \qquad \therefore \frac{\Delta P_1}{\Delta P_2} = \frac{S_2^2}{S_1^2}$

故：

$$\frac{v_1}{v_2} = \frac{\Delta P_1 S_1}{\Delta P_2 S_2} = \frac{S_2^2 \cdot S_1}{S_1^2 \cdot S_2} = \frac{S_2}{S_1}$$

即：$S_1 v_1 = S_2 v_2$,仍然回到了 $v \propto \frac{1}{S}$。

4-2 水在粗细不均匀的水平管中作稳定流动,已知在截面 S_1 处的压强为 110Pa,流速为 $0.2\text{m}\cdot\text{s}^{-1}$,在截面 S_2 处的压强为 5Pa,求 S_2 处的流速(内摩擦不计)。

解：在水平管中 S_1、S_2 处有：

$$P_1 = 110(\text{Pa}), \quad v_1 = 0.2(\text{m/s}) \qquad P_2 = 5(\text{Pa})$$

由伯努利方程 $p + \frac{1}{2}\rho v^2 + \rho gh =$ 恒量,注意到 h 保持不变,所以有:

$$P_1 + \frac{1}{2}\rho v_1^2 = P_2 + \frac{1}{2}\rho v_2^2$$

$$\therefore v_2 = \sqrt{\frac{P_1 - P_2 + \frac{1}{2}\rho v_1^2}{\frac{1}{2}\rho}} = \sqrt{\frac{110 - 5 + \frac{1}{2} \times 1.0 \times 10^3 \times 0.2^2}{\frac{1}{2} \times 1.0 \times 10^3}} = 0.5(\text{m}\cdot\text{s}^{-1})$$

4-3 水在截面不同的水平管中作稳定流动,出口处的截面积为管的最细处的 3 倍。若出口处的流速为 $2\text{m}\cdot\text{s}^{-1}$,问最细处的压强为多少?若在此最细处开一小孔,水会不会流出来?

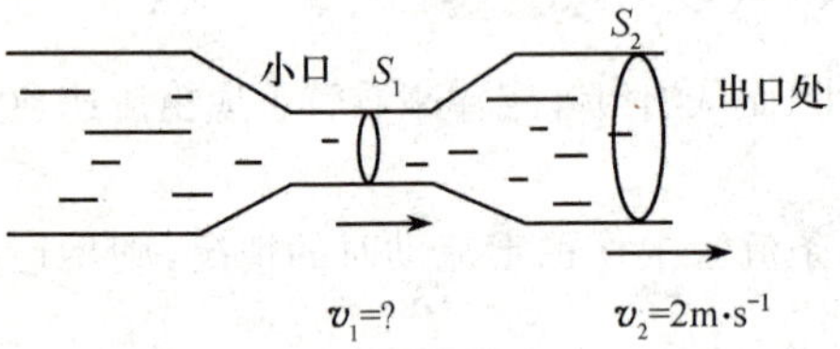

解:如图 4-3 所示,水出口处有:

$$S_2 = 3S_1, \quad v_2 = 2(\text{m}\cdot\text{s}^{-1})$$

$$P_2 = 1.01 \times 10^5 (\text{Pa}) (出水口处压强为大气压)$$

由 $S_2 v_2 = S_1 v_1$ 可得: $v_1 = \frac{S_2}{S_1} v_2 = 3 \times 2 = 6(\text{m}\cdot\text{s}^{-1})$

再由伯努利方程 $P_1 + \frac{1}{2}\rho v_1^2 = P_2 + \frac{1}{2}\rho v_2^2$ 得:

图 4-3 习题 4-3

$$P_1 = P_2 + \frac{1}{2}\rho(v_2^2 - v_1^2) = 1.01 \times 10^5 + \frac{1}{2} \times 1.0 \times 10^3 (2^2 - 6^2) = 0.85 \times 10^5 (\text{Pa})$$

4-4 在水管的某一点,水的流速为 $2\text{m}\cdot\text{s}^{-1}$,高出大气压的计示压强为 10^4Pa,设水管的另一点高度比第一点降低了 1m,如果在第二点处水管的横截面积是第一点的 $1/2$,求第二点的计示压强。

解:选取第二点的位置高度为 0,则水管中第二点:$h_2 = 0$,$S_2 = \frac{1}{2}S_1$;设第二点计示压强为 P_x,大气压为 P_0,则第二点压强为 $P_2 = P_0 + P_x$;

第一点:$v_1 = 2.0(\text{m}\cdot\text{s}^{-1})$,$h_1 = 1(\text{m})$,$P_1 = P_0 + 10^4 (\text{Pa})$;

由连续性方程可得:

$$v_2 = \frac{S_1}{S_2} v_1 = 2 \times 2 = 4(\text{m}\cdot\text{s}^{-1})$$

由伯努利方程 $\qquad P_1 + \frac{1}{2}\rho v_1^2 + \rho gh_1 = P_2 + \frac{1}{2}\rho v_2^2 + \rho gh_2$

可得: $\qquad P_2 = P_1 + \frac{1}{2}\rho v_1^2 + \rho gh_1 - \frac{1}{2}\rho v_2^2 = P_1 + \frac{1}{2}\rho(v_1^2 - v_2^2) + \rho gh_1$

即: $\qquad P_0 + P_x = P_0 + 10^4 + \frac{1}{2}\rho(v_1^2 - v_2^2) + \rho gh_1$

$$\therefore P_x = 10^4 + \frac{1}{2} \times 1.0 \times 10^3 (2^2 - 4^2) + 1.0 \times 10^3 \times 9.8 \times 1$$

$$= 1.38 \times 10^4 = 13.8(\text{kPa})$$

4-5 一直立圆柱形容器,高 0.2m,直径 0.1m,顶部开启,底部有一面积为 10^{-4}m^2 的小孔,由水管自上面向容器中注水,流量为 $1.4 \times 10^{-4}\text{m}^3\cdot\text{s}^{-1}$。问容器内水面可上升的高度?若达到该高度时不再注水,求容器内的水流尽需多少时间?

解:设直立圆柱形容器的高为 H,横截面积为 S_2,底部小孔面积为 S_1。当以 $Q_2 = 1.4 \times 10^{-4} \text{m}^3\cdot\text{s}^{-1}$ 的进水流量开始向容器注水后,起初,由于容器内水面较低,底部小孔出水流量 Q_1 小于 Q_2,容器内水面将逐渐升高,小孔出水流量 Q_1 逐渐变大,直到 $Q_1 = Q_2$ 时容器内水面不再升高,设此时水面距容器底部的高度是 h_2，如图 4-4 所示。

以容器底面为零重力势能面（即 $h_1=0$），把水视为理想流体，由伯努利方程可得：

$$\frac{1}{2}\rho v_1^2 + \rho g h_1 + P_1 = \frac{1}{2}\rho v_2^2 + \rho g h_2 + P_2 \quad (1)$$

上式中：$P_1 = P_2 = P_0$（大气压），$v_2 = 0$，

有由连续性方程得 $v_1 = \dfrac{Q_1}{S_1} = \dfrac{Q_2}{S_1}$ （2）

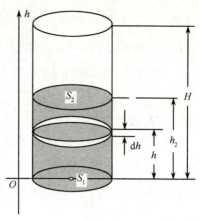

图 4-4　习题 4-5

由(1)、(2)两式联立可得：

$$h_2 = \frac{v_1^2}{2g} = \frac{Q_2^2}{2gS_1^2} = \frac{(1.4\times10^{-4})^2}{2\times9.8\times(10^{-4})^2} = 0.1 \text{ (m)}$$

停止注水后，容器内水面将不断下降，小孔的出水流速 v_1 和容器内水面下降速度 v_2 都会随容器内水面高度的降低而变化。设水面下降到任意高度 h 时，水面下降速度为 v_2，再经 dt 时间，容器中液面变化量为 dh，则有 $v_2 = -\dfrac{dh}{dt}$（负号表示液面高度 h 降低），根据液流连续性方程有：$S_1 v_1 = S_2 v_2 = -S_2 \dfrac{dh}{dt}$，则：

$$dt = -\frac{S_2}{S_1 v_1} dh \quad (3)$$

由伯努利方程有：$\dfrac{1}{2}\rho v_1^2 + \rho g h_1 + P_1 = \dfrac{1}{2}\rho v_2^2 + \rho g h + P_2$ （4）

上式中：$P_1 = P_2 = P_0$（大气压），$h_1 = 0$

由于 $S_1 \ll S_2$，且 $S_1 v_1 = S_2 v_2$，故 $v_2 \ll v_1$，在(4)式中可忽略 $\dfrac{1}{2}\rho v_2^2$ 项，

所以 $v_1 = \sqrt{2gh}$ （5）

(5)代入(3)：$dt = -\dfrac{S_2}{S_1 v_1} dh = -\dfrac{S_2}{S_1 \sqrt{2gh}} dh$ （6）

容器内的水面深度由 h_2 变到 0 所历时间就是容器内水流尽所需要的时间 t，故：

$$t = \int_0^t dt = \int_{h_2}^0 \frac{-S_2}{S_1\sqrt{2gh}} dh = \frac{-S_2}{S_1\sqrt{2g}} \int_{h_2}^0 \frac{1}{\sqrt{h}} dh = \frac{-S_2}{S_1\sqrt{2g}} \cdot 2\sqrt{h}\Big|_{h_2}^0 = \frac{2S_2\sqrt{h_2}}{S_1\sqrt{2g}}$$

$$= \frac{2\times3.14\times0.05^2\times\sqrt{0.1}}{10^{-4}\times\sqrt{2\times9.8}} = 11.2 \text{ (s)}$$

4-6　一条半径为 3mm 的小动脉被一硬斑部分阻塞，此狭窄段的有效半径为 2mm，血流平均速度为 $50\text{cm}\cdot\text{s}^{-1}$，试求：(1)未变窄处的血流平均速度；(2)会不会发生湍流；(3)狭窄处的血流动压强。

解：　(1) 求 v_1

根据小动脉半径 $r_1 = 3\times10^{-3}$ (m)

被阻塞处有效半径 $r_2 = 2\times10^{-3}$ (m)，$v_2 = 0.5 (\text{m}\cdot\text{s}^{-1})$，

由 $S_1 v_1 = S_2 v_2$ 得：$\pi r_1^2 v_1 = \pi r_2^2 v_2$

$$v_1 = \frac{r_2^2}{r_1^2} v_2 = \frac{(2\times10^{-3})^2}{(3\times10^{-3})^2}\times0.5 = 0.22 (\text{m}\cdot\text{s}^{-1})$$

(2) 取血液的密度 $\rho = 1.05\times10^3 (\text{kg}\cdot\text{m}^{-3})$，血液的黏度 $\eta = 3.0\times10^{-3} (\text{Pa}\cdot\text{s})$

狭窄处雷诺数 $Re = \dfrac{\rho v_2 r_2}{\eta} = \dfrac{1.05 \times 10^3 \times 0.5 \times 2 \times 10^{-3}}{3.0 \times 10^{-3}} = 350 < 1000$

故该处血流是层流形式,不会形成湍流。

(3) 狭窄处动压强为: $\dfrac{1}{2}\rho v_2^2 = \dfrac{1}{2} \times 1.05 \times 10^3 \times 0.5^2 \approx 131\,(Pa)$

4-7 20℃ 的水在半径为 1×10^{-2} m 的水平均匀圆管内流动,如果在管轴处的流速为 $0.1\,\text{m} \cdot \text{s}^{-1}$,则由于黏滞性,水沿管子流动 10m 后,压强降落了多少?

解: 本题涉及水的黏滞性,水的黏度 $\eta = 1.000 \times 10^{-3}\,\text{Pa} \cdot \text{s}$,而题中所问压强降落值实质上就是在 10m 管两端的压强差。

由公式 $v = \dfrac{P_1 - P_2}{4\eta L}(R^2 - r^2)$ 可知,在管轴($r=0$)处,速度取得最大值: $v_{\max} = \dfrac{P_1 - P_2}{4\eta L}R^2$,因 $v_{\max} = 0.1\,\text{m} \cdot \text{s}^{-1}$,

$\therefore \Delta P = P_1 - P_2 = \dfrac{4\eta L v_{\max}}{R^2} = \dfrac{4 \times 1.000 \times 10^{-3} \times 10 \times 0.1}{(1 \times 10^{-2})^2} = 40\,(Pa)$

4-8 设某人的心输出量为 $8.3 \times 10^{-5}\,\text{m}^3 \cdot \text{s}^{-1}$,体循环的总压强差为 12.0kPa,试求此人体循环的总流阻(即总外周阻力)是多少?

解: $\because Q = 0.83 \times 10^{-4}\,(\text{m}^3 \cdot \text{s}^{-1})$,$\Delta P = 12.0 \times 10^3\,(Pa)$,

由 $Q = \dfrac{\Delta P}{R_f}$ 得外周阻力为:

$R_f = \dfrac{\Delta P}{Q} = \dfrac{12.0 \times 10^3}{0.83 \times 10^{-4}} = 1.44 \times 10^8\,(\text{Pa} \cdot \text{s} \cdot \text{m}^{-3}) = 1.44 \times 10^8\,(\text{N} \cdot \text{s} \cdot \text{m}^{-5})$。

4-9 设橄榄油的黏滞系数为 $0.18\,\text{Pa} \cdot \text{s}$,流过管长为 0.5m、半径为 1cm 的管子时两端压强差为 $2 \times 10^4\,\text{N} \cdot \text{m}^{-2}$,求其体积流量。

解: $\because \eta = 0.18\,(\text{Pa} \cdot \text{s})$,$L = 0.5\text{m}$,$R = 0.01\text{m}$,$\Delta P = 2 \times 10^4\,(Pa)$,

故流阻 $R_f = \dfrac{8\eta L}{\pi R^4} = \dfrac{8 \times 0.18 \times 0.5}{3.14 \times 0.01^4} = 0.229 \times 10^8\,(\text{N} \cdot \text{s} \cdot \text{m}^{-5})$

$\therefore Q = \dfrac{\Delta P}{R_f} = \dfrac{2 \times 10^4}{0.229 \times 10^8} = 8.7 \times 10^{-4}\,(\text{m}^3 \cdot \text{s}^{-1})$

4-10 假设排尿时尿从计示压强为 40mmHg 的膀胱经过尿道后由尿道口排出,已知尿道长为 4cm、体积流量为 $21\,\text{cm}^3 \cdot \text{s}^{-1}$,尿的黏度为 $6.9 \times 10^{-4}\,\text{Pa} \cdot \text{s}$,求尿道的有效直径。

解: 因膀胱内计示压强 $P_1' = 40 \times 1.0 \times 10^{-3} \times 9.8 \times 13.6 \times 10^3 = 5331.2\,(Pa)$

膀胱内压 $P_1 = P_0 + P_1'$,尿道口压强 $P_2 = P_0$,

$\therefore \Delta P = P_1 - P_2 = P_0 + P_1' - P_0 = P_1' = 5331.2\,(Pa)$

又 $\because Q = 21 \times 10^{-6}\,(\text{m}^3 \cdot \text{s}^{-1})$

$\therefore R_f = \dfrac{\Delta P}{Q} = \dfrac{5331.2}{21 \times 10^{-6}} = 2.5387 \times 10^8\,(\text{N} \cdot \text{s} \cdot \text{m}^{-5})$

由公式 $R_f = \dfrac{8\eta L}{\pi R^4}$ 可得尿道口半径为:

$R = \sqrt[4]{\dfrac{8\eta L}{\pi R_f}} = \sqrt[4]{\dfrac{8 \times 6.9 \times 10^{-4} \times 4.0 \times 10^{-2}}{3.14 \times 2.5387 \times 10^8}} \approx 0.7255 \times 10^{-3}\,(\text{m}) = 0.72\,\text{mm}$

故:尿道口直径为 $d = 2R \approx 1.4\,(\text{mm})$

4-11 设血液的黏度为水的 5 倍,如以 $72\,\text{cm} \cdot \text{s}^{-1}$ 的平均流速通过主动脉,试用临界雷诺数为 1000 来计算其产生湍流时的半径。已知水的黏度为 $0.69 \times 10^{-3}\,\text{Pa} \cdot \text{s}$。

解: 本题设血液的黏度为水的 5 倍,故血液黏度

$$\eta = 5 \times 0.69 \times 10^{-3} = 3.45 \times 10^{-3} \text{ (Pa·s)}, \text{ 且 } v = 0.72 \text{ (m·s}^{-1}\text{)}.$$

若临界雷诺数 $R_e = 1000$,取血液密度 $\rho = 1.05 \times 10^3$ (kg·m^{-3})

则由 $Re = \dfrac{\rho v r}{\eta} \geqslant 1000$ 得: $r \geqslant \dfrac{Re \cdot \eta}{\rho v} = \dfrac{1000 \times 3.45 \times 10^{-3}}{1.05 \times 10^3 \times 0.72} = 0.46$ (cm)

故主动脉半径大于等于 0.46cm 将产生湍流。

4-12 人的心脏左心室在平均压强 1.33×10^4 Pa 下,以 0.4 m·s^{-1} 的速度向主动脉射血,其流量为 0.83×10^{-4} m^3·s^{-1},其功率是多少?

解: 由左心室做功功率计算公式有:

$$W_L = (P_1 + \frac{1}{2}\rho v_1^2)Q$$

$$= (1.33 \times 10^4 + \frac{1}{2} \times 10^3 \times 0.4^2) \times 0.83 \times 10^{-4}$$

$$= 1.1 \text{ (W)}$$

名人或史料介绍

丹尼尔·伯努利(Daniel Bernoulli)1700 年 2 月 8 日生于荷兰格罗宁根,1782 年 3 月 17 日卒于巴塞尔。1716 年获哲学硕士学位。1721 年获巴塞尔大学医学博士学位。1725 年任俄国彼得堡科学院数学教授。1732 年回到巴塞尔,教授解剖学、植物学和自然哲学。他于 1724 年解决了微分方程中的"里卡蒂"方程。丹尼尔的学术著作非常丰富,他的全部数学和力学著作、论文超过 80 种。1738 年他出版了一生中最重要的著作《流体动力学》(*Hydrodynamica*)。1725～1757 年的 30 多年间他曾因天文学(1734)、地球引力(1728)、潮汐(1740)、磁学(1743,1746)、洋流(1748)、船体航行的稳定(1753,1757)和振动理论(1747)等成果,获得了巴黎科学院的 10 次以上的奖赏。

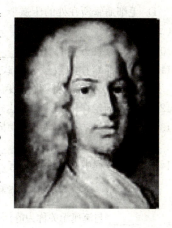

检测题

(一) 选择题

1. 当血管的直径减小为原来的一半时,流阻将变为原来的(　　)
 A. 256 倍 　　　　B. 32 倍
 C. 8 倍 　　　　　D. 16 倍

2. 理想流体在水平管中稳定流动时,管的截面积 S,流速 v,压强 P 三者的关系是(　　)
 A. S 大处,v 小,P 大　　B. S 大处,v 小,P 小
 C. S 小处,v 小,P 大　　D. S 小处,v 小,P 小

3. 在圆形管中流动的黏性液体从层流到湍流的转变判据为雷诺数 Re,Re 的表达式为(　　)
 A. $Re = \dfrac{\eta v r}{\rho}$ 　　　　B. $Re = \dfrac{\rho v r}{\eta}$
 C. $Re = \dfrac{\rho v \eta}{r}$ 　　　　D. $Re = \dfrac{\eta \rho r}{v}$

4. 理想流体作稳定流动时(　　)
 A. 流经空间中各点速度相同
 B. 流速一定很小
 C. 其流线是一组平行线
 D. 流线上各点的速度都不随时间而变

5. 牛顿流体在流管中作层流,某一点处的黏滞力的大小与下列哪些因素有关(　　)
 A. 流管的长度 　　　B. 该点处液体流速
 C. 该点的速度梯度 　D. 流管的截面积

6. 研究流体运动时所取的流管(　　)
 A. 一定是直的刚性管
 B. 一定是由许多流线组成的管状体
 C. 一定是截面相同的管状体
 D. 一定是截面不同的圆形管

7. 用斯托克斯定律测量流体的黏度时,所用的物体和流体中下落的速度必是( )
   A. 任何物体,任意速度
   B. 球形物体,加速下落
   C. 一定是小物体,下落很慢
   D. 球形物体,匀速下落
8. 用斯托克斯定律测定流体的黏度时,其中球的速度 v 是( )
   A. 某时刻的瞬时速度   B. 平均速度
   C. 放球时的初速度   D. 合力为零时的速度
9. 血液从动脉血管到毛细血管速度逐渐变慢的主要原因是( )
   A. 血液是黏滞流体
   B. 血液是非牛顿流体
   C. 毛细血管的总截面积比动脉血管大
   D. 毛细血管所在处的压强小

(二) 填空题

10. 应用连续性方程的条件是_____。
11. 牛顿黏滞定律的数学表达式为_____,其中_____称为速度梯度。
12. 斯托克斯定律中的数学表达式是_____。
13. 应用伯努利方程解题时,要同时满足三个条件_____、_____、_____。
14. 伯努利方程中的三项都具有_____的量纲,其中 $\frac{1}{2}\rho v^2$ 项与流速有关,常称为_____,_____与流速无关称为静压。
15. 一般来说,液体的 η 值随温度的升高而_____,气体的 η 值随温度的升高而_____。

(三) 名词解释

16. 理想流体
17. 稳定流动
18. 层流

(四) 判断题(在正确的题后面画对号√,错误的题后面划×)

19. 伯努利方程适用于绝对不可压缩流体的稳定流动。( )
20. 由式 $R_f = \frac{\Delta P}{Q}$ 可知,流阻 R_f 取决于管中流体的体积流量及管两端的压强差。( )
21. 实际液体的黏度与液体的性质及温度有关。( )

(五) 论述题

22. 试用所学知识分析血液在流动时速度和压强的分布情况。

(六) 计算题

23. 静脉注射 40ml 葡萄糖水溶液时,所用针筒截面积是 $5cm^2$,而针尖截面积仅 $0.5mm^2$,护士手推活塞的速度是 $0.25 \times 10^{-3} m \cdot s^{-1}$,则葡萄糖水溶液进入静脉时的速度是多少?约需多长时间打完?

检测题答案

(一) 选择题
1. D；2. A；3. B；4. D；5. C；6. B；7. D；8. D；9. C

(二) 填空题
10. 不可压缩的流体作稳定流动
11. $f = \eta S \frac{dv}{dx}$ $\frac{dv}{dx}$
12. $f = 6\pi\eta r v$
13. 理想流体 同一流管 稳定流动
14. 压强 动压 P 和 $\rho g h$
15. 减小 增大

(三) 名词解释
16. 绝对不可压缩的、没有黏性的流体称为理想流体。
17. 流体空间中任意一点的流速不随时间变化,这种流动称为稳定流动。
18. 实际液体在流速不太大时,表现为分层流动,相邻各流层因速度不同而作相对滑动,彼此不相混杂,这种流动状态称为层流。

(四) 判断题
19. ×；20. ×；21. √

(五) 论述题
22. 由连续性方程可以看出血管横截面积大的地方血流速度小,而主动脉处的面积比毛细血管总横截面积小得多,因此血液流动速度从主动脉处开始逐渐减小,在主动脉处血流速度约为 $30cm \cdot s^{-1}$,随着血管总面积的不断增大,至毛细血管时流速下降为 $1mm \cdot s^{-1}$ 左右,有利于物质在毛细血管处进行充分交换。

对于血压不能简单地用伯努利方程进行分析,应注意到血液属于黏性流体,小动脉的总量比主动脉多,使血液与管壁发生摩擦的总面积比主动脉大很多,使得流动时在此消耗大量能量,促使血压迅速下降。也可以说小动脉处的流阻比主动脉大,所以血压在此下降大。

(六) 计算题

23. **解**:设葡萄糖水溶液进入静脉时的速度为 v_2,由连续性方程得:

$$v_2 = \frac{S_1}{S_2}v_1 = \frac{5 \times 10^{-4}}{0.5 \times 10^{-6}} \times 0.25 \times 10^{-3}$$
$$= 0.25(\text{m} \cdot \text{s}^{-1})$$

$$t = \frac{V}{Q} = \frac{V}{S_2 v_2} = \frac{40 \times 10^{-6}}{0.25 \times 0.5 \times 10^{-6}} = 320(\text{s})$$

(潘志达)

第五章　分子动理论

 内容提要

1. 理想气体的状态方程为

平衡状态下： $PV = \dfrac{M}{M_{mol}}RT$ 或 $P = nkT$

$$R = 8.31 \text{J} \cdot \text{mol}^{-1} \cdot \text{K}^{-1}$$
$$k = 1.38 \times 10^{-23} \text{J} \cdot \text{K}^{-1}$$

2. 理想气体的压强公式

$$P = \dfrac{2}{3}n\left(\dfrac{1}{2}m\overline{v^2}\right) = \dfrac{2}{3}n\bar{\varepsilon}$$

3. 温度的统计意义

$$\bar{\varepsilon} = \dfrac{3}{2}kT$$

4. 能量均分定理

(1) 自由度：决定一个物体的空间位置所需要的独立坐标，称为物体的自由度。

(2) 能量均分定理：处于平衡状态的理想气体分子无论作何种运动，每个自由度的平均动能都相等，且均为 $kT/2$。

(3) 每个分子的平均总动能

$$ikT/2$$

5. 麦克斯韦速率分布定律

(1) 速率分布函数

$$f(v) = \dfrac{dN}{Ndv} = 4\pi\left(\dfrac{m}{2\pi kT}\right)^{3/2} e^{-\dfrac{mv^2}{2kT}} v^2$$

(2) 三种统计速率

最概然速率： $v_p = \sqrt{\dfrac{2kT}{m}} = \sqrt{\dfrac{2RT}{M_{mol}}} \approx 1.41\sqrt{\dfrac{RT}{M_{mol}}}$

平均速率： $\bar{v} = \sqrt{\dfrac{8kT}{\pi m}} = \sqrt{\dfrac{8RT}{\pi M_{mol}}} \approx 1.60\sqrt{\dfrac{RT}{M_{mol}}}$

方均根速率： $\sqrt{\overline{v^2}} = \sqrt{\dfrac{3kT}{m}} = \sqrt{\dfrac{3RT}{M_{mol}}} \approx 1.73\sqrt{\dfrac{RT}{M_{mol}}}$

6. 平均自由程和碰撞频率

(1) 平均自由程： $\bar{\lambda} = \dfrac{1}{\sqrt{2}\pi d^2 n} = \dfrac{kT}{\sqrt{2}\pi d^2 P}$

(2) 平均碰撞频率： $\bar{z} = \dfrac{\bar{v}}{\lambda}$

7. 玻尔兹曼能量分布定律

$$n = n_0 e^{-E_p/kT}$$

重力场中气体分子按高度的分布： $n = n_0 e^{-\dfrac{mgh}{kT}}$

重力场中气体压强按高度的分布：$P = P_0 e^{-\frac{mgh}{kT}}$

8. 表面张力和表面能

(1) 表面张力：液体表面存在着一种收缩力，称为表面张力。

表面张力的大小 $f = \alpha \cdot L$，方向与液体表面相切，并且与分界线垂直。

(2) 表面能：液体表面所具有的势能。从能量的角度看 $\alpha = \frac{\Delta E}{\Delta s}$，表面张力系数 α 在数值上等于增加单位液体表面积时，所增加的表面能；也可以理解为增加单位液体表面积所做的功。

9. 弯曲液面的附加压强

$$\Delta P = \frac{2\alpha}{R}$$

球形液面的附加压强与液体的表面张力系数 α 成正比，与液面的曲率半径 R 成反比。

10. 毛细现象

$$h = \frac{2\alpha \cdot \cos\theta}{\rho g r}$$

11. 气体栓塞
当液体在细管中流动时，如果管中有气泡，将阻碍液体的流动，气泡多时可发生阻塞现象，称为气体栓塞。

12. 表面活性物质与表面吸附

(1) 表面活性物质：溶质使溶液的表面张力系数减小，称为表面活性物质；溶质使溶液的表面张力系数增大，称为表面非活性物质。

(2) 表面吸附：表面活性物质在溶液的表面层聚集并伸展成薄膜的现象称为表面吸附。

典型例题

例 5-1 证明理想气体分子的最概然速率为 $v_p = \sqrt{\frac{2RT}{M_{mol}}}$。

证明：速率分布曲线的极大值所对应的速率为最概然速率，故 $\left.\frac{df(v)}{dv}\right|_{v_p} = 0$

气体分子的速率分布函数为 $f(v) = 4\pi \left(\frac{m}{2\pi kT}\right)^{3/2} e^{-\frac{mv^2}{2kT}} v^2$

代入上式得：

$$\left.\frac{df(v)}{dv}\right|_{v=v_p} = 4\pi \left(\frac{m}{2\pi kT}\right)^{3/2} \left(2v e^{-\frac{mv^2}{2kT}} - \frac{2mv}{2kT} v^2 e^{-\frac{mv^2}{2kT}}\right)\Big|_{v=v_p} = 0$$

$$1 - \frac{mv_p^2}{2kT} = 0$$

$$v_p = \sqrt{\frac{2kT}{m}} = \sqrt{\frac{2RT}{M_{mol}}}$$

例 5-2 如图 5-1 所示，内直径为 1mm，长度 L 为 20cm 的毛细管水平浸入水银中，其中空气完全留在管中，管子轴线距离液面 10cm，水银的密度为 $1.36 \times 10^4 \text{kg} \cdot \text{m}^{-3}$，表面张力系数 $\alpha = 0.44 \text{N} \cdot \text{m}^{-1}$，与玻璃的接触角为 π。求管中空气柱的长度 L'。

解：空气柱内压强 $P' = P - \frac{2\alpha}{r} = P_0 + \rho g h - \frac{2\alpha}{r} = 1.013 \times 10^5 + 1.36 \times 10^4 \times 9.8 \times 0.1 - \frac{2 \times 0.44}{0.5 \times 10^{-3}} = 1.13 \times 10^5 \text{Pa}$

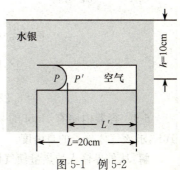

图 5-1 例 5-2

管内空气等温压缩

$$P_0V = P'V'$$

由此可得：
$$P_0L = P'L'$$

$$L' = \frac{P_0}{P'}L = \frac{1.013 \times 10^5}{1.13 \times 10^5} \times 0.2 = 0.18 \text{m}$$

习题解答

5-1 对一定质量的气体来说，当温度不变时，压强随体积的减小而增大；当体积不变时，压强随温度的升高而增大。用分子动理论解释这两个过程的微观机制。

答：压强是由大量分子对器壁碰撞产生的结果，表示单位时间单位面积容器壁上所获得的平均冲量。当气体的温度不变而体积减小时，分子数密度增加，分子碰撞容器壁的频率增加，使压强增大；当体积不变而温度升高时，分子热运动加快，分子碰撞容器壁时传递的动量变大，而且碰撞的频率也增加，所以压强增大。

5-2 试从能量上说明 $\frac{1}{2}kT$、$\frac{3}{2}kT$、$\frac{3}{2}RT$、$\frac{i}{2}RT$ 各量的物理意义。

答：$\frac{1}{2}kT$：分子每个自由度的平均动能；

$\frac{3}{2}kT$：每个分子的平均平动动能；

$\frac{3}{2}RT$：1mol 分子的平均平动动能；

$\frac{i}{2}RT$：1mol 分子 i 个自由度的平均动能。

5-3 温度为 27℃ 时，1mol 氢气分子的总平均平动动能和转动动能各为多少？

解：根据题意 $T=300$K，1mol 的氢气平动自由度为 3，转动自由度为 2。
1mol 氢气分子的总平均平动动能和转动动能分别为：

$$E_1 = \frac{3}{2}RT = \frac{3}{2} \times 8.31 \times 300 \text{J} = 3.74 \times 10^3 \text{J}$$

$$E_2 = \frac{2}{2}RT = 8.31 \times 300 \text{J} = 2.49 \times 10^3 \text{J}$$

5-4 求压强为 1.013×10^5 Pa，质量为 2×10^{-3} kg，容积为 1.54×10^{-3} m³ 的氧气分子的平均平动动能。

解：氧气分子的分子数密度 $n = \frac{MN_A}{M_{mol}V}$

由 $P = \frac{2}{3}n\bar{\varepsilon}$ 可得

$$\bar{\varepsilon} = \frac{3P}{2}\frac{1}{n} = \frac{3P}{2} \times \frac{M_{mol}V}{MN_A}$$

$$= \frac{3 \times 1.013 \times 10^5 \times 0.032 \times 1.54 \times 10^{-3}}{2 \times 2 \times 10^{-3} \times 6.022 \times 10^{23}} \text{J}$$

$$= 6.22 \times 10^{-21} \text{J}$$

5-5 容器内储有 1mol 的某种气体，今从外界输入 2.09×10^2 J 的热量，测得其温度升高 10K，求该气体分子的自由度。

解：从外界输入的热量使气体的内能增大

$$\Delta E = \frac{i}{2} R \Delta T$$

$$i = \frac{2\Delta E}{R\Delta T} = \frac{2 \times 2.09 \times 10^2}{8.31 \times 10} = 5$$

该气体分子的自由度为 5，应为双原子气体。

5-6 一容器内装有混合气体，温度为 300K，其中双原子理想气体分子数 N_1 为 1.0×10^{23} 个，单原子理想气体分子数 N_2 为 4.0×10^{23} 个，求：

(1) 混合气体分子的平均平动动能；

(2) 混合气体分子的平均动能；

(3) 容器内气体的内能。

解：(1) $\bar{\varepsilon}_t = \frac{3}{2}kT = \frac{3}{2} \times 1.38 \times 10^{-23} \times 300 = 6.21 \times 10^{-21}$ J

(2) $\bar{\varepsilon}_{混合} = \dfrac{\frac{5}{2}kTN_1 + \frac{3}{2}kTN_2}{N_1 + N_2} = 7.04 \times 10^{-21}$ J

(3) $\varepsilon = \bar{\varepsilon}_{混合}(N_1 + N_2) = 3.5 \times 10^3$ J

5-7 已知某气体在温度 T 时的速率分布曲线如图 5-2 所示，说明下列各表达式的物理意义：

(1) $f(v)dv$ ；(2) $Nf(v)dv$ ；(3) $\int_{v_1}^{v_2} f(v)dv$ ；(4) $\int_{v_1}^{v_2} Nf(v)dv$

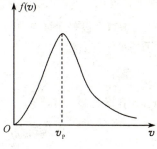

图 5-2 习题 5-7

答：(1) $f(v)dv = \dfrac{dN}{N}$，表示速率在 $v \sim v+dv$ 区间的分子数占总分子数的百分比。

(2) $Nf(v)dv = dN$ 表示速率在 $v \sim v+dv$ 区间的分子数。

(3) $\int_{v_1}^{v_2} f(v)dv$ 表示速率在 $v_1 \sim v_2$ 区间的分子数占总分子数的百分比。

(4) $\int_{v_1}^{v_2} Nf(v)dv$ 表示速率在 $v_1 \sim v_2$ 区间的分子数。

5-8 有 N 个粒子，其速率分布函数为 $f(v) = \begin{cases} C & (0 \leq v \leq V_0) \\ 0 & (v > V_0) \end{cases}$

(1) 作粒子速率分布曲线；

(2) 求常数 C；

(3) 求粒子的平均速率和方均根速率。

解：(1) 粒子速率分布曲线如图 5-3 所示。

(2) 求常数 C：

曲线下的总面积应满足归一化条件

$$\int_0^\infty f(v)dv = \int_0^{V_0} Cdv = CV_0 = 1 \text{ 可得}$$

$$C = \frac{1}{V_0}$$

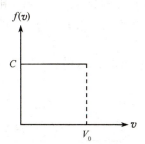

图 5-3 粒子速率分布曲线

(3) 粒子的平均速率和方均根速率：

$$\bar{v} = \frac{1}{N}\int_0^\infty v\,dN = \int_0^{V_0} vf(v)dv = \int_0^{V_0} Cv\,dv = \frac{1}{2}CV_0^2 = \frac{1}{2}V_0$$

$$\overline{v^2} = \frac{1}{N}\int_0^\infty v^2\,dN = \int_0^{V_0} v^2 f(v)dv = \int_0^{V_0} Cv^2\,dv = \frac{1}{3}CV_0^3 = \frac{1}{3}V_0^2$$

$$\sqrt{\overline{v^2}} = \frac{\sqrt{3}V_0}{3}$$

5-9 容器内储有一定量的气体,若保持容积不变,使气体的温度升高,那么分子的平均自由程和碰撞频率将怎样变化?

答: 容积保持不变,分子数密度不变,所以平均自由程不变;气体的温度升高,分子热运动剧烈,平均速率增加,分子的碰撞频率变大。

5-10 在压强为 1.01×10^5 Pa 时,氮气分子的平均自由程为 6×10^{-8} m。当温度不变时,在多大压强下,平均自由程为 1mm。

解: 当温度不变时,平均自由程与压强成反比

$$P_2 = \frac{\lambda_1}{\lambda_2} P_1 = \frac{6\times10^{-8}}{10^{-3}} \times 1.01\times10^5 = 6.06 \text{Pa}$$

5-11 设普通灯泡内的压强 1.33×10^{-2} Pa,计算 0℃ 时,灯泡中空气的分子数密度、空气分子的平均自由程。

解:
$$n = \frac{P}{kT} = \frac{1.33\times10^{-2}}{1.38\times10^{-23}\times273} = 3.5\times10^{18} \text{m}^{-3}$$

容器足够大时

$$\bar{\lambda} = \frac{1}{\sqrt{2}\pi d^2 n} = \frac{1}{\sqrt{2}\pi(3.5\times10^{-10})^2 \times 3.5\times10^{18}} = 0.52 \text{m}$$

$\bar{\lambda}$ 比容器的限度大得多,在灯泡内空气分子相互之间很少发生碰撞,只是和容器壁来回不断地碰撞。所以这种情况下气体分子的平均自由是灯泡的线度。

5-12 用表面张力系数为 40×10^{-3} N·m^{-1} 的肥皂液吹一个直径为 10cm 的肥皂泡。求:
(1) 泡内外的压强差;
(2) 吹肥皂泡所做的功。

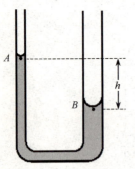

图 5-4 U形管

解: (1) 泡内外的压强差 $\Delta P = \frac{4\alpha}{R} = 3.2$ Pa

(2) 肥皂泡的两个表面 $S = 2\times 4\pi R^2 = 8\pi R^2$

吹肥皂泡所做的功 $W = \alpha \cdot S = 8\pi \times 10^{-4}$ J

5-13 U形玻璃管的两竖直管的内半径分别为 $r_1 = 0.5$mm 和 $r_2 = 1.5$mm,管内注入少量的表面张力系数为 73×10^{-3} N·m^{-1} 的水,试求两管内液面的高度差。

解: 如图 5-4 所示,两管弯曲液面处液体内部 A、B 两点的压强分别为:

$$P_A = P_0 - \frac{2\alpha}{r_1}$$

$$P_B = P_0 - \frac{2\alpha}{r_2}$$

又

$$P_B - P_A = \rho g h$$

由上面三式可解得

$$h = \frac{2\alpha}{\rho g}\left(\frac{1}{r_1} - \frac{1}{r_2}\right)$$

$$= \frac{2\times 73\times 10^{-3}}{10^3 \times 9.8}\left(\frac{1}{0.5\times10^{-3}} - \frac{1}{1.5\times10^{-3}}\right) = 0.020\text{m} = 2.0\text{cm}$$

5-14 在内半径 $r=0.3$mm 两端开口的毛细管中注入表面张力系数为 73×10^{-3} N·m^{-1} 的少量水,则在管的下端形成一半径 $R=3$mm 的水滴,求毛细管中水柱的高度。

解:如图 5-5 所示,毛细管中上部弯曲液面处的水中 A 点的压强为:

$$P_A = P_0 - \frac{2\alpha}{r},$$

在管的下端的水滴中 B 点的压强为:

$$P_B = P_0 + \frac{2\alpha}{R},$$

且有

$$P_B - P_A = \rho g h$$

由上面三式可解得

$$h = \frac{2\alpha}{\rho g}\left(\frac{1}{r} + \frac{1}{R}\right)$$

$$= \frac{2 \times 73 \times 10^{-3}}{10^3 \times 9.8}\left(\frac{1}{0.3 \times 10^{-3}} + \frac{1}{3 \times 10^{-3}}\right) = 0.055\text{m} = 5.5\text{cm}$$

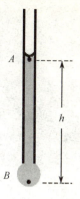

图 5-5 下部形成水滴的毛细管

5-15 一毛细管竖直插入水中(设水与管壁完全润湿),下端在水面下 $h_1 = 10\text{cm}$ 处,管内液面比管外液面高 $h_2 = 4\text{cm}$,若从管口向内吹气,使毛细管的下端形成半球状气泡,问管中气体的压强 P 比大气压 P_0 大多少?

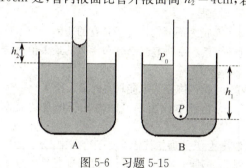

图 5-6 习题 5-15

解:如图 5-6(a)所示,毛细管自然插入水中有

$$\frac{2\alpha}{r} = \rho g h_2$$

如图 5-6(b)所示,从管口向内吹气下端形成半球状气泡有

$$P - (P_0 + \rho g h_1) = \frac{2\alpha}{r}$$

由上面两式可得

$$P - P_0 = \rho g(h_1 + h_2) = 10^3 \times 9.8(10 \times 10^{-2} + 4 \times 10^{-2}) = 1.4 \times 10^3 \text{Pa}$$

5-16 温度为 303K 时,乙醇的密度为 780kg·m^{-3},乙醇与其蒸气压平衡时的表面张力为 2.189×10^{-2} N·m^{-1},设乙醇与管壁完全润湿,试计算在内半径为 0.2mm 的毛细管中它能上升的高度。

解:
$$h = \frac{2\alpha \cdot \cos\theta}{\rho g r} = \frac{2 \times 2.189 \times 10^{-2} \times 1}{780 \times 9.8 \times 0.2 \times 10^{-3}} = 0.0286\text{m}$$

名人或史料介绍

1. 麦克斯韦 麦克斯韦(James Clerk Maxwell;1831—1879)英国物理学家、数学家。麦克斯韦主要从事电磁理论、分子物理学、统计物理学、光学、力学、弹性理论方面的研究。尤其是他建立的电磁场理论,将电学、磁学、光学统一起来,他预言了电磁波的存在。他为物理学树起了一座丰碑。麦克斯韦在热力学与统计物理学方面也做出了重要贡献,他是气体动理论的创始人之一。1859 年他首次用统计规律得出麦克斯韦速度分布律,从而找到了微观量求统计平均值的确切方法。他发展了一般形式的输运理论,并把它应用于扩散、热传导和气体内摩擦过程。麦

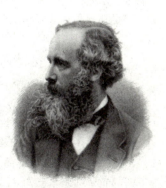

克斯韦善于从实验出发,经过敏锐的观察思考,应用娴熟的数学技巧,缜密的分析和推理,大胆地提出假设,创建新的理论,再使理论及预言的结论接受实验的检验,逐渐完善理论。麦克斯韦严谨的科学态度和科学研究问题的方法是人类宝贵的财富。

2. 玻耳兹曼 玻耳兹曼（Boltzmann Ludwig；1844—1906）奥地利物理学家，统计物理学的奠基人之一。1844年2月20日生于维也纳，卒于1906年9月5日。1866年获维也纳大学博士学位。历任维也纳大学、慕尼黑大学和莱比锡大学的教授。玻耳兹曼发展了麦克斯韦的分子运动理论，得到有分子势能的麦克斯韦-玻耳兹曼分布定律。他又从热力学原理推导出斯忒藩从实验直接得出的斯忒藩-玻耳兹曼黑体辐射公式。

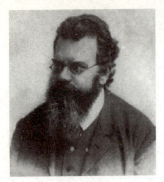

检 测 题

（一）选择题

1. 两个容器容积相同，分别装有氧气和氮气，若它们的压强相同，则两种气体的（　　）
   A. 温度一定相同
   B. 分子数密度一定相同
   C. 平均速率一定相同
   D. 总平均动能一定相同

2. 在一容器内，贮有 1mol 氧气，气体温度为 T，气体分子的总平均动能（　　）
   A. $\dfrac{3kT}{2}$　　B. $\dfrac{5kT}{2}$
   C. $\dfrac{3RT}{2}$　　D. $\dfrac{5RT}{2}$

3. 质量相等的氧气和氦气分别盛在两个容积相等的容器内。在温度相同的情况下，氧和氦的压强之比为 1:8，氧和氦的平均动能之比为（　　）
   A. 5:3　　B. 3:5
   C. 5:24　　D. 24:5

4. 若以 a 表示理想气体分子的方均根速率，ρ 表示气体的质量体密度，则由气体动理论可知，气体的压强为（　　）
   A. $\dfrac{2}{3}\rho a^2$　　B. $\dfrac{1}{3}\rho a^2$
   C. $\dfrac{3}{2}\rho a$　　D. $3\dfrac{a^3}{\rho}$

5. 已知一定质量的某种理想气体，在温度为 T_1 和 T_2 时，分子的最概然速率分别为 V_{P_1} 和 V_{P_2}，分子速率分布函数的最大值分别为 $f(V_{P_1})$ 和 $f(V_{P_2})$，已知 $T_1>T_2$，则（　　）
   A. $V_{P_1}>V_{P_2}$，$f(V_{P_1})>f(V_{P_2})$
   B. $V_{P_1}<V_{P_2}$，$f(V_{P_1})>f(V_{P_2})$
   C. $V_{P_1}>V_{P_2}$，$f(V_{P_1})<f(V_{P_2})$
   D. $V_{P_1}<V_{P_2}$，$f(V_{P_1})<f(V_{P_2})$

6. 关于麦克斯韦速率分布中最概然速率 v_p 的正确理解是（　　）
   A. v_p 指大部分气体分子具有的速率
   B. v_p 指麦克斯韦速率分布函数的最大值对应的速率
   C. v_p 指气体分子可能具有的最大速率
   D. v_p 附近单位速率区间内分子出现的概率最大

7. 温度为 T 的理想气体储存于容器中，分子的质量为 m，摩尔质量为 M_{mol}，根据理想气体分子模型和统计假设，分子速率在 x 方向分量的平方的平均值 $\overline{v_x^2}$ 为（　　）
   A. $\dfrac{kT}{m}$　　B. $\dfrac{RT}{M_{mol}}$
   C. $\dfrac{1}{3}\sqrt{\dfrac{3kT}{m}}$　　D. $\dfrac{1}{3}\sqrt{\dfrac{3RT}{M_{mol}}}$

8. 两液泡半径之比为 1:2，表面张力系数之比为 1:3，连通后（　　）
   A. 大泡越来越大，小泡越来越小
   B. 大泡越来越小，小泡越来越大
   C. 两泡都不变
   D. 最后两泡大小相等

9. 两个内径不同的毛细管，竖直插入水中时两液面高度差为 4cm；若插入乙醇中，则两液面高度差为 2cm。设水的表面张力系数为 $\alpha=73\times10^{-3}$N·m^{-1}，乙醇密度为 $\rho=0.8\times10^3$ kg·m^{-3}，接触角均为 0，乙醇的表面张力系数为（　　）
   A. 29.2×10^{-3}N·m^{-1}　　B. 29.6×10^{-3}N·m^{-1}
   C. 28.4×10^{-3}N·m^{-1}　　D. 24.4×10^{-3}N·m^{-1}

10. 一毛细管竖直插入水中，其下端在水面下 10cm 处，细管中液面比周围水面高 4cm，若从上管口吹气，想在管下口吹出一个半球状的

气泡。设水与玻璃管的接触角为 0°，则管中计示压强为（ ）
A. 686 Pa B. 1372 Pa
C. 2744 Pa D. 5488 Pa

（二）填空题

11. $5kT/2$ 表示双原子分子的_____动能。
12. 一摩尔的氧气和一摩尔的氦气混合，温度为 T 时的总平均平动动能是_____。
13. 吹一个表面张力系数为 α，半径为 R 的肥皂泡，需做的功为_____。
14. 两种理想气体的温度相同时，则两种气体分子的_____一定相同。
15. 吸气时肺泡增大，肺泡表面活性物质的浓度随之_____，从而使肺泡不至于过分膨胀。

（三）名词解释

16. 理想气体压强的微观意义
17. 温度的微观解释
18. 自由度

（四）判断题（在正确的题后面画对号√，错误的题后面划×）

19. 两瓶不同种类的理想气体，设分子的平均动能相等，则两瓶气体的温度一定相等。（ ）
20. 已知氧气的压强为 2Pa，体积为 $0.03m^3$，则其平均动能为 0.09J。（ ）
21. 2mol 的氢气，温度升高 1℃ 时平均动能增加 5R。（ ）
22. 将两个相同的毛细管插入表面张力系数为 α_1 和 $\alpha_2 = 2\alpha_1$ 的液体中，液体完全润湿毛细管，则两毛细管中液体上升的高度 $h_1 = 2h_2$。（ ）
23. 一肥皂泡直径为 5cm，表面张力系数为 $25 \times 10^{-3} N \cdot m^{-1}$，泡内压强比大气压大 4Pa。（ ）

（五）论述题

24. 表面活性物质在呼吸过程中的作用。

（六）计算题

25. 容器中贮有氧气，压强为 1.0atm，温度为 27℃。求：
(1) 单位体积中的分子数 n。
(2) 氧气的密度 ρ。
(3) 分子的平均平动动能。
(4) 分子的方均根速率。

检测题答案

（一）选择题

1. D；2. D；3. C；4. B；5. C；6. BD；7. AB；8. B；9. A；10. B

（二）填空题

11. 平均
12. $3RT$
13. $8\pi\alpha R^2$
14. 平均平动动能
15. 减小

（三）名词解释

16. 压强是由大量分子对器壁碰撞产生的结果，它是一个统计平均值，表示单位时间单位面积器壁上所获得的平均冲量。由于单个分子对器壁的碰撞是断续的，施于器壁的冲量是不定的，只有大量分子碰撞器壁所获得的冲量才具有确定的统计平均值，如果离开了大量分子，压强就失去了意义。

17. 由 $\bar{\varepsilon} = \frac{3}{2}kT$ 可知，微观量分子的平均平动动能 $\bar{\varepsilon}$ 与宏观量温度 T 有关，并与绝对温度成正比。在相同的温度下，一切气体分子的平均平动能都相等。温度越高分子热运动越剧烈，温度是大量分子热运动的集体表现，离开了大量分子，温度也就失去其意义。

18. 决定一个物体的空间位置所需要的独立坐标，称为物体的自由度。

（四）判断题

19. ×；20. ×；21. √；22. ×；23. √

（五）论述题

24. 肺泡表面液层中分布有一定量的、由肺泡Ⅱ型细胞分泌的一种脂蛋白，它可起降低表面张力系数的作用。吸气时肺泡体积增大，而表面活性物质的量不变，故单位面积上的表面活性物质的量随体积增大而减小，结果增大了表面张力系数，从而限制了肺泡继续膨胀；呼气时肺泡体积减小，单位面积上的表面活性物质的量随体积的减小而增多，减小了表面张力系数，减小了表面张力，从而防止肺泡的萎缩。肺泡上表面活性物质对表面张力系数的调控作用，保证了呼吸过程的正常进行。

（六）计算题

25. **解**：(1) $n = \dfrac{P}{kT} = \dfrac{1.013 \times 10^5}{1.38 \times 10^{-23} \times 300}$

$\qquad\qquad = 2.45 \times 10^{25} \text{m}^{-3}$

(2) $\rho = mn = \dfrac{M_{mol}}{N_A} n = \dfrac{32 \times 10^{-3}}{6.022 \times 10^{23}} \times 2.45 \times 10^{25}$

$\qquad = 1.3 \text{kg} \cdot \text{m}^{-3}$

(3) $\bar{\varepsilon} = \dfrac{3}{2} kT = \dfrac{3}{2} \times 1.38 \times 10^{-23} \times 300$

$\qquad = 6.2 \times 10^{-21} \text{J}$

(4) $\sqrt{\overline{v^2}} = \sqrt{\dfrac{3RT}{M_{mol}}} = \sqrt{\dfrac{3 \times 8.31 \times 300}{32 \times 10^{-3}}}$

$\qquad = 483 \text{m} \cdot \text{s}^{-1}$

（王　礼）

第六章 生命过程中的热力学

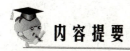
内容提要

1. 热力学第一定律 如果系统发生变化时,设与外界之间交换的热量为 Q,系统内能的增量为 $\Delta U = U_2 - U_1$,系统与外界交换的功为 W,则有

$$Q = \Delta U + W$$

它的另一种表述方式为:不消耗能量就可以做功的"第一类永动机"。应用热力学第一定律时规定:系统内能增加时 ΔU 取正值,系统内能减少时 ΔU 取负值;系统吸收热量时 Q 取正值,而系统对外界放出热量时 Q 取负值;系统对外界做功 W 取正值,而外界对系统做功 W 取负值。

2. 热力学第一定律在人体代谢过程中能量交换的表达式 没有进食与排泄的人体代谢过程遵守能量守恒规律,它服从热力学第一定律。能量交换的表达式为

$$\frac{\Delta U}{\Delta t} = \frac{\Delta Q}{\Delta t} - \frac{\Delta W}{\Delta t}$$

式中,$\frac{\Delta U}{\Delta t}$ 是分解代谢率,$\frac{\Delta Q}{\Delta t}$ 为生热率,$-\frac{\Delta W}{\Delta t}$ 为人体传递给其他系统的机械功率。原则上 $\frac{\Delta W}{\Delta t}$ 和 $\frac{\Delta Q}{\Delta t}$ 都可以直接测量出来,分解代谢率可通过观察人体把食物和氧气转换成能量和废物时利用氧的速率大小(即氧消耗率)来衡量。若用 $\frac{\Delta Q_1}{\Delta t}$ 表示氧消耗率,则分解代谢率为:

$$\frac{\Delta U}{\Delta t} = \frac{\Delta Q_1}{\Delta t}$$

3. 人体代谢热力学过程的主要参量

(1)氧热当量:某种食物在氧化时,每消耗 1 升氧所产生的热量就称为该食物的氧热当量,也称氧热价,它表征氧消耗量与人体内能减少量之间的关系。

(2)基础代谢率:人体在静卧且不做任何活动(包括思考活动),既清醒又极度安静,并且胃肠消化和吸收活动也基本完毕条件下的代谢过程,称为基础代谢,这时的代谢率称为基础代谢率。

(3)基础代谢率估算公式:由经验可知,哺乳动物的基础代谢率 $\frac{\Delta U}{\Delta t}$ 的高低与它们的质量 m 大小呈正相关,其经验公式表示为

$$\frac{\Delta U}{\Delta t} = cm^{3/4}$$

4. 理想气体的典型热力学过程

(1)等容过程:系统体积始终不变的热力学过程称为等容过程。在等容过程中,由于 $dV = 0$,系统对外界做功 $W = 0$,这时系统吸收的热量全部用来增加系统的内能,使系统温度升高。

在等容过程中,1摩尔气体的热容量称为等容摩尔热容,用 c_V 表示。若气体的摩尔数为 n,温度为 T,热力学第一定律可写成

$$Q = U_2 - U_1 = n \cdot c_V \cdot (T_2 - T_1)$$

(2)等压过程:系统压强始终不变的热力学过程称为等压过程。等压过程中,因系统压强为

定值,故系统做功为

$$W = \int_{V_1}^{V_2} P \cdot dV = P(V_2 - V_1)$$

在等压过程中,1摩尔理想气体的热容量称为等压摩尔热容,用 c_P 表示。气体与外界交换的热量为

$$Q = nc_P(T_2 - T_1)$$

(3) 等温过程:系统的温度始终保持不变的过程称为等温过程。若系统温度为 T,由态 Ⅰ (P_1,V_1) 变化到态 Ⅱ (P_2,V_2),则系统对外界所做的功为

$$W = \int_{V_1}^{V_2} P \cdot dV = \int_{V_1}^{V_2} nRT \frac{dV}{V} = nRT \ln \frac{V_2}{V_1} = nRT \ln \frac{P_1}{P_2}$$

5. 热力学第二定律

(1) 开尔文表述:在一个循环过程中,不可能从单一热源吸取热量,使其完全转变为有用功而不对其他物质产生影响。

(2) 克劳修斯表述:热量不可能自动地从低温物体传到高温物体。

(3) 热力学第二定律的统计意义:在一个孤立系统内,一个不受外界影响的系统内部发生的过程,总是由概率小的状态向概率大的状态进行,由包含微观状态数目少的宏观态向包含微观状态数目多的宏观态进行。

6. 可逆过程与不可逆过程 系统由某一状态出发,经过某一过程达到另一个状态,如果存在另一过程,能使系统和外界完全复原,则称该过程为可逆过程;反之,若用任何方法都不能使系统和外界完全复原,则该过程称为不可逆过程。

7. 生命系统的热力学本质 生物热机不是理想气体的气缸,也不由温度梯度控制。生物热机是由化学能驱动的。从微观本质上讲:如果将生物体内的大量活细胞等同于物理意义上的工作物质,则在活细胞内部存在着多种作为自由能转换器的单分子或几个分子的集合体,称之为"分子马达"。这些分子马达的工作过程即是驱动细胞代谢的热力学过程。

在生命系统的代谢过程中,不仅时刻与外界进行能量和物质的交换,而且其内部也时刻进行着分解和化合作用。总趋势是把相对无序的物质转变为相对有序的物质,以不断地建成和保持自身的高度有序结构。生命过程中这种从无序到有序的现象称为自组织性。

自组织过程是生命系统内不平衡的表现,随着有序程度的增加,一定伴有能量的吸收和消耗,而且不会达到平衡。一旦达到平衡,有序状态消失了,生命也就宣告终止。这种远离平衡状态之下的非孤立系统的稳定有序结构称为耗散结构。

8. 熵和熵增原理

(1) 熵及熵的数学表示:熵是判断一个过程是否可逆,以及不可逆过程自发进行方向的态函数,是衡量系统无序程度高低的热力学参量,用符号 S 表示。当系统由状态 A 经任一热力学过程变化到状态 B 时,熵的变化量定义为

$$dS \geq \frac{dQ}{T}$$

(2) 熵增原理:一个孤立系统的熵是永远不会减少的。这一结论称为熵增原理。

(3) 生命过程中的熵:生命系统的新陈代谢过程,是通过能量和物质交换及分解和化合作用,把相对无序的物质转变为相对有序物质的过程,是一个熵减少的过程。因此在生命体内,伴随熵减少过程一定有能量的吸收和消耗。即生命体内熵减少的过程是一个负熵的吸能过程。

9. 焓 等压过程中系统焓的变化等于在此过程中系统与外界交换的热量。其定义式为

$$H = U + PV$$

用焓的变化来量度系统的能量特征。关系为

$$\Delta H = H_{末} - H_{始} = \Delta U + P\Delta V$$

根据热力学第一定律 $Q = \Delta U + W$ 可知，在等压情况下，

$$Q = \Delta H$$

焓与内能一样也是一个态函数。如果 ΔH 为正，表示系统吸收热量；ΔH 为负，则表示系统散失热量。

10. 吉布斯函数 吉布斯函数判据：在等温等压条件下，系统发生的不可逆过程，总是朝着吉布斯函数减少的方向进行，当吉布斯函数达到最小值时，系统达到平衡态。

吉布斯函数 G 表示为

$$G = U - TS + PV$$

吉布斯函数的物理意义是在等温等压过程中，除体积变化所做的功以外，从系统所能获得的最大功。

11. 热和冷的生物效应及医学应用

(1) 体温：体温是指机体内部的温度。正常人腋下温度为 36～37℃。

(2) 体温控制：人体温度的调节由两个控制系统进行，即自动控温系统和主动控温系统。

(3) 热的医疗作用：当环境温度和体温温差不大时，热疗在疾病治疗中起着重要作用。热疗是利用局部热作用使皮肤和皮下组织温暖，浅表及较深层的血管舒张，并伴有动脉血流的增加和淋巴循环加强。

(4) 冷的医疗作用：低温的医疗作用分冷冻手术和冷冻免疫两种方式。冷冻手术是在极低的温度下，利用金属表面和潮湿组织间的黏着性质，破坏并清除病变组织的手术。比如肿瘤细胞等经冷冻破坏后，它们转移到远处的病灶也随之缩小或消失，可见产生了冷冻免疫。

典型例题

例 6-1 2mol 单原子理想气体按图 6-1 中的曲线沿箭头所示方向发生变化，气体在状态 A 时温度为 $T_A = 600K$，图线的 AB 段是以 P 轴和 V 轴为渐近线的双曲线。求：

(1) 气体在 B，C 状态时的温度。

(2) 从 A 到 C 再回到 A 气体对外做的功总共是多少？

解：如图所示，由已知可知，

(1) AB 为等温过程，所以

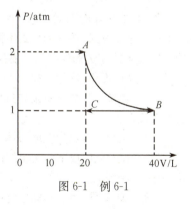

图 6-1 例 6-1

$$T_A = T_B = 600K$$

BC 为等压过程，由理想气体气态方程有：

$$T_C = T_B \frac{V_C}{V_B} = 600 \times \frac{20}{40} = 300K$$

(2) AB 段做功经等温过程积分有

$$W_{AB} = \int_A^B P dV = \int_A^B nRT \frac{dV}{V} = nRT \ln \frac{V_B}{V_A} = 2 \times 8.31 \times 273 \times \ln \frac{40}{20} = 3.15 \times 10^3 J$$

BC 段做功

$$W_{BC} = P_B(V_B - V_C) = 2 \times 1.01 \times 10^5 \times (40-20) \times 10^{-3} = 4.0 \times 10^3 J$$

CA 段为等容过程，由于 $dV = 0$，系统对外界不做功，即 $W_{CA} = 0$

从 A 到 C 在回到 A 气体对外做的功总共是

$$W = W_{AB} + W_{BC} + W_{CA} = 7.15 \times 10^3 J$$

例 6-2 有 1kg 温度为 0℃ 的冰吸热后融化成 0℃ 的水，然后变成 10℃ 的水，求其熵变（设冰

的熔解热为 3.35×10^5 J·kg^{-1},水的比热为 4.1868×10^3 J·kg^{-1}·K^{-1})。

解:0℃的冰融化为 0℃的水,温度保持不变,即 $T=273K$,因此,

$$\Delta S_1 = \frac{\Delta Q_1}{T_1} = \frac{1kg \times 3.35 \times 10^5 J \cdot kg^{-1}}{273K} \approx 1.23 \times 10^3 J \cdot K^{-1}$$

ΔQ_1 是 0℃的冰融化为 0℃的水吸收的热量,0℃的水变成 10℃的水时熵变为

$$\Delta S_2 = \int_{T_1}^{T_2} \frac{\Delta Q_2}{T} = \int_{273}^{283} \frac{c_1 m dT}{T} = c_1 m \ln \frac{283}{273}$$
$$= 1kg \times 4.1868 \times 10^3 J \cdot kg^{-1} \cdot K^{-1} \times 0.036$$
$$\approx 1.5 \times 10^2 J \cdot K^{-1}$$

总的熵变为

$$\Delta S = \Delta S_1 + \Delta S_2$$
$$= 1.23 \times 10^3 J \cdot K^{-1} + 1.5 \times 10^2 J \cdot K^{-1}$$
$$= 1.38 \times 10^3 J \cdot K^{-1}$$

习题解答

6-1 做功和热传递热量是等效的,但又存在本质区别,试解释。

答:热力学中功是系统能量改变的量度,它只有在能量变化的过程中才能出现,是通过系统有规则的宏观运动来完成。两个物体只要温度不同它们之间就要发生热传递,并且在足够的时间内总会达到热平衡。

做功和热量传递都是物体能量变化的量度,做功是能量传递的宏观形式,由大量分子做有规则的宏观位移来完成;而热量传递是能量传递的微观形式,通过微观分子无规则运动和碰撞来传递能量。

6-2 影响人体冷疗和热疗法的主要因素有哪些?

答:影响热疗的因素:

(1) 热疗方式:热疗的方式不同,其效果也不同。比如湿热比干热穿透性强,因而湿热疗法的作用比干热疗法的作用效果要强。

(2) 热疗面积:热疗面积越大,对热的反应也越强;热疗面积越小,对热的反应也越弱。

(3) 热疗时间:热疗效果与热疗时间不成正比关系,如果热疗时间过长则作用降低,甚至引起不良反应。

(4) 热疗温度:热疗温度与体表温度之间的温差越大,作用效果越强。反之效果越弱。

(5) 脂肪厚度:皮下脂肪组织的导热系数较小,是绝热系统。因此皮下脂肪越厚,热疗效果越差;反之越强。

(6) 个体差异:由于不同生物体状态、精神状态、年龄、性别以及神经系统对热的调节功能及耐受力等都存在差异,因而同一条件下热疗效果截然不同。例如老年人和婴儿对热特别敏感,而昏迷、瘫痪和体循环不良者,对热反应迟钝或消失,因而易引起熨伤。

影响冷疗的因素:

(1) 冷疗方式:冷疗部位不同,冷疗效果亦不同。

(2) 冷疗面积:冷疗面积大小与冷疗效果有关。冷疗面积越,冷疗效果越强;反之越弱。

(3) 冷疗时间:冷疗时间应根据目的、生物体状态和局部组织情况而定,一般冷疗的时间为 15~20min。

(4) 个体差异:由于不同的年龄、疾病和机体状况,对冷的反应也不同。如中暑、高热病人可用冷疗降温,而麻疹高热则不可用冷疗降温,对老幼患者冷疗要慎重。

6-3 根据热力学第二定律分析下列说法是否正确？

(1) 功可以全部转化为热，但热不能全部转化为功。

(2) 热量能够从高温物体传到低温物体，但不能从低温物体传到高温物体。

解：两句话都不完整。

(1) 功可以全部转化为热，但不能只从单一热源吸取热全部转化为功，而不产生其他影响。

(2) 热量不能自动地从低温物体传到高温物体。

6-4 一定质量 0℃的水结成 0℃的冰，其有序性增加，这是否与热力学第二定律矛盾？

解：虽然水分子温度下降结成冰，冰的有序性增加了，但水分子释放出来的热量，增加了其周围环境的紊乱程度。这样整体来看与热力学第二定律没有矛盾。

6-5 低温冷冻手术的主要原理是什么？

答：冷冻手术是在极低的温度下，利用金属表面和潮湿组织间的黏着性质，破坏并清除病变组织的手术。它在局部低温状态下进行，有即时麻醉作用，几乎无痛，可以不出血，而且痊愈不留瘢痕。目前应用现代仪器制造的冷冻探头（或称冷刀）已成功用于治疗皮肤血管异常，眼科摘除白内障，神经外科治疗帕金森病，耳鼻喉科作耳膜、扁桃体手术以及肛肠科的痔疮和直肠肿瘤等手术。

6-6 内能和热量的概念有何不同？

答：系统内所有分子或原子由于热运动所具有的动能和它们之间相互作用的具有势能之和，称为系统的内能，又称为热力学能量。内能的改变量是取决于始末两个状态的，与所经历的过程和路径无关，即内能是系统状态的单值函数。热量是由系统与周围环境之间存在温度差异时所引起交换的能量转移。热量传递是物体能量变化的量度，热量传递是能量传递的微观形式，通过微观分子无规则运动和碰撞来传递能量。

6-7 热力学系统由某一状态变化到另一种状态，系统内能发生变化，下面不能采用的方法是（答 C）

  A. 给系统加热   B. 对系统做功

  C. 让系统自动循环   D. 加热和做功同时进行

6-8 给一定量的理想气体加热，整个过程的体积没有变化，则此过程（答 B）

  A. 不可能实现   B. 系统没有做功

  C. 系统内能不改变   D. 内能改变等于系统吸入的热量

6-9 某理想气体在某热力学过程中内能减少 20J，对外界做功 10J，则系统的热交换为（答 B）

  A. 吸热 10J   B. 放热 10J

  C. 吸热 30J   D. 放热 30J

6-10 摩尔数相同的三种理想气体 He，N_2 和 CO_2 从相同的初态出发，都经过等容和吸热过程。如果吸收的热量相同，试比较：

(1) 温度升高是否相同？

(2) 压强的增量是否相同？

解：因都经过等容过程，故 $\Delta W = 0$，因此 $Q = -\Delta U$；又知吸收的热量相同，所以，内能的变化也相同，由于 He 是单原子分子；N_2 是双原子分子；而 CO_2 是多原子分子，它们等容摩尔热容量的排列为

$$C_{CO_2} > C_{N_2} > C_{He}$$

而内能是与等容摩尔热容量和温度的乘积成正比，故有

$$\Delta T_{CO_2} < \Delta T_{N_2} < \Delta T_{He}$$

再由气态方程知 T 与 P 成正比，所以

$$\Delta P_{CO_2} < \Delta P_{N_2} < \Delta P_{He}$$

6-11 标准状况下 0.016 kg 的氧气,状态变化时吸收热量为 400J。求:
(1) 等温过程,气体的终态体积。
(2) 等容过程,气体的终态压强。
(3) 等压过程,内能的变化。

解: 据题意已知 $M=0.016\text{kg}, \mu=32\times10^{-3}\text{kg}\cdot\text{mol}^{-1}, Q=400\text{J}, T_1=273\text{K}, P_1=1.013\times10^5\text{Pa}, R=8.314\text{J}\cdot\text{mol}^{-1}\cdot\text{K}^{-1}, c_V=\frac{5}{2}R$,

理想气体标准状况下的摩尔体积为 $V_0=22.4\times10^{-3}\text{m}^3\cdot\text{mol}^{-1}$。

(1) 等温过程,气体吸收的热量全部对外做功,有

$$Q=A=\frac{M}{\mu}RT\ln\frac{V_2}{V_1}$$

$$\ln\frac{V_2}{V_1}=\frac{Q}{\frac{M}{\mu}RT}=\frac{400}{\frac{0.016}{32\times10^{-3}}\times8.314\times273}=0.35$$

又

$$V_1=\frac{M}{\mu}V_0=\frac{0.016}{32\times10^{-3}}\times22.4\times10^{-3}=11.2\times10^{-3}(\text{m}^3)$$

所以气体的终态体积

$$V_2=V_1 e^{0.35}=11.2\times10^{-3}\times e^{0.35}=15.9\times10^{-3}(\text{m}^3)$$

(2) 等容过程,吸收的热量 $Q=\frac{M}{\mu}c_V\cdot\Delta T$

所以有

$$\Delta T=\frac{Q}{\frac{M}{\mu}\cdot c_V}=\frac{400}{\frac{0.016}{32\times10^{-3}}\times\frac{5}{2}\times8.314}=38.5(\text{K})$$

因 $T_1=273\text{K}$,故 $T_2=273+38.5=311.5(\text{K})$

气体的终态压强

$$P_2=\frac{T_2}{T_1}P_1=\frac{311.5}{273}\times1.013\times10^5=1.15\times10^5(\text{Pa})$$

(3) 等压过程,吸收热量 $Q=\frac{M}{\mu}c_p\cdot\Delta T=\frac{M}{\mu}(c_V+R)\cdot\Delta T$

所以有

$$\Delta T=\frac{Q}{\frac{M}{\mu}\cdot(c_V+R)}=\frac{400}{\frac{0.016}{32\times10^{-3}}\times\frac{7}{2}\times8.314}=27.5(\text{K})$$

因 $T_1=273\text{K}$,故 $T_2=273+27.5=300.5(\text{K})$

内能的变化

$$U_2-U_1=\frac{M}{\mu}c_V(T_2-T_1)=\frac{0.016}{32\times10^{-3}}\times\frac{5}{2}\times8.314\times(27.5)=285.8(\text{J})$$

6-12 在 1atm,100℃时,水与水蒸气的单位质量焓值分别是 419.06×10^3J/kg 和 2676.3×10^3J/kg,试求在此条件下水的汽化热。

解: 因为等压条件下系统吸收的热量等于态函数焓值的增加,见公式(6-19)
所以

$$Q_P=H_{水蒸气}-H_水=2676.3\times10^3-419.06\times10^3$$
$$=2257.2\times10^3\text{J}\cdot\text{kg}^{-1}$$

6-13 把 2.00mol 的氧气从 40℃冷却到 0℃,分别求出等容冷却和等压冷却的熵变。

解:据题意已知 $T_1=273+40=313\text{K}$, $T_2=273+0=273\text{K}$, $n=\dfrac{M}{\mu}=2.00$, $c_V=\dfrac{5}{2}R$, $c_p=\dfrac{7}{2}R$, $R=8.314\text{J}\cdot\text{mol}^{-1}\cdot\text{K}^{-1}$

且 $$dS=\dfrac{dQ}{T}$$

对等容过程 $$dQ=nc_V dT$$

所以 $$dS=\dfrac{dQ}{T}=\dfrac{nc_V}{T}dT=\dfrac{5nR}{2T}dT$$

熵变为
$$\Delta S_1=\int_{T_1}^{T_2}\dfrac{5nR}{2T}dT=\dfrac{5}{2}nR\ln\dfrac{T_2}{T_1}=\dfrac{5}{2}\times 2.00\times 8.314\times\ln\dfrac{273}{313}=-5.68(\text{J}\cdot\text{K}^{-1})$$

对等压过程 $$dQ=nc_p dT$$

所以 $$dS=\dfrac{dQ}{T}=\dfrac{nc_p}{T}dT=\dfrac{7nR}{2T}dT$$

熵变为
$$\Delta S_2=\int_{T_1}^{T_2}\dfrac{7nR}{2T}dT=\dfrac{7}{2}nR\ln\dfrac{T_2}{T_1}=\dfrac{7}{2}\times 2.00\times 8.314\times\ln\dfrac{273}{313}=-7.96(\text{J}\cdot\text{K}^{-1})$$

名人或史料介绍

1. 迈耶(Robert Mayer,1814—1878)　迈耶是德国的一位医生。1840年他在一艘从荷兰驶往印度尼西亚的船上做随船医生。在给生病的船员治病时,他发现从患肺炎的船员静脉血管中抽出的血比欧洲时红一些,像动脉血那样鲜红。他还听船员讲暴风雨后海水比较热,这些现象引起了迈耶的思考。1840年9月末航行结束后,他提出了力同物质一样是不可毁灭的。

迈耶的最大贡献就在于他是第一个完整地表述能量守恒与转化原理的科学家。他从偶然发现的现象出发,思考了机械能、热和化学能之间的转化,得出了在现象背后存在着一种"力"的不可毁灭性的量的关系的结论。这一结论的得出,无疑是认识上的一个飞跃。因而得出结论:整个自然界,自然界的每一个细部,都服从一个原理——守恒原理。因此,可以说迈耶是借助于自然哲学达到能量守恒与转化原理的。

2. 克劳修斯(Rudoff Julius Emanuel Clausius,1822—1888) 德国物理学家,是气体理论和热力学的主要奠基人之一。他出生于普鲁士的克斯林的一个知识分子家庭。曾就读于柏林大学。1847年在哈雷大学主修数学和物理学的哲学博士学位。从1850年起,曾先后任柏林炮兵工程学院、苏黎世工业大学、维尔茨堡大学、波恩大学物理学教授。他曾被法国科学院、英国皇家学会和彼得堡科学院选为院士或会员。

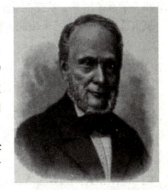

克劳修斯在卡诺定理的基础上,否定了热质说,提出了热力学第二定律的克劳修斯表述。后来又提出了熵增加原理,从而引入了一个新的态函数——熵,为热力学本质的研究做出了伟大的贡献。

检 测 题

(一)选择题

1. 对同一系统而言,下面哪种说法正确?(　　)

A. 温度越高,则热量越多
B. 温度越高,则容量越大

C. 温度越高,则内能越大

D. 温度越高,则含的功越多

2. 在等温、等容、等压三种过程中,将相同热量传递给摩尔数相同的某理想气体,哪一种过程系统对外做功最多?( )
   A. 等温过程　　　　B. 等压过程
   C. 等容过程　　　　D. 三者相同

3. 某理想气体在某热力学过程中吸热 20J,对外界做功 10J,则系统内能变化为( )
   A. 增加 10J　　　　B. 减少 10J
   C. 增加 30J　　　　D. 减少 30J

4. 摩尔数相同的三种理想气体 He, N_2 和 CO_2 从相同的初态出发,都经过等容和吸热过程。如果吸收的热量相同,温度变化幅度是( )
   A. 三者相同　　　　B. CO_2 最大
   C. N_2 最大　　　　D. He 最大

5. 一定量理想气体按 PV^3 = 恒量的规律被压缩,则压缩后该气体的温度将( )
   A. 升高　　　　　　B. 降低
   C. 不变　　　　　　D. 不能确定

6. 下面正确的表述是( )
   A. 功可以全部转化成热,热不能转化为功
   B. 热量能从高温物体传到低温物体,但不能从低温物体传到高温物体
   C. 开尔温表述指出了热转换的可逆性
   D. 克劳修斯表述指出了热传导的不可逆性

7. 从熵变理论看,生命过程是( )
   A. 等熵过程　　　　B. 熵增过程
   C. 熵减过程　　　　D. 无法确定

8. 热力学系统由某一状态变化到另一种状态,系统内能发生变化,可采用的方法是( )
   A. 给系统加热
   B. 对系统做功
   C. 让系统自动循环
   D. 加热和做功同时进行

(二) 填空题

9. 生命过程的主要的热力学参数是_____、_____、_____。

10. 无论是_____还是_____都可以改变一个系统的能量,导致系统的状态发生变化。

11. 人体是一个开放系统,它与外界之间既有_____,又有_____。

12. 温度为 1000K 的陨石掉进温度为 300K 的大海中,陨石把 3×10^5 卡的热量交给大海,则大海的熵_____。

13. 对同一理想气体,_____越高,内能越大。

(三) 名词解释

14. 基础代谢

15. 自组织现象

(四) 判断题(在正确的题后面画对号√,错误的题后面划×)

16. 热力学系统内能的改变量是取决于始末两个状态的,与所经历的过程和路径无关。( )

17. 热量可以从一个物体传递给另一个物体,也可以与机械能或其他形式的能量相互转换,在传递和转换过程中,能量的总和时刻发生变化。( )

18. 热量不能从高温物体流向低温物体。( )

19. 生物和环境组合在一起熵不会减少。( )

20. 生命过程是一非平衡态过程。( )

(五) 论述题

21. 熵增加原理。

(六) 计算题

22. 已知水的定压比热为 4.186×10^3 J·kg^{-1}·K^{-1},而冰的熔解热为 3.35×10^5 J·kg^{-1}。试求 2.00kg 0℃的冰吸热后变成 10.0℃的水的熵变。

检测题答案

(一) 选择题

1. C；2. A；3. A；4. D；5. A；6. D；7. C；8. ABD

(二) 填空题

9. 熵、焓、吉布斯函数

10. 做功、热传递

11. 物质交换　能量交换

12. 增加 1000 cal·k^{-1}

13. 温度

(三) 名词解释

14. 人体在静卧且不做任何活动(包括思考活动),既清醒又极度安静,并且胃肠消化和吸收活动也基本完毕条件下的代谢过程,称为

基础代谢。
15. 生命过程中从无序到有序的现象称为自组织现象。

(四) 判断题
16. √；17. ×；18. ×；19. √；20. √

(五) 论述题
21. 在可逆的绝热过程中，系统熵是守恒的，因此可逆绝热过程又称等熵过程；在不可逆的绝热过程中，系统熵永增不减。由此可知，一个孤立系统的熵是永远不会减少的。这一结论称为熵增加原理。但是当将系统和与其发生相互作用的外界放在一起组成一个新的孤立系统考虑时，这个孤立系统的总熵是不会减少的。尽管 $dS_{系统} < 0$，但是 $dS_{系统} + dS_{外界} \geq 0$，仍然符合熵增加原理。

熵增加原理是热力学第二定律的另一种表现形式，即一切自发的过程总是沿着熵增加的方向进行，这个熵既包括系统也包括环境的熵。对孤立系统而言，自发过程只有沿着系统熵值增加的方向才能发生，由此可根据熵的变化来判断实际过程进行的方向和限度。这样也就不难理解"不可能把热量从低温物体传到高温物体而不引起其他变化"这一说法的内在含义。

(六) 计算题
22. **解**：由题意 $m_冰 = m_水 = 2.00\text{kg}$，
$$L_冰 = 3.35 \times 10^5 \text{ J} \cdot \text{kg}^{-1},$$
$$c_水 = 4.186 \times 10^3 \text{ J} \cdot \text{K}^{-1} \cdot \text{kg}^{-1},$$
$$T_1 = 273\text{K}, T_2 = 283\text{K}$$

(1) 0℃的冰吸热后变成 0℃的水的熵变（这是一个等温过程）为
$$\Delta S_1 = \frac{\Delta Q_1}{T_1} = \frac{m \cdot L_冰}{T_1} = \frac{2.00 \times 3.35 \times 10^5}{273}$$
$$= 2.46 \times 10^3 (\text{J} \cdot \text{K}^{-1})$$

(2) 0℃的水吸热后变成 20℃的水的熵变为
$$\Delta S_2 = \int_Q^Q \frac{dQ}{T} = \int_{T_1}^{T_2} m_水 c_水 \frac{dT}{T} = m_水 c_水 \ln \frac{T_2}{T_1}$$
$$= 2.00 \times 4.186 \times 10^3 \ln \frac{283}{273} = 301 (\text{J} \cdot \text{K}^{-1})$$

(3) 整个过程的熵变为
$$\Delta S = \Delta S_1 + \Delta S_2 = 2.46 \times 10^3 + 301$$
$$= 2.76 \times 10^3 (\text{J} \cdot \text{K}^{-1})$$

(董桂馥)

第七章 人体的生物电场

内容提要

1. 电场强度 电场中某一点的电场强度 E 与试探电荷 q_0 在该点所受到的电场力有关,比值 F/q_0 对于电场中的给定点来说是不变的,我们可以用来定义电场强度,即

$$E = \frac{F}{q_0}$$

式中,E 为矢量,其量值等于单位正电荷在该点所受电场力;方向与单位正电荷在该点所受电场力的方向相同。

对于点电荷,其场强可表示为

$$E = \frac{1}{4\pi\varepsilon_0} \cdot \frac{q}{r^2}$$

2. 静电场中的高斯定理

(1) 电场线:在电场中绘出一系列的曲线,使这些曲线上每一点的切线方向都与给定点的电场强度方向相同,那么这些曲线称为电场线。电场线的特点是:①起于正电荷,终止于负电荷,不形成闭合曲线。②任何两条电场线都不会相交。

(2) 电通量:通过电场中某一给定曲面的电力线总数,称为通过该曲面的电通量,用符号 Ψ 表示

$$\Psi = \int d\Psi = \iint_S \bm{E_n} \cdot d\bm{S} = \iint_S E\cos\theta dS$$

由上式可知,通过给定曲面的电通量的正负决定于 $\bm{E}$ 与 $\bm{n}$ 之间的夹角 θ。

(3) 静电场中的高斯定理:在静电场中,通过任意闭合曲面的电通量等于该曲面所包围的电荷代数和的 $1/\varepsilon_0$。其数学表示式为

$$\Psi = \oint_S E\cos\theta d = \frac{1}{\varepsilon_0}\sum_{i=1}^{n} q_i$$

我们称闭合曲面 S 为高斯面,应用上式作相关计算时,规定:电场线从高斯面内向外穿出时电通量为正;反之,电场线从高斯面外向内穿入时电通量为负。

3. 电势和电势差

(1) 电势:电荷 q 在电场中某一点 a 的电势 U_a,可用 W_a/q 的比值来描述,因为它与 q 本身无关,只由场点的位置决定,即

$$U_a = \frac{W_a}{q} = \int_a^\infty E\cos\theta dl$$

由上式可知,电场中某一点的电势,在数值上等于单位正电荷在该点所具有的电势能;也等于把单位正电荷从该点移到无限远处电场力做功。

在点电荷 q 的电场中,场点 a 距其为 r,则 a 点的电势可表示为

$$U_a = \frac{1}{4\pi\varepsilon_0} \cdot \frac{q}{r}$$

(2) 电势差:静电场中任意两点间的电势之差称为电势差。可表示为

$$U_{ab} = U_a - U_b = \int_a^\infty E\cos\theta dl - \int_b^\infty E\cos\theta dl = \int_a^b E\cos\theta dl$$

电场力做功与电势差之间的关系为

$$A_{ab} = q(U_a - U_b)$$

4. 电场强度与电势梯度的关系

$$\bm{E} = -\frac{dU}{dn}\bm{n}_0 = -\text{grad}\, U$$

上式说明,电场中某点的电场强度等于该点电势梯度的负值。

5. 电偶极子电场中的电势

$$U_a = \frac{1}{4\pi\varepsilon_0} \cdot \frac{qL\cos\theta}{r^2} = \frac{1}{4\pi\varepsilon_0} \cdot \frac{P\cos\theta}{r^2}$$

上式说明,电偶极子电场中的电势与电矩 P 成正比,与该点到电偶极子轴线中心的距离 r 的平方成反比,与该点所处的方位有关。当 $\theta = \pi/2$ 或 $\theta = 3\pi/2$ 时,它的余弦函数值为零,所以在电偶极子中垂面上各点的电势均为零。又因为余弦函数在一、四象限为正值,在二、三象限为负值,所以在包含 $+q$ 的中垂面一侧电势为正,在包含 $-q$ 的中垂面一侧电势为负。

6. 电偶层的电势

$$U = \int dU = \frac{1}{4\pi\varepsilon_0} P_s \int d\Omega = \frac{1}{4\pi\varepsilon_0} P_s \Omega$$

式中,Ω 是电偶层的整个表面积 S 对 a 点所张的立体角。当单位面积的电偶极矩 $P_s = \infty$ 不变时,电偶层在 a 点的电势只取决于电偶层对 a 点所张的立体角 Ω,与电偶层的形状无关。

7. 均匀介质中的静电场

$$\bm{E} = \frac{1}{\varepsilon_r}\bm{E}_0$$

上式表明,同样的场源电荷在各向同性均匀电介质中的电场强度减弱为真空中电场强度的 $1/\varepsilon_r$。

8. 静电场的能量 单位体积之内电场的能量,即电场的能量密度为

$$w = \frac{1}{2}\varepsilon E^2$$

上式适用于任何电场。对于非均匀电场,能量密度是空间坐标的函数,其总能量为

$$W = \iiint_V w dV = \frac{1}{2}\iiint_V \varepsilon E^2 dV$$

9. 能斯特方程与静息电位的计算

$$\varepsilon = \pm 2.3\frac{kT}{Ze}\lg\frac{C_1}{C_2}$$

上式给出了半透膜扩散平衡时,膜两侧离子浓度与电势差 ε 的关系。

在静息状态下 K^+、Na^+ 和 Cl^- 都可以在不同程度上透过细胞膜,而其他离子则不能透过。因此,那些能透过细胞膜的离子才能形成膜电位,此时的膜电位就是静息电位。

人体的温度为 $273 + 37 = 310K$,玻尔兹曼常数 $k = 1.38 \times 10^{-23}\,J\cdot K^{-1}$,电子的电量为 $e = 1.60 \times 10^{-19}\,C$,$K^+$、$Na^+$、$Cl^-$ 的 Z 分别为 $+1$ 和 -1。代入这些数据之后,能斯特方程对于正离子和负离子来说可写成下式

$$\varepsilon = \pm 61.5\lg\frac{C_1}{C_2}\,mV$$

10. 动作电位与神经传导 细胞受刺激所经历的除极和复极过程,伴随着电位的波动过程,我们把这种电位波动称为动作电位。

动作电位沿神经纤维的扩散也就是神经冲动的传导。

11. 心电的向量原理

(1) 空间心电向量环与平面心电向量环。

(2) 心电导联与心电图的形成和记录。

(3) 中心电端零电位的证明。

典型例题

例 7-1 均匀带电球面的半径为 R,所带电量为 q,求其电场分布。

解:先计算球面外任一点 P 处的场强,过 P 点取半径为 r 的高斯面 S',通过此高斯面的电通量为

$$\Psi = \oiint_S \boldsymbol{E} \cdot d\boldsymbol{S} = \oiint_S E dS = E \cdot 4\pi r^2$$

高斯面 S' 所包围的电荷为 q,据高斯定理可得

$$E \cdot 4\pi r^2 = \frac{q}{\varepsilon_0}$$

所以

$$E = \frac{q}{4\pi\varepsilon_0 r^2} (r > R)$$

再计算球面内任一点 P' 处的场强,过 P' 点取半径为 r' 的高斯面 S',由于 S' 没有包围电荷,应用高斯定理可得

$$E \cdot 4\pi r'^2 = 0$$

所以

$$E = 0 (r < R)$$

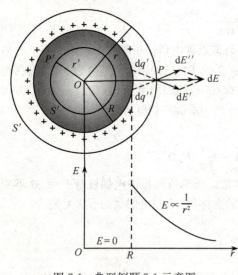

图 7-1 典型例题 7-1 示意图

通过上面的计算我们可以了解电场强度 E 随距离 r 的变化曲线,见图 7-1。需要指出,在球面($r=R$)处 E 是不连续的。

例 7-2 利用电势梯度的概念,计算电偶极子电场中沿轴线延长线上任一点的场强。

解:电偶极子电场中任一点的电势为

$$U = \frac{1}{4\pi\varepsilon_0} \cdot \frac{P\cos\theta}{r^2}$$

按题意,在轴线的延长线上 $\theta = 0°$,则 $U = \frac{1}{4\pi\varepsilon_0} \cdot \frac{P}{r^2}$。所以场强为

$$E = -\frac{dU}{dr} = -\frac{1}{4\pi\varepsilon_0} \cdot \frac{d}{dr}\left(\frac{P}{r^2}\right) = \frac{P}{2\pi\varepsilon_0 r^3}$$

例 7-3 神经细胞膜内外的液体都是导电的电解液,细胞膜本身是绝缘体,其相对介电常数 $\varepsilon_r = 7$。在静息状态下膜外为一层正电荷,膜内为一层负电荷。测得膜内外电势差为 $U = 70 \text{mV}$,膜的厚度 $d = 6 \text{nm}$。求:

(1) 细胞膜内的电场强度;

(2) 膜两侧的电荷密度。

解:由已知条件的分析可知,膜两侧相当于相互平行的平面。

(1) 细胞膜内的电场强度

$$E = \frac{U}{d} = \frac{70 \times 10^{-3}}{6 \times 10^{-9}} = 1.2 \times 10^7 (\text{V} \cdot \text{m}^{-1}),\text{方向由膜外指向膜内}。$$

(2) 设膜两侧的电荷密度为 σ,利用高斯定理可以证明,膜内电场强度为

$$E = \frac{\sigma}{\varepsilon} = \frac{\sigma}{\varepsilon_0 \varepsilon_r}$$

所以
$$\sigma = \varepsilon_0 \varepsilon_r E = 8.9 \times 10^{-12} \times 7 \times 1.2 \times 10^7 = 7.5 \times 10^{-4} (\text{c} \cdot \text{m}^{-2})$$

例 7-4 把心电图机的负极接中心电端，另一电极分别接 R、L、F，构成单极肢体导联。由于 R、L、F 离心脏较远，由体表导出的电位较低，所描记的心电图电位变化曲线幅度较小，所以不便于分析。为了解决这一问题，戈氏（Goldberger）提出，在描记某一肢体单极导联时，只要将该肢体与中心电端相连的高值电阻断开，如图 7-2 所示，就能使心电图电位波幅增加 50%，同时心电图波形不变。这种导联方式，称为单极加压肢体导联。试证明：单极加压肢体导联所描记的心电图的电位波幅增加 50%。

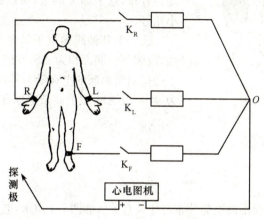

图 7-2 加压单极肢体导联

探测极接 R，断开 K_R（K_L、K_F 闭合）为 aVR 导联
探测极接 L，断开 K_L（K_R、K_F 闭合）为 aVL 导联
探测极接 F，断开 K_F（K_R、K_L 闭合）为 aVF 导联

证明： 我们以 aVR 为例证明加压原理。根据定义
$$\text{aVR} = U_R - U_O$$

中心电端这时只与肢体 L、F 连接，因此其电位为 $U_O = \dfrac{U_L + U_F}{2}$，则

$$\text{aVR} = U_R - \frac{U_L + U_F}{2} = \frac{3}{2} U_R - \frac{U_R + U_L + U_F}{2} = \frac{3}{2}\left(U_R - \frac{U_R + U_L + U_F}{3}\right)$$

上式中，因 $U_R + U_L + U_F = 0$，所以

$$\text{aVR} = \frac{3}{2} U_R$$

同理可证，$\text{aVL} = \dfrac{3}{2} U_L$；$\text{aVF} = \dfrac{3}{2} U_F$。

由此可见，加压单极肢体导联所描记的心电图电位波幅增加了 50%。

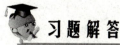 **习题解答**

7-1 电场强度和电势是如何定义的？它们之间的关系如何？

答： 电场中某一点的电场强度 E 与试探电荷 q_0 在该点所受到的电场力有关，比值 F/q_0 对于电场中的给定点来说是不变的，我们可以用来定义电场强度，即 $E = \dfrac{F}{q_0}$。E 为矢量，其量值等于单位正电荷在该点所受电场力的大小;其方向与单位正电荷在该点所受电场力的方向相同。

电荷 q 在电场中某一点 a 的电势 U_a,可用 W_a/q 的比值来描述,因为它与 q 本身无关,只由场点的位置决定。$U_a = \dfrac{W_a}{q} = \int_a^\infty E\cos\theta dl$,即电场中某一点的电势,在数值上等于单位正电荷在该点所具有的电势能;也等于把单位正电荷从该点移到无限远处电场力做功。

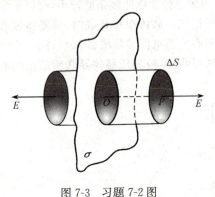

图 7-3　习题 7-2 图

7-2　如图 7-3 所示,一无限大的均匀带电薄平板,电荷面密度为 σ,求它电场强度 E 的分布。

解:由图 7-3 可知,电荷对于垂线 OP 的分布是对称的,所以 P 点的场强 E 必然垂直于该平面。又由于电荷均匀分布,且平面无限大,所以据平面等远处的场强大小相等。

选一个其轴线垂直于带电平面的闭合圆筒为高斯面,设圆筒的底面积为 ΔS,并使带电平面等分圆筒。由于通过圆筒侧面的电通量为零,则通过两底面的电通量为 $\Psi = 2E\Delta S$,根据高斯定理有

$$2E\Delta S = \frac{\sigma\Delta S}{\varepsilon_0}$$

所以

$$E = \frac{\sigma}{2\varepsilon_0}$$

7-3　电偶极子电场周围的电势分布与什么有关?如图 7-4 所示,电偶极矩 P 指向 y 轴的正方向,轴线中心和坐标原点重合。如果电偶极子以匀角速度 ω 绕其中心作顺时针转动一周,对某一观察点来说,该点的电势将作何变化?设观察点 a 位于 x 轴正方向,离电偶极子中心的距离为 r,试画出 $U_a \sim \omega t$ 的函数图。

答:电偶极子电场周围的电势分布与电矩 P 成正比,与该点到电偶极子轴线中心的距离 r 的平方成反比,与该点所处的方位有关。电偶极子中垂面上各点的电势均为零;在包含 $+q$ 的中垂面一侧电势为正,在包含 $-q$ 的中垂面一侧电势为负。

$U_a \sim \omega t$ 的函数关系如图 7-5 所示。

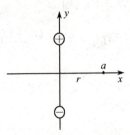

图 7-4　习题 7-3 图

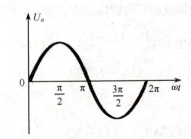

图 7-5　$U_a \sim \omega t$ 的函数图

7-4　在氢原子中,电子与质子的距离为 5.29×10^{-11} m,求:

(1) 求某一时刻的电偶极矩;

(2) 电子围绕质子作圆周运动,求出整个轨道上电偶极矩的平均值。

解:(1) 求某一时刻的电偶极矩

$$P = er = 1.60 \times 10^{-19} \times 5.29 \times 10^{-11} = 8.46 \times 10^{-30}\,(\text{C} \cdot \text{m})$$

(2) 电子围绕质子作圆周运动,整个轨道上电偶极矩的平均值等于零。

7-5 真空中两个面积为 S 的平板平行放置,相距为 a 带电量分别为 $+Q$、$-Q$,求两板间储存的电场能量是多少?

解:两个面积为 S 的平板间的体积为 $V=Sa$,两板间为均匀电场,其场强为 $E=\dfrac{\sigma}{\varepsilon_0}=\dfrac{Q}{\varepsilon_0 S}$。据此,两板间储存的电场能量为

$$W=\frac{1}{2}\varepsilon_0 E^2 V=\frac{1}{2}\varepsilon_0\left(\frac{Q}{\varepsilon_0 S}\right)^2 Sa=\frac{Q^2 a}{2\varepsilon_0 S}$$

7-6 简述膜电位的形成机制。膜电位的值与哪些因素有关?

答:细胞膜内与膜外之间存在着一定的电势差,称为膜电位。膜电位的产生是由于细胞膜内、外液中离子浓度不同及细胞膜对不同种类的离子通透性不同而引起的。

膜电位的大小主要与膜两侧离子浓度有关。

7-7 动作电位是如何形成的?以神经细胞为例说明动作电位的传导。

答:当神经或肌肉细胞处于静息状态时,膜外带正电,膜内带负电,这种状态称为极化。但是当细胞受到外来刺激时,细胞膜都会发生局部去极化。随着刺激强度的增大,细胞膜去极化的程度也不断地扩展。这一过程的直接结果是使细胞膜内电位迅速提高,当膜内、外 Na^+ 离子的浓度差和电位差的作用相互平衡时,细胞膜的极化发生倒转,结果细胞膜内带正电,细胞膜外带负电,这一过程叫除极。与此同时,电位也由静息状态下的 $-86mV$ 变成 $+60mV$ 左右。

除极之后,细胞膜又使 Na^+ 不能通透,同时 K^+ 离子的通透性突然提高。大量 K^+ 离子由细胞膜内向膜外扩散,使膜电位由 $+60mV$ 迅速下降到 $-100mV$ 左右。这一过程使离子在细胞兴奋时的移位得以恢复,即细胞膜内带负电、膜外带正电,称之为复极。之后由于"钠-钾泵"的作用,细胞膜内的 Na^+ 被输送到膜外,与此同时细胞膜外的 K^+ 离子又回到膜内,膜电位又恢复到静息电位值 $-86mV$。

由上面的论述可以看出,细胞受刺激所经历的除极和复极过程,伴随着电位的波动过程,这种电位波动即为动作电位。

一根处于极化状态的神经轴突,其大约具有 $-80mV$ 的静息电位。如果在其一端进行刺激,使它发生局部除极。结果在膜外的正电荷被吸引到带负电的区域里,并使邻近区域的电位降低;而在膜内的负电荷也会移入正电区,使邻近区域的电位上升,最终使得邻近区域的膜电位发生变化。膜电位的变化则引起该处对 Na^+ 通透性的突然增加,触发动作电位的产生。动作电位会由近及远地沿轴突向外传导。动作电位沿神经纤维的扩散也就是神经冲动的传导。神经冲动就是以这种方式把来自感受器官的信息传至大脑,把大脑的指令传至运动器官。

7-8 如果每个离子所带电荷的电量为 $+1.6\times 10^{-19}C$,在轴突内、外这种离子的浓度分别为 $10mol\cdot m^{-3}$ 与 $160mol\cdot m^{-3}$,求在 $37℃$ 时,离子的静息电位是多少?

解:离子的静息电位是

$$\varepsilon=-61.5\lg\frac{C_1}{C_2}=-61.5\lg\frac{10}{160}=+74mV$$

7-9 空间心电向量环、平面心电向量环(向量心电图)、标量心电图(即心电图)三者之间有什么关系?

答:空间心电向量环经过第一次投影在额面、横面、侧面上形成平面心电向量环,即向量心电图,第二次投影是把向量心电图投影到各导联轴上形成标量心电图,即心电图。

7-10 标准导联的Ⅰ、Ⅱ、Ⅲ及加压导联的 aVR、aVL、aVF 是如何与肢体连接的?中心电端是如何确定的?从物理学的角度证明中心点端的电位 $U_O=0$。

答:如果以 R 代表右上肢,L 代表左上肢,F 代表左下肢,那么 RL 是标准导联Ⅰ的导联轴,

RF 与 LF 则是标准导联 Ⅱ、Ⅲ 的导联轴。加压导联的三个导联轴分别是 aVR、aVL、aVF，它们相交于 O 点(零电位点)。O 点称为中心电端，它在体内相当于心电耦的中心，在体外是将 R、L、F 三肢各通过一个 $5\sim300\text{k}\Omega$ 的高电阻用导线连接于一点。

$$U_O = \frac{U_L + U_R + U_F}{3} = \frac{1}{3} \cdot \frac{1}{4\pi\varepsilon_0}\left[\frac{P\cos\theta}{r^2} + \frac{P\cos(\theta+120°)}{r^2} + \frac{P\cos(\theta+240°)}{r^2}\right]$$

$$= \frac{1}{4\pi\varepsilon_0} \cdot \frac{P}{3r^2}[\cos\theta + \cos(\theta+120°) + \cos(\theta+240°)]$$

$$= \frac{1}{4\pi\varepsilon_0} \cdot \frac{P}{3r^2}[\cos\theta + 2\cos 60°\cos(180°+\theta)]$$

$$= \frac{1}{4\pi\varepsilon_0} \cdot \frac{P}{3r^2}(\cos\theta - \cos\theta)$$

$$= 0$$

7-11 标准导联、加压导联、胸导联所记录的电位变化有什么不同？试画出额面六轴系统及横面六轴系统。

答： 标准导联所测量的是体表两点之间的电位变化；加压导联可认为是各肢体电位随时间的变化；胸导联所测量的是体表一点的电位变化。(图 7-6)

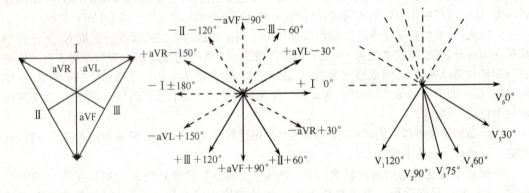

图 7-6 额面六轴系统及横面六轴系统

名人或史料介绍

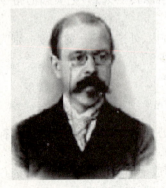

1. 能斯特 能斯特(Nernst，1864—1941)是德国卓越的物理学家、物理化学家和化学史家；热力学第三定律创始人。1864 年 6 月 25 日生于西普鲁士的布里森，1887 年毕业于维尔茨堡大学，并获博士学位。

他先后在格丁根大学和柏林大学任教，其研究成果主要有：发明了闻名于世的白炽灯(能斯特灯)、能斯特方程、能斯特热定理(即热力学第三定律)、低温下固体比热测定等。鉴于他的卓越成就，1920 年能斯特获诺贝尔化学奖。

由于纳粹的迫害，能斯特于 1933 年离职，1941 年 11 月 18 日逝世，终年 77 岁，1951 年，他的骨灰移葬格丁根大学。

2. 爱因托芬 爱因托芬(Einthoven，Willem；1860—1927)荷兰生理学家。1860 年 5 月 21 日生于爪哇，1927 年 9 月 28 日卒于莱顿。其父为驻爪哇军医。1879 年入乌得勒支大学医学院。1885 年获医学博士学位。次年，任莱顿大学生理学教授，后成为荷兰皇家科学院的成员。

1895 年在英国生理学家沃勒(A. C. Waller)的工作基础上开始进行心脏动作电流的研究,改进了德·阿森瓦的镜影电流计,设计了弦线式电流计,采用直径为 0.002mm 的镀银石英丝代替动圈和反射镜记录心动电流及心音,克服了以往仪器的缺点。

1903 年,他确定心电图的标准测量单位,即描记的影线在纵坐标上波动 1cm,代表 1mV 的电位差,在横坐标上移动 1cm 为 0.4s。采用 P、Q、R、S、T 等字母表示心电图上的各种波,并选择右上肢、左上肢与左下肢安放电极板,组成标准Ⅰ、Ⅱ、Ⅲ导联,至今仍沿用。1912 年研究正常心电图的变动范围,并提出"爱因托芬三角"理论。

爱因托芬因研究心电图机制和发明心电图描记器,获 1924 年度诺贝尔生理学与医学奖。

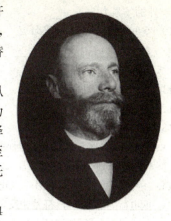

检 测 题

(一) 选择题

1. 以一个点电荷为中心,r 为半径的球面上各处的场强(　　)
   A. 一定相同　　　B. 完全不相同
   C. 方向一定相同　D. 大小一定相同
   E. 无法确定

2. 两个点电荷,相距一定的距离,已知这两个点电荷连线的中点处的场强为零,则这两个点电荷(　　)
   A. 电量相等,符号相反
   B. 电量不等,符号相同
   C. 电量相等,符号相同
   D. 电量不等,符号相反

3. 设在 xy 平面内的原点 O 处有一电偶极子,其电偶极矩 $\boldsymbol{P}$ 的方向指向 y 轴正方向,大小不变,问在 x 轴上距原点较远处任一点的电势与它离开原点的距离的关系(　　)
   A. 正比　　　　B. 反比
   C. 平方正比　　D. 无关系
   E. 平方反比

4. 通过任意封闭曲面的电通量为零,一般情况下,在封闭曲面上(　　)
   A. 各点的场强均为零
   B. 各点的场强均相等
   C. 各点的场强均大于零
   D. 各点的场强均小于零
   E. 各点的场强不容易确定

5. 当单位面积的电偶极矩都相同时,电偶层在空间某点所产生的电势取决于(　　)
   A. 电偶层的形状
   B. 电偶层的厚度
   C. 电偶层对该点所张立体角的大小
   D. 电偶层外部的电荷分布

6. 心电图的标准导联所测量的是体表两点之间的电位变化,其中(　　)
   A. Ⅰ导联是右上肢与左上肢之间的电位变化、Ⅱ导联是右上肢与左下肢之间的电位变化、Ⅲ导联是左上肢与左下肢之间的电位变化
   B. Ⅰ导联是右上肢与左上肢之间的电位变化、Ⅱ导联是左上肢与左下肢之间的电位变化、Ⅲ导联是右上肢与左下肢之间的电位变化
   C. Ⅰ导联是右上肢与左上肢之间的电位变化、Ⅱ导联是左上肢与左下肢之间的电位变化、Ⅲ导联是右上肢与左下肢之间的电位变化

(二) 填空题

7. 分子的正负电荷中心重合的电介质称为_____电介质,在外电场作用下,分子的正负电荷中心发生相对位移,这种极化现象称为_____。

8. 一平直的细胞膜,两边带有等量的正负离子,且电荷分布均匀,电荷面密度 $\sigma = 8.9 \times 10^{-5}$ C·m^{-2},真空中的介电常数 $\varepsilon_0 = 8.85 \times 10^{-12}$ C^2·N^{-1}·m^{-2},细胞膜的相对介电常数 $\varepsilon_r = 7$,则膜中的平均电场强度为_____。

9. 有一直径为 R 的无限长均匀带电圆柱面,电荷线密度为 λ,则圆柱内的场强为_____;圆柱外的场强为_____。
10. 空间心电向量环的 P 环是_____;QRS 环是_____;T 环是_____。

(三) 名词解释

11. 静息电位和动作电位
12. 瞬时心电向量
13. 心电轴

(四) 判断题(在正确的题后面画对号√,错误的题后面划×)

14. 一点电荷在平面内绕另一点电荷作圆周运动,两电荷的电量相等,符号相反,则在两电荷连线的中点上电场强度变化,电势不变。( )
15. 在静息状态下细胞膜对 Na^+ 离子是通透的,而对 K^+ 离子是不通透的。( )
16. 正在除极的心肌细胞对外所建立的电场中的电位 $U<0$;而正在复极的心肌细胞对外所建立的电场中的电位 $U>0$。( )
17. 平面心电向量环的 P 环、QRS 环、T 环在导联轴上的投影形成 P 波、QRS 波、T 波。( )

(五) 论述题

18. 论述心电图的形成过程。

(六) 计算题

19. 如图 7-7 所示,半径为 a 的均匀带电圆环所带电量为 Q,求其轴线上任一点 P 处的电势。

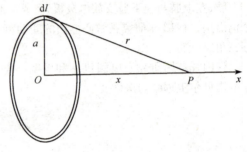

图 7-7 习题 19 图

检测题答案

(一) 选择题

1. D;2. C;3. D;4. E;5. C;6. A

(二) 填空题

7. 无极分子,位移极化
8. $1.4×10^6$ N·C^{-1}
9. $0;\dfrac{\lambda}{2\pi\varepsilon_0 r}$
10. 心房除极心电向量环;心室除极心电向量环;心室复极心电向量环。

(三) 名词解释

11. 在静息状态下 K^+、Na^+、Cl^- 都可以不同程度的透过细胞膜,而形成膜电位,此时的膜电位就是静息电位。细胞受刺激所经历的除极和复极过程伴随着电位的波动,我们把这种电位波动称为动作电位。
12. 所谓瞬时心电向量,是指除极波在某一瞬时传播到某一处时,除极波面上所有正在除极的心肌细胞的极化向量的和。
13. 把心室除极过程中 QRS 波群的综合向量在额面上投影的方向称为心电轴。通常把该向量I导联轴正侧段所构成的角度标记为心电轴的 0°。

(四) 判断题

14. √;15. ×;16. ×;17. √

(五) 论述题

18. 空间心电向量环经过第一次投影在额面、横面、侧面上形成平面心电向量环,即向量心电图,第二次投影是把向量心电图投影到各导联轴上形成标量心电图。

(六) 计算题

19. 解:将圆环等分成许多元段 dl,所带电量为 dq,则电荷元在 P 点电势为

$$dU_P = \dfrac{1}{4\pi\varepsilon_0}\cdot\dfrac{dq}{r}$$

由电势叠加原理得整个圆环在 P 点的电势为

$$U_P = \int dU_P = \dfrac{1}{4\pi\varepsilon_0}\int\dfrac{dq}{r} = \dfrac{1}{4\pi\varepsilon_0}\cdot\dfrac{Q}{r}$$

$$= \dfrac{1}{4\pi\varepsilon_0}\cdot\dfrac{Q}{(a^2+x^2)^{\frac{1}{2}}}$$

也可由另一种思路求解,由题意 $dq = \dfrac{Q}{2\pi a}\cdot dl$,所以

$$U_P = \int dU_P = \dfrac{1}{4\pi\varepsilon_0}\int_0^{2\pi a}\dfrac{Q}{2\pi ar}\cdot dl = \dfrac{1}{4\pi\varepsilon_0}\cdot\dfrac{Q}{r}$$

$$= \dfrac{1}{4\pi\varepsilon_0}\cdot\dfrac{Q}{(a^2+x^2)^{\frac{1}{2}}}$$

(潘志达)

第八章 直 流 电

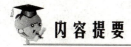

1. 瞬时电流

$$i = \lim_{\Delta t \to 0} \frac{\Delta Q}{\Delta t} = \frac{dQ}{dt}$$

2. 电流密度

$$J = \lim_{\Delta S \to 0} \frac{\Delta I}{\Delta S} = \frac{dI}{dS} \ (\text{A} \cdot \text{m}^{-2})$$

电流密度 J 是矢量,其方向与该点场强 E 的方向一致。

3. 欧姆定律的微分形式

$$\boldsymbol{J} = \frac{\boldsymbol{E}}{\rho} = \gamma \boldsymbol{E}$$

$$\gamma = \frac{1}{\rho} \text{ 为电导率}(\text{S} \cdot \text{m}^{-1})$$

4. 电源的电动势 单位正电荷绕闭合回路一周时电源中非静电力所做的功定义为电源的电动势,用 ε 表示,有

$$\varepsilon = \frac{W}{q} = \oint E_k \cos\theta dl$$

上式中 E_k 为内电路电场,在外电路中 E_k 为零,因此可以说,电源的电动势等于把单位正电荷从负极电源内部移到正极时非静电力所做的功。电动势为标量,单位同电势。θ 为 E_k 与 dl 间的夹角。

5. 基尔霍夫定律

(1) 基尔霍夫第一定律(节点电流定律)

$$\sum I_i = 0$$

流入节点的电流为正,流出节点的电流为负。

(2) 基尔霍夫第二定律(回路电压定律)

$$\sum \varepsilon_i + \sum I_i R_i = 0$$

规定任意选定的绕行方向,电流方向与其相同时,电势降落为 $+IR$,相反时,电势降落为 $-IR$;ε 的指向与绕行方向相反时,电势降落为 $+\varepsilon$,相同时,电势降落为 $-\varepsilon$。

求解步骤:

设电路有 M 条支路与 N 个节点:

1) 假定各支路的电流方向;

2) 根据基尔霍夫第一定律列出 $(n-1)$ 个独立的节点电流方程;

3) 规定任意选定各个支路的绕行方向;

4) 按照基尔霍夫第二定律列出 $l = m - (n-1)$ 个独立的回路电压方程;

5) 对 M 个联立方程求解,根据所得电流值的正负,确定各支路电流的实际方向。

6. RC 电路

(1) RC 电路的充电过程

$$u_c = \varepsilon(1 - e^{-\frac{t}{RC}}) \quad \text{按指数规律上升}$$

$$i_c = \frac{\varepsilon - u_c}{R} = \frac{\varepsilon}{R} e^{-\frac{t}{RC}} \quad \text{按指数规律下降}$$

（2）RC 电路的放电过程

$$u_c = \varepsilon e^{-\frac{t}{RC}}$$

$$i_c = \frac{u_c}{R} = \frac{\varepsilon}{R} e^{-\frac{t}{RC}}$$

（3）时间常数

$$\tau = RC$$

当 RC 电路充电时电容器上的电压从零上升到 ε 的 63％所经历的时间。3τ 至 5τ 的时间，充电过程就已基本结束。

7. 电流对机体的作用　直流电对机体的作用主要有：热作用、刺激效应、电极化作用、电解作用、电渗作用、电泳作用及使机体内离子的浓度变化等作用。

8. 电泳　人体中的细胞外液（组织液和血浆）中除了有正、负离子外，还有带电或不带电的悬浮胶粒，带电胶粒有细胞、病毒、球蛋白质分子或合成粒子。在电场作用下，带电胶粒将发生迁移，胶粒在电场作用下的迁移现象称为电泳。

9. 直流电疗法　使较低电压的直流电通过机体用以治疗疾病的方法称为直流电疗法。

治疗作用主要有：扩张血管，促进局部血液循环；改变组织含水量；改善局部营养和代谢；对植物神经或内脏功能的调节作用；消炎镇痛作用；对静脉血栓有独特的作用；对骨愈合有显著疗效；使神经兴奋性增强；电解拔毛和除去皮肤赘生物等。

10. 直流电离子导入法　利用直流电场将药物离子从皮肤引入机体的方法叫做直流电离子导入疗法。这种方法兼有直流电和药物的双重治疗作用。

直流电药物离子导入疗法的基本原理是，利用正负电极在人体外形成一个直流电场，在直流电场中加入带阴阳离子的药物，利用电学上"同性相斥"的原理，使药物中的阳离子从阳极，阴离子从阴极导入体内，达到治疗疾病的目的。

典型例题

例 8-1　灵敏电流计能测出的最小电流约为 10^{-10} A。问：(1) 10^{-10} A 的电流通过灵敏电流计时，每秒内流过导线截面的自由电子数是多少？(2) 如果导线的截面积是 $1mm^2$，导线中自由电子的密度为 $8.5 \times 10^{28} m^{-3}$，这时电子的平均漂移速度是多少？(3) 电子沿导线漂移 1cm 所需时间为多少？

解：(1) 每秒内流过导线截面的自由电子数：

$$N = \frac{I}{e} = \frac{10^{-10}}{1.6 \times 10^{-19}} = 6.25 \times 10^8 \, s^{-1}$$

(2) 设电子的平均漂移速度为 $\bar{v}$

$$\because I = neS\bar{v}$$

$$\therefore \bar{v} = \frac{I}{neS} = \frac{10^{-10}}{8.5 \times 10^{28} \times 1.6 \times 10^{-19} \times 10^{-6}}$$

$$= 7.4 \times 10^{-15} \, m \cdot s^{-1}$$

(3) 电子沿导线漂移 1cm 所需时间为多少？

$$t = \frac{l}{\bar{v}} = \frac{0.01}{7.4 \times 10^{-15}} = 1.4 \times 10^{12} \, s$$

例 8-2 如图 8-1 所示，$\varepsilon_1=6.0V$，$\varepsilon_2=4.0V$，$R_1=1.0\Omega$，$R_2=2.0\Omega$，$R_3=3.0\Omega$，$r_1=r_2=1.0\Omega$，求：

(1) 电路中的电流强度。
(2) AB 两点间的电势差。

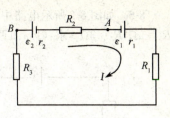

图 8-1 例 8-2

解：根据 $\varepsilon_1 > \varepsilon_2$，可以判定电流 I 的方向如图所示。

(1) 由闭合电路欧姆定律得

$$I = \frac{\varepsilon_1 - \varepsilon_2}{R_1 + R_2 + R + r_1 + r_2}$$
$$= \frac{6-4}{(1+2+3)+(1+1)} = 0.25A$$

(2) 选由 A 点经 ε_1，R_1 和 R_3 到 B 点，既选定顺时针方向为绕行方向，则得

$$U_{AB} = U_A - U_B = -\varepsilon_1 + Ir_1 + IR_1 + IR_3$$
$$= -6.0 + 0.25 \times 1.0 + 0.25 \times 1.0 + 0.25 \times 3.0$$
$$= -4.75V$$

同样也可由 A 点经 R_2 和 ε_2 到 B 点，既绕行方向为逆时针，则

$$U_{AB} = U_A - U_B = -\varepsilon_2 - IR_2 - Ir_2$$
$$= -4.0 - 0.25 \times 2.0 - 0.25 \times 1.0$$
$$= -4.75V$$

答：电路中的电流强度 $I = 0.25A$；AB 两点间的电势差是-4.75V。计算表明：A 点电势低于 B 点电势，且选定不同的绕行方向并不影响计算结果。

 习题解答

8-1 两根长度相等，截面积不同的铜棒串联起来，两端加上一定电压。问：
(1) 通过两棒的电流强度是否相同？
(2) 两棒内的电流密度是否相同？
(3) 两棒内电场强度是否相同？
(4) 两棒内自由电子的平均漂移速度是否相同？

答：(1) 相同；(2) 不同；(3) 不同；(4) 不同。

8-2 在一个横截面积为 $2.4 \times 10^{-6} m^2$ 的铜导线中，通过 4.5A 的电流，设铜导线内的电子密度 $n = 8.4 \times 10^{28}$ 个 m^{-3}，求电子的漂移速度。

解：由 $J = \lim\limits_{\Delta S \to 0} \frac{\Delta I}{\Delta S} = ne\bar{v}$，得

$$v = \frac{J}{ne} = \frac{I}{neS}$$
$$= \frac{4.5}{8.4 \times 10^{28} \times 1.6 \times 10^{-19} \times 2.4 \times 10^{-6}}$$
$$= 1.4 \times 10^{-4} m \cdot s^{-1}$$

8-3 截面相等的铜棒和铁棒串联在一起后接到电路中，问哪个里面的电场强度大？

解：$J_{铜} = \frac{I}{S} = J_{铁} = \frac{E}{\rho}$，$\rho_{铜} > \rho_{铁}$，故 $E_{铜} > E_{铁}$。

8-4 在直流电疗时，通过人体的电流为 2.0mA，如果电疗电极的面积为 $8cm^2$，求通过电极的电流密度的大小。

解：$J = \frac{I}{S} = \frac{2.0}{8} = 0.25 mA/cm^2$

8-5 如图 8-2 所示电路中，$\varepsilon_1=12V$，$\varepsilon_2=9V$，$\varepsilon_3=8V$，$r_1=r_2=r_3=1\Omega$，$R_1=R_2=R_4=R_5=2\Omega$，$R_3=3\Omega$。求：(1)a、b 两点间的电势差；(2)如果把 a、b 两点接通，求通过 ε_1 的电流。

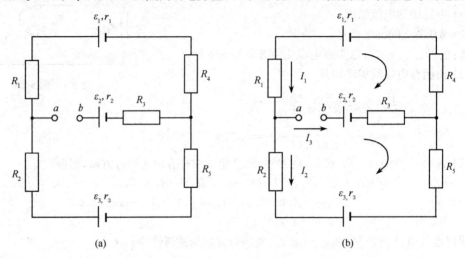

图 8-2　习题 8-5

解：(1)如图 8-2(a)所示，应用欧姆定律

$$I=\frac{\varepsilon_1-\varepsilon_3}{R_1+R_2+R_4+R_5+r_1+r_3}=\frac{12-8}{10}=0.4A$$

$$U_{ab}=\varepsilon_1-\varepsilon_2-I(R_1+R_3+r_1)=12-9-0.4\times 5=1V$$

(2) 如果 a、b 短路，电路形成三个支路，设电流 I_1、I_2 和 I_3，方向如图 8-2(b)所示。根据基尔霍夫第一定律，和基尔霍夫第二定律可得

$$I_1-I_2-I_3=0$$
$$\varepsilon_1-\varepsilon_2-I_1(R_1+R_4+r_1)-I_3(R_3+r_2)=0$$
$$\varepsilon_2-\varepsilon_3-I_2(R_2+r_3+R_5)+I_3(R_3+r_2)=0$$

代入数字解方程组

$$3-5I_1-4I_3=0 \qquad ①$$
$$1-5I_2+4I_3=0 \qquad ②$$
$$I_1-I_2-I_3=0 \qquad ③$$

解得 $I_1=0.48A$，即通过 ε_1 的电流是 0.48A。

8-6 在图 8-3 所示的电路中，已知 $\varepsilon_2=12V$、$\varepsilon_3=4V$；安培计的读数为 0.5A，其内阻可忽略不计，电流方向如图中所示，求电源 ε_1 的电动势是多少？

解：设节点 A 各支路电流分别为 I_1、I_2、I_3 方向如图所示，选顺时针方向为回路绕行方向

根据基尔霍夫定律得方程组

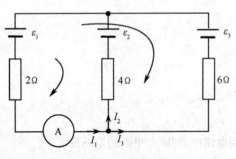

图 8-3　习题 8-6

$$I_1-I_2-I_3=0 \qquad ①$$
$$\varepsilon_3-\varepsilon_1-6I_3-2I_1=0 \qquad ②$$
$$\varepsilon_2-\varepsilon_1-4I_2-2I_1=0 \qquad ③$$

代入数字解①②③联立方程组得
$$\varepsilon_1 = 6.6V$$

8-7 电容器在充放电过程中,为什么电路里会出现电流?电容器的隔直流作用怎样解释?

答:电容器在充放电过程中,只是在短暂的时间里,由于电容器充电(放电),电容器极板上的电荷量在增加(减少),所以才有电流流过电容器。当充电结束后,电容器极板上的电荷量也就恒定不变,电容器中不会有直流电流流过,故电容器有隔直流的作用。

8-8 如图 8-4 所示,当电路达到稳态时($t \to \infty$),求:(1)电容器上的电压;(2)各支路电流;(3)时间常数。

解:(1)设电源电压为 u,$R_1 = 400\Omega$ $R_2 = 200\Omega$

当 $t \to \infty$ 时 $u_c = u_{R_2}$

$$\because \frac{u_{R_1}}{u_{R_2}} = \frac{R_1}{R_2} = \frac{2}{1}$$

$$\therefore u_c = u_{R_2} = \frac{u}{3} = 2V$$

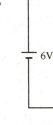

图 8-4 习题 8-8

(2) $t \to \infty$ R_1 与 R_2 串联,支路电流 $i_c = 0$

$$i_R = \frac{u}{R_1 + R_2} = \frac{6}{400 + 200} = 1.0 \times 10^{-2} A$$

(3) 时间常数 $\tau = RC$

$$\because R = \frac{R_1 R_2}{R_1 + R_2} = \frac{400 \times 200}{400 + 200} = \frac{800}{6} = \frac{400}{3} = 133\Omega$$

$$\therefore \tau = \frac{400}{3} \times 2 = 266s$$

8-9 电泳和电渗的主要差别是什么?

答:电泳和电渗是直流电通过胶体时同时出现的两种现象。在直流电作用下,分散质和分散剂分别向相反的极性移动,分散质的移动称为电泳;分散剂的移动称为电渗。因此对于蛋白质溶液,带负电的蛋白质向阳极移动就是电泳;水向阴极移动就是电渗。当颗粒的泳动方向与电渗方向一致时,则加快了颗粒移动的泳动速度;当颗粒的泳动方向与电渗方向相反时,则降低了颗粒的泳动速度。

8-10 直流电对生物体的基本作用有哪些?

答:使较低电压的直流电通过机体用以治疗疾病的方法称为直流电疗法。其治疗作用主要有:扩张血管,促进局部血液循环;改变组织含水量;改善局部营养和代谢;对植物神经或内脏功能的调节作用;消炎镇痛作用;对静脉血栓有独特的作用;对骨愈合有显著疗效;使神经兴奋性增强;电解拔毛和除去皮肤赘生物等。

名人或史料介绍

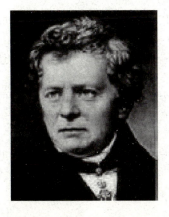

1. 欧姆(Georg Simon Ohm,1789—1854) 乔治·西蒙·欧姆生于德国埃尔兰根城,父亲是锁匠。父亲自学了数学和物理方面的知识,并教给少年时期的欧姆,唤起了欧姆对科学的兴趣。

主要贡献:欧姆定律;证明了电阻与导体的长度成正比,与导体的横截面积和传导性成反比;在稳定电流的情况下,电荷不仅在导体的表面上,而且在导体的整个截面上运动。

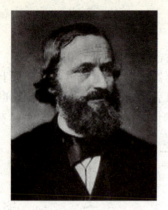

2. 基尔霍夫(Gustav Robert Kirchhoff,1824—1887) 德国物理学家。

主要贡献：基尔霍夫定律；在光谱研究中，他与本生合作，开拓出一个新的学科领域——光谱分析，采用这一新方法，发现了两种新元素铯(1860年)和铷(1861年)；他从热力学角度对光的辐射与吸收进行了深入研究；提出太阳光谱中的暗线，是元素吸收的结果，该元素能够辐射与暗线同一波长的亮线；还讨论了电报信号沿圆形截面导线的扰动；对惠更斯—菲涅耳原理给出更严格的数学证明。

检 测 题

(一) 选择题

1. 两根截面不同的铁杆串联在一起,两端加有电压,则（　　）
   A. 通过两杆的电流密度相同
   B. 通过两杆的电流强度相同
   C. 通过两杆的电场强度相同
   D. 以上说法都不对

2. 任何回路中用伏特计所测量的电池两端电压的读数 U 与该电池电动势 ε 的关系是（　　）
   A. U 与 ε 相同　　B. U 永远大于 ε
   C. U 永远小于 ε　　D. 以上答案都不对

3. 电流从球形导体的一端流进去,从相应的一端流出来,球中各部分的电子迁移速度（　　）
   A. 相同
   B. 流进时大,流出时小
   C. 沿电流方向逐渐减小
   D. 逆电流方向逐渐减小
   E. 以上答案都不对

4. 在电容器的充放电电路中,充电时间常数是指（　　）
   A. 充电到电源电压的 63% 所需要的时间
   B. 充电到电源电压的 37% 所需要的时间
   C. 充电到电源电压的 36% 所需要的时间
   D. 充电到电源电压的 73% 所需要的时间
   E. 以上答案都不对

5. 基尔霍夫定律包括（　　）
   A. 节点电流定律　　B. 回路电压定律
   C. 弥尔定律　　D. 网孔分析法
   E. 以上答案都不对

6. 直流电治疗作用主要有（　　）
   A. 扩张血管,处进局部血液循环
   B. 改变组织含水量
   C. 改善局部营养和代谢
   D. 对植物神经或内脏功能的调节作用
   E. 消炎镇痛作用

(二) 填空题

7. 将截面相同、长度相同的 A、B、C 三导体串联在一起,已知其电导体率为 $\gamma_1 > \gamma_2 > \gamma_3$,通过电流时电场强度最大的是_____,最小的是_____导体。

8. 欧姆定律的微分形式为_____。

9. 在 RC 放电电路中欲使放电速度加快则可_____。

10. 基尔霍夫第一定律的表述为_____。

11. 基尔霍夫第二定律的形式为_____。

(三) 名词解释

12. 电流强度

13. 电流密度

14. 电泳

15. 充电时间常数

(四) 判断题(在正确的题后面画对号√,错误的题后面划×)

16. 通过导体中任意一点的电流密度只与导体的材料有关。(　　)

17. 维持稳恒电流的条件是导体内场强不为零且不随时间而改变。(　　)

18. 电路中有 n 个节点,则可以列出 n 个有效的独立节点电流方程。(　　)

19. 充放电时间常数越大,则充电越快。(　　)

20. 带电胶粒在电场作用下的迁移现象称为电泳。

(五)论述题
21. 论述直流电药物离子导入疗法的基本原理。

(六)计算题
22. 如图 8-5 所示,$U=12V$,$R_1=30\Omega$,$R_2=6\Omega$,$R_3=100\Omega$,$R_4=10\Omega$,$R_5=100\Omega$,$R_6=1\Omega$,$R_7=2\Omega$,求电压 U_{AB}、U_{AC} 和 U_{AD}。

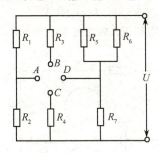

图 8-5 检测题 22

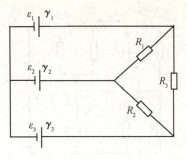

图 8-6 检测题 23

23. 如图 8-6 所示电路,$\varepsilon_1=6.0$ V,$\varepsilon_2=4.5$ V,$\varepsilon_3=2.5$ V,$r_1=0.2\Omega$,$r_2=r_3=0.1\Omega$,$R_1=R_2=0.5\Omega$,$R_3=2.5\Omega$。求:通过电阻 R_1、R_2、R_3 中电流。

24. 电路如图 8-7 所示,试求电压 U_{ab}。

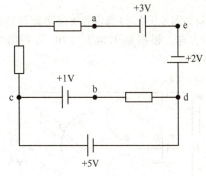

图 8-7 检测题 24

检测题答案

(一)选择题
1. B;2. C;3. E;4. A;5. AB;6. ABCDE

(二)填空题
7. C,A

8. $J = \dfrac{E}{\rho} = \gamma E$

9. 减小 R,C 值

10. 流入节点的电流等于流出节点的电流。

11. $\sum \varepsilon + \sum IR = 0$

(三)名词解释
12. 单位时间通过导体截面的电量。

13. 单位时间通过单位面积的电量。

14. 人体中的细胞外液(组织液和血浆)中除了有正、负离子外,还有带电或不带电的悬浮胶粒,带电胶粒有细胞、病毒、球蛋白质分子或合成粒子。在电场作用下,带电胶粒将发生迁移,胶粒在电场作用下的迁移现象称为电泳。

15. 当 RC 电路充电时电容器上的电压从零上升到 ε 的 63% 所经历的时间称为充电时间常数。用 $\tau = RC$ 表示。

(四)判断题
16. ×,17. √,18. ×,19. ×,20. √

(五)论述题
21. 答:直流电药物离子导入疗法的基本原理是:利用正负电极在人体外形成一个直流电场,在直流电场中加入带阴阳离子的药物,利用电学上"同性相斥"的原理,使药物中的阳离子从阳极,阴离子从阴极导入体内,达到治疗疾病的目的。

(六)计算题
22. 解:设电流方向如图 8-8 所示(输入端 U 电势下端高于上端),则

$$I = \dfrac{U}{R_1 + R_2} = \dfrac{1}{3}\text{A}$$

$$U_{AB} = I_1 R_1 = 10\text{V}$$

$$U_{AC} = I_1 R_2 = -2.0\text{V}$$

$$I_2 = \dfrac{U}{R_7 + \dfrac{R_5 R_6}{R_5 + R_6}} = 4.0\text{A}$$

$$U_{AD} = -I_1 R_2 + I_2 R_7 = 6.0\text{V}$$

若输入上端电势高于下端,讨论方法同上。

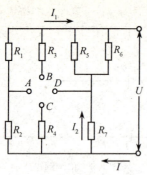

图 8-8 检测题 22

23. **解**: 如图 8-9 所示,选定各支路电流及回路绕行方向。根据基尔霍夫定律,可列出如下方程:

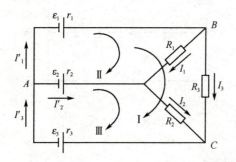

图 8-9 检测题 23

回路Ⅱ: $-\varepsilon_1+\varepsilon_2+I_1'r_1+I_1R_1-I_2'r_2=0$
回路Ⅲ: $-\varepsilon_2+\varepsilon_3+I_2R_2+I_3'r_3+I_2'r_2=0$
回路Ⅰ: $-\varepsilon_1+\varepsilon_3+I_1'r_1+I_3R_3+I_3'r_3=0$

对节点 A: $I_3'=I_1'+I_2'$
对节点 B: $I_1'=I_1+I_3$
对节点 C: $I_3'=I_3+I_2$
联立方程组,得
$$I_1=2.0\text{A}$$
$$I_2=3.0\text{A}$$
$$I_3=1.0\text{A}$$

24. **解**: 设电路正方向如图 8-10 所示,

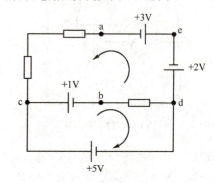

图 8-10 检测题 24

对 acbdea 回路列基尔霍夫定律方程
$$U_{ab}+U_{bd}+2+3=0$$
对 cbdc 回路列基尔霍夫定律方程
$$1+U_{bd}+(-5)=0$$
联立上述两式,可得到:
$$U_{bd}=-9\text{V}$$

(孙 超)

第九章 磁场及其生物效应

内容提要

1. 磁感应强度 磁感应强度 B 是描述磁场性质的物理量。当运动电荷的速度垂直于磁场方向时,运动电荷受到最大的磁场力 F_m,并且 F_m 与该电荷电量和运动速度成正比,对磁场中一确定点,该比值是一个确定值,能反映该点磁场的特性。因此,可用作磁感应强度 B 的大小量度,即

$$B = \frac{F_m}{qv}$$

式中,B 为矢量,在数值上等于单位正电荷以单位速度通过该点时所受到的最大磁场力。它的方向由右手螺旋法则给出。

2. 磁场中的高斯定理

(1) 磁感应线:磁感应线是描述磁场时引用的一些假想曲线,这些曲线上任何一点切线的方向与该处的磁感应强度 B 的方向相同。应该注意的是,与静电场中电力线始于正电荷而终止于负电荷的情况不同。磁感应线是环绕电流的闭合曲线,无起点和终点,好像涡旋一样。

(2) 磁通量:通过磁场中一个给定面积的磁感应线的总数,定义为通过这个面积的磁通量,用 Φ 表示。由积分求得

$$\Phi = \int d\Phi = \iint_S \boldsymbol{B}_n d\boldsymbol{S} = \iint_S B\cos\theta dS$$

通过给定曲面的磁通量的正负决定于 B 与 n 之间的夹角 θ。

(3) 磁电场中的高斯定理:磁场中的每一条磁感应线都是闭合的,有几条磁感应线穿入闭合曲面,必然有相同数量的磁感应线穿出,所以,通过任何闭合曲面的磁通量必为零,其数学表达式为

$$\oint_S \boldsymbol{B} \cdot d\boldsymbol{S} = \oint_S B\cos\theta dS = 0$$

此式称为真空中磁场的高斯定理,闭合曲面 S 称为高斯面,应用上式作相关计算时,规定:穿入曲面的磁通量为负;穿出曲面的磁通量为正。

3. 电流的磁场

(1) 毕奥-萨伐尔定律:毕奥-萨伐尔定律是关于电流元与其所产生的磁场间关系的实验定律。其数学表达式为

$$dB = \frac{\mu_0}{4\pi} \frac{Idl\sin\theta}{r^2}$$

由毕奥-萨伐尔定律可知:任意形状的电流所产生的磁场等于各段电流元产生磁场的矢量和,据此可计算电流的磁场。

(2) 真空中载流长直导线的磁场:载流长直导线在空间任一点产生的磁场依据毕奥-萨伐尔定律可得:

$$B = \frac{\mu_0}{4\pi} \int_{\theta_1}^{\theta_2} \frac{I\sin\theta d\theta}{r_0} = \frac{\mu_0 I}{4\pi r_0}(\cos\theta_1 - \cos\theta_2)$$

若导线为无限长,则 $\theta_1=0$, $\theta_2=\pi$,可得: $B=\dfrac{\mu_0 I}{2\pi r_0}$

(3) 圆电流轴线上的磁场

$$B=\dfrac{\mu_0 R^2 I}{2r^3}=\dfrac{\mu_0 IS}{2\pi(r_0^2+R^2)^{\frac{3}{2}}}$$

磁感应强度 B 的方向,沿轴线正方向,垂直与圆电流的平面。

在圆心处, $r=0$,磁感应强度为: $B=\dfrac{\mu_0 I}{2R}$

当 $r\gg R, r_0\approx r$ 时,磁感应强度近似为: $B=\dfrac{\mu_0 IS}{2\pi r^3}$

(4) 载流直螺线管的磁场

$$B=\int_{\beta_1}^{\beta_2}-\dfrac{\mu_0}{2}n\sin\beta\mathrm{d}\beta=\dfrac{\mu_0}{2}nI(\cos\beta_2-\cos\beta_1)$$

磁感应强度 B 的方向为沿轴线正方向。

若螺线管为无限长, $\beta_1=\pi$, $\beta_2=0$,则有: $B=\mu_0 nI$

理论分析指出,密绕螺线管中磁感应线泄露管外很少,其内部空间的磁场都是均匀的。在长直螺线管任一端的轴线上,有 $\beta_1=\dfrac{\pi}{2}$, $\beta_2=0$,故得: $B=\dfrac{1}{2}\mu_0 nI$ 说明在长直螺线管端点轴线上的磁感应强度为管内的一半。

(5) 安培环路定理:安培环路定理即磁场中的环流定理,可表述为:在稳恒电流的磁场中,磁感应强度 B 沿任意闭合路径 L 的线积分(环流)等于通过这个环路包围面积的所有电流强度代数和的 μ_0 倍。数学表示式为

$$\oint B\cdot\mathrm{d}l=\mu_0\sum I$$

其中对电流的正负规定为:当电流方向与闭合路径的绕行方向服从右手螺旋法则,即四指弯曲的方向为闭合路径的绕行方向,电流方向为拇指所指方向,电流为正;反之电流为负。如果闭合路径中不包含电流或包含等值反向电流时,积分为零。

4. 磁场对电流的作用

(1) 磁场对运动电荷的作用:运动电荷 q 在磁场中受到的洛伦兹力的作用,其大小为

$$F=qv_\perp B=qvB\sin\theta$$

洛伦兹力的方向依据右手螺旋法则判断为总是与运动电荷的速度方向垂直,因此它对运动电荷不做功,不会改变电荷运动速度的大小,只能改变它的运动方向。

(2) 磁场对载流导线的作用:在匀强磁场中,长为 L 载有电流 I 的导线所受的安培力等于各电流元安培力的叠加,即

$$F=\int_L\mathrm{d}F=\int_L IB\sin\theta\mathrm{d}l=BIL\sin\theta$$

洛伦兹力和安培力两者的本质是相同的,洛伦兹力的宏观表现就是作用在载流导线上的安培力,安培力的微观本质就是洛伦兹力。

(3) 磁场对载流线圈的作用:磁场对平面线圈的作用力可形成一对力偶,所产生的磁力矩为

$$M=IBl_1 l_2\cos\theta=IBS\cos\theta$$

线圈的磁矩为: $P_m=NIS$,磁矩是一矢量,它的方向是载流线圈的法线方向。

(4) 霍尔效应:在均匀磁场中放入通有电流的导体或半导体薄片,使薄片平面垂直于磁场方向,这时在薄片的两侧产生霍尔电势差,其表达式为:

$$U_{ab} = K \cdot \frac{IB}{d}$$

5. 磁介质

（1）磁化：当外磁场存在时，分子磁矩不同程度地沿外磁场方向排列起来，显出磁性，即物质被磁化。被磁化的物质称为磁介质。磁介质可分为顺磁质、抗磁质、铁磁质三类。

（2）磁场强度：$H = \dfrac{B}{\mu}$，它也是矢量。

（3）超导：物质的电阻与温度有关，金属的电阻率会随着温度的降低而变小。但是有一类物质，当温度降到某一特定值时，电阻等于零。这意味着这类物质具有超常的导电能力，因此称其为超导体。把开始进入超导状态的温度，称为超导转变温度。

6. 人体中的生物磁信号

（1）产生的原因：来源于生物体内的电活动；强磁性物质（如 Fe_3O_4）的侵入；在外界因素的刺激下。

（2）生物磁场的测量：依据约瑟夫森效应和磁通量子化现象，将磁通量转化为电通量，制成磁电传感器——SQUID 磁强计，可用于测量微弱生物磁场。

（3）磁场的生物效应：生物都是具有一定的磁性，因此外加磁场、环境磁场和生物体内的磁场都会对生物体的组织和生命活动产生影响，我们把这种影响称为磁场生物效应。与磁场生物效应相关的物理因素包括：磁场强度、磁场的均匀性、磁场类型、磁场的方向及作用时间和磁场的频率。磁场生物效应的形成机制主要有：电子的传递、自由基、蛋白质和酶的活性、生物膜通透性的变化以及遗传物质的变化等因素。

7. 心磁图

（1）心磁图的测量部位和测量方法。

（2）心磁图的优势与不足。

8. 脑磁图

（1）脑磁图的种类。

（2）脑磁图的检测方法。

9. 肺磁图

（1）肺磁图的测量方法。

（2）肺磁图的应用。

10. 磁疗的作用　镇痛、消炎消肿、降压降脂、安眠镇静。

典型例题

例 9-1　已知 10mm^2 裸铜线允许通过 50A 电流而不会使导线过热。电流在导线横截面上均匀分布。求：(1)导线内、外磁感强度的分布；(2)导线表面的磁感强度。

解：（1）围绕轴线取同心圆为环路 L，取其绕向与电流成右手螺旋关系，根据安培环路定理，有

$$\oint \boldsymbol{B} \cdot d\boldsymbol{l} = B \cdot 2\pi r = \mu_0 \sum I$$

在导线内 $r < R$，$\sum I = \dfrac{I}{\pi R^2}\pi r^2 = \dfrac{Ir^2}{R^2}$，因而

$$B = \frac{\mu_0 Ir}{2\pi R^2}$$

在导线外 $r < R$，$\sum I = I$，因而

$$B = \frac{\mu_0 I}{2\pi r}$$

(2) 在导线表面磁感强度连续,由 $I = 50\text{A}, R = \sqrt{S/\pi} = 1.78 \times 10^{-3}\text{ m}$,得

$$B_0 = \frac{\mu_0 I}{2\pi R} = 5.6 \times 10^{-3}\text{ T}$$

例 9-2 利用霍耳元件可以测量磁场的磁感强度,设一霍耳元件用金属材料制成,其厚度为 0.15mm,载流子数密度为 $1.0 \times 10^{24}\text{ m}^{-3}$。将霍耳元件放入待测磁场中,测得霍耳电压为 $42\mu\text{V}$,电流为 10mA。求此时待测磁场的磁感强度。

解:由霍尔效应中霍耳电压与电流、磁感强度的关系,有

$$B = \frac{U_H d}{R_H I} = \frac{U_H d}{I} nq = 0.01T$$

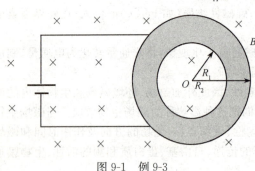

图 9-1 例 9-3

例 9-3 如图 9-1 所示,电阻率为 ρ 的金属圆环,其内外半径分别为 R_1 和 R_2,厚度为 d。圆环放入磁感强度为 B 的均匀磁场中,B 的方向与圆环平面垂直,将圆环内外边缘分别接在如图所示的电动势为 ε 的电源两极,圆环可绕通过环心垂直环面的轴转动,求圆环所受的磁力矩。

解:若在金属环上取如图 9-1 所示的微元,该微元沿径向的电阻

$$dR = \rho \frac{dr}{2\pi r d}$$

积分可得金属圆环的径向电阻

$$R = \int_{R_1}^{R_2} \rho \frac{dr}{2\pi r d} = \frac{\rho}{2\pi d} \ln \frac{R_2}{R_1}$$

径向电流

$$I = \frac{\varepsilon}{R} = \frac{2\pi \varepsilon d}{\rho \ln(R_2/R_1)}$$

将圆环径向电流分割为线电流 $dI = \frac{I}{2\pi}d\theta$ 线电流元受到的磁力为 $dF = dIdrB$,方向沿圆周切向,该力对轴的磁力矩大小为

$$dM = rdF = rBdIdr$$

圆环面上电流元对轴的磁力矩方向相同,为垂直纸面沿转轴向外,因而金属圆环所受的磁力矩

$$M = \iint rBdrdI = \frac{\varepsilon Bd}{\rho\ln(R_2/R_1)}\int_{R_1}^{R_2}rdr\int_0^{2\pi}d\theta = \frac{\pi B\varepsilon d}{\rho\ln(R_2/R_1)}(R_2^2 - R_1^2)$$

磁力矩方向垂直屏幕沿轴线向外。

习题解答

9-1 一条载有电流 I 的无穷长直导线,在一处弯折成半径为 R 的 $\frac{1}{4}$ 圆弧,如图 9-2 所示,试求这 $\frac{1}{4}$ 圆弧中心 O 点的磁感应强度 B。

解:根据毕-萨定律,两直线部分的电流在 O 点产生的磁感应强度均为零,1/4 圆弧电流在 O 点产生的磁感应强度 B 的方向垂直于纸面

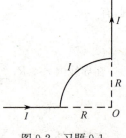

图 9-2 习题 9-1

向里,其大小为

$$B = \int_L \frac{\mu_o I dl}{4\pi R^2} = \frac{\mu_o I}{4\pi R^2} \cdot \frac{1}{4} \cdot 2\pi R = \frac{\mu_o I}{8R}$$

所以在 O 点产生的总的磁感应强度为

$$B = \frac{\mu_o I}{8R}$$

9-2 一条载有电流 I 的无穷长直导线在一处分叉成两路后又合而为一。这两条路是半径为 R 的圆,如图 9-3(a)所示,试求

(1) 圆心处的磁感应强度 B。

(2) 这条导线如果弯成半径为 R 的圆形,如图 9-3(b)所示(由于导线表面有绝缘层,所以接触处不会短路),试求圆心处的磁感应强度 B。

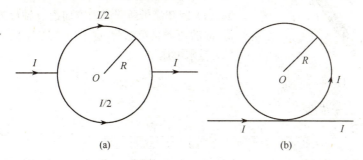

图 9-3 习题 9-2

解:(1) 根据毕-萨定律,两直线电流在圆心产生的磁感应强度均为零;两半圆电流在圆心产生的磁感应强度大小相等,而方向相反,因此,圆心的磁感应强度为零。

(2) 根据毕-萨定律,无穷长直线电流在圆心产生的磁感应强度 B_1 垂直于纸面向外,其大小为

$$B_1 = \frac{\mu_o I}{2\pi R}$$

圆电流在圆心产生的磁感应强度 B_2 垂直于纸面向外,其大小为

$$B_2 = \frac{\mu_o I}{4\pi R^2} \cdot 2\pi R = \frac{\mu_o I}{2R}$$

故得圆心的磁感应强度 B 的方向垂直于纸面向外,大小为

$$B = B_1 + B_2 = \frac{(1+\pi)\mu_o I}{2\pi R}$$

9-3 如图 9-4 所示,把 $2.0 \times 10^3 \mathrm{eV}$ 的一个正电子,射入磁感应强度 $B = 0.1 \mathrm{T}$ 的匀强磁场中,其速度矢量与 B 成 89°角,路径成螺旋线,其轴在 B 的方向。试求这螺旋线运动的周期 T、螺距 h 和半径 r。

解:已知正电子动能,$E_k = 2.0 \times 10^3 \mathrm{eV} = 3.2 \times 10^{-16} \mathrm{J}$
则电子速度为

$$v = \sqrt{\frac{2E_k}{m}} = \sqrt{\frac{2 \times 3.2 \times 10^{-16}}{9.1 \times 10^{-31}}} \mathrm{m/s} = 2.65 \times 10^7 \mathrm{m/s}$$

正电子做螺旋运动的周期

$$T = \frac{2\pi m}{eB} = \frac{2 \times 3.14 \times 9.1 \times 10^{-31}}{1.6 \times 10^{-19} \times 0.1} \mathrm{s} = 3.6 \times 10^{-10} \mathrm{s}$$

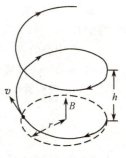

图 9-4 习题 9-3

螺距：
$$h = v\cos\theta \cdot T = 2.65\times10^7\times\cos89°\times3.6\times10^{-10}\text{m} = 1.7\times10^{-4}\text{m}$$
螺旋线的半径：
$$r = \frac{mv\sin\theta}{eB} = \frac{9.1\times10^{-31}\times2.65\times10^7\times\sin89°}{1.7\times10^{-19}\times0.1}\text{m} = 1.4\times10^{-3}\text{m}$$

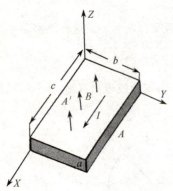

图 9-5 习题 9-4

9-4 如图 9-5 所示，一块半导体样品的体积为 $a\times b\times c$，沿 X 方向有电流 I，在 Z 轴方向加有均匀磁场 B，这时实验得出的数据 $a=0.10\text{cm}$，$b=0.35\text{cm}$，$c=1.0\text{cm}$，$I=1.0\text{mA}$，$B=3000\text{G}$，片两侧的电势差 $U_{AA'}=6.55\text{mV}$。求

(1) 该半导体是 P 型还是 N 型？

(2) 求载流子浓度。

解：(1) 因载流子所受磁力方向沿 y 轴反方向，侧面 A′电势较低，故载流子是负电荷，这半导体是 N 型半导体。

(2) 霍尔电压
$$U_{AA'} = \frac{IB}{nea}$$

由此可得载流子浓度
$$n = \frac{IB}{eaU_{AA'}} = \frac{1.0\times10^{-3}\times3000\times10^{-4}}{1.6\times10^{-19}\times0.10\times10^{-2}\times6.55\times10^{-3}} = 2.86\times10^{20}\text{（个/m}^3\text{）}$$

9-5 一很长的螺线管由外皮绝缘的细导线密绕而成，每厘米有 35 匝，导线中的电流为 2.0A，试求这螺线管轴线上管中心和管两端的磁感应强度 B 的大小。

解：(1) 根据管中心磁感应强度的公式得
$$B_0 = \frac{\mu_0 nI}{\sqrt{1+(2R/l)^2}} = 2.7\times10^{-2}\text{T}$$

因管很长，即 $l \gg R$，故得
$$B_0 = \mu_0 nI = 8.8\times10^{-3}\text{(T)}$$

管端 $r = \frac{l}{2}$，所以
$$B_e = \frac{\mu_0 nI}{2}\frac{l}{\sqrt{l^2+R^2}}$$

因管很长，即 $l \gg R$，故得
$$B_e = \frac{\mu_0 nI}{2} = \frac{1}{2}B_0 = 4.4\times10^{-3}\text{(T)}$$

9-6 一螺线管长 1.0m，平均直径为 3.0cm，它有五层绕组，每层有 850 匝，导线中的电流为 5.0A(图 9-6)。求

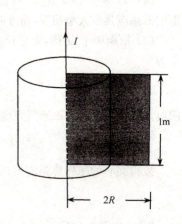

图 9-6 习题 9-6

(1) 管中心的磁感应强度 B 的大小；

(2) 设管中心横截面上 B 是均匀的，求通过该截面的磁通量是多少？

解：(1) 根据管中心磁感应强度的公式得
$$B_0 = \frac{\mu_0 nI}{\sqrt{1+(2R/l)^2}} = \frac{4\pi\times10^{-7}\times5\times\frac{850}{1.0}\times5.0}{\sqrt{1+(3.0\times10^{-2}/1.0)^2}} = 2.7\times10^{-2}\text{T}$$

(2) 通过管中心横截面的磁通为
$$\Phi_0 = B_0 S = \pi R^2 B_0 = \frac{\mu_0 nI\pi R^2}{\sqrt{1+(2R/l)^2}} = 1.9\times10^{-5}\text{(Wb)}$$

9-7 一无限长圆柱形铜导线,半径为 R,通有均匀分布的电流 I,今取一矩形平面 S(长为 1m,宽为 $2R$),位置如图所示,求通过该矩形平面的磁通量。

解:载电流 I 的无限长圆柱形导体所产生的磁场具有轴对称性,故可用安培环路定理求得

$$B_1 = \frac{\mu_0 I r}{2\pi R^2} \quad (r \leqslant R)$$

$$B_2 = \frac{\mu_0 I}{2\pi r} \quad (r > R)$$

因而穿过导体内画斜线部分平面的磁通量 Φ_1 为

$$\Phi_1 = \int_{S_1} \boldsymbol{B}_1 \cdot \mathrm{d}\boldsymbol{S} = \int_{S_1} B_1 \cdot \mathrm{d}S = \int_0^R \frac{\mu_0 I r}{2\pi R^2} \mathrm{d}r = \frac{\mu_0 I}{4\pi}$$

穿过导体内画斜线部分平面的磁通量 Φ_2 为

$$\Phi_2 = \int_{S_2} \boldsymbol{B}_2 \cdot \mathrm{d}\boldsymbol{S} = \int_{S_2} B_2 \cdot \mathrm{d}S = \int_R^{2R} \frac{\mu_0 I}{2\pi r} \mathrm{d}r = \frac{\mu_0 I}{2\pi} \ln 2$$

所以通过矩形平面 S 的磁通量为

$$\Phi = \Phi_1 + \Phi_2 = \frac{\mu_0 I}{4\pi}(1 + 2\ln 2)$$

9-8 一质量为 m 的粒子带电荷量 q,以速度 v 射入磁感应强度为 B 的均匀磁场,v 与 B 垂直,粒子从磁场中出来后继续前进,已知磁场区域在 v 方向上的宽度为 L,当粒子从磁场中出来后,在 X 方向前进了 $L - \frac{l}{2}$ 时,求它的偏转 y。

解:粒子在磁场中做匀速圆周运动,离开磁场后做匀速直线运动,匀速圆周运动的半径:

$$R = \frac{mv}{qB}$$

在 y 方向的偏转量:

$$y_1 = \frac{l^2}{2R} = \frac{l^2 qB}{2mv}$$

粒子离开磁场时,v 与 x 夹角 $\theta \approx \frac{l}{R}$,所以在 y 方向的速度分量:

$$V_y = v\sin\theta \approx v\theta = \frac{vl}{R} = \frac{lqB}{m}, \quad v_x = v$$

$$y_2 = v_x t = \frac{lqB}{m} \cdot \frac{L - l/2}{v} = \frac{lqB}{2mv}(2L - l)$$

y 方向总偏转量:

$$y = y_1 + y_2 = v_x t = \frac{lqBL}{mv}$$

9-9 一台用来加速氘核的回旋加速器的 D 盒直径为 75cm,两磁极可以产生 1.5T 的均匀磁场,氘核的质量为 3.34kg,求

(1) 所用交流电的频率为多大?

(2) 氘核由此加速器射出时的能量是多少 MeV?

解:(1) 交流电源的频率应和电子回旋频率相等,即

$$v = \frac{eB}{2\pi m} = \frac{1.6 \times 10^{-19} \times 1.5}{2 \times 3.14 \times 3.34 \times 10^{-27}} \text{Hz} = 1.1 \times 10^7 \text{Hz} = 11\text{MHz}$$

(2) 氘核由加速器射出时的速度

$$v = \frac{eBR}{m} = \frac{eBD}{2m}$$

氘核的能量

$$E_k = \frac{1}{2}mv^2 = \frac{(eBD)^2}{8m} = \frac{(1.6 \times 10^{-19} \times 1.5 \times 0.75)}{8 \times 3.34 \times 10^{-27}} \text{J} = 1.2 \times 10^{-12} \text{J} = 7.6\text{MeV}$$

9-10 磁场产生的生物效应主要表现在哪几个方面?

答:磁场作用于生物体后,在生物体内所引起的生物效应主要表现四个方面

(1) 电子的传递。

(2) 自由基、蛋白质和酶的活性。

(3) 生物膜通透性的变化。

(4) 遗传物质的变化。

9-11 磁介质可分为哪三种,它们都具有什么特点? 构成生物体的各种生物大分子是否具有磁性,大多数生物分子属于哪种磁介质?

答:磁介质可分为顺磁质、抗磁质、铁磁质三类。顺磁质分子内部各电子的磁矩不完全抵消,具有分子磁矩。当这类磁介质处在外磁场 B_0 中时,各分子磁矩受到磁力矩的作用而转向外磁场方向,形成一个与外磁场方向相同的附加磁场 B',结果使 $B>B_0$,$\mu_r>1$。抗磁质分子的内部各电子的磁矩都互相抵消,分子磁矩为零。当这类磁介质处在外磁场 B_0 中时,每个电子除绕轨道运动和自旋外,还要附加以外磁场方向为轴线的进动。电子的进动也相当一个等效的圆电流,其磁矩的方向与外磁场的方向相反,产生的附加磁场 B' 也与外磁场的方向相反,结果使 $B<B_0$,$\mu_r<1$。铁磁质内部存在许多自发的饱和磁化的磁畴,铁磁质在外磁场 B_0 的作用下,磁畴都转向外磁场的方向,磁化达到饱和,从而产生很强的与外磁场方向一致的附加磁场 B',因此 $B \gg B_0$,$\mu_r \gg 1$。组成生物体的分子中大部分表现为抗磁性,例如水分子,DNA 分子等。

9-12 什么是超导现象? 超导体的三个重要临界参数是什么?

答:某些材料,当降到某一温度时,电阻会变为零,这种现象称为超导现象。超导体有三个重要的临界参量,即临界温度 T_c、临界电流 I_c 和临界磁场 H_c。

9-13 心磁图、脑磁图、肺磁图记录的都是什么曲线? 它们在医学诊断上有哪些应用? 答:略。

名人或史料介绍

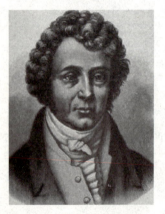

1. 安培 安培(André Marie Ampè 1775—1836),法国物理学家,对数学和化学也有贡献。1775 年 1 月 22 日生于里昂一个富商家庭。年少时就显出数学才能。他的父亲信奉 J.J. 卢梭的教育思想,供给他大量图书,令其走自学的道路,于是他博览群书,吸取营养。安培最主要的成就是 1820~1827 年对电磁作用的研究。①发现了安培定则:奥斯特发现电流磁效应的实验,引起了安培注意,使他长期信奉库仑关于电、磁没有关系的信条受到极大震动,他全部精力集中研究,两周后就提出了磁针转动方向和电流方向的关系及右手定则的报告,以后这个定则被命名为安培定则。②发现电流的相互作用规律,接着他又提出了电流方向相同的两条平行载流导线互相吸引,电流方向相反的两条平行载流导线互相排斥。对两个线圈之间的吸引和排斥也作了讨论。③发明了电流计。④提出分子电流假说。⑤总结了电流元之间的作用规律——安培定律。安培在他的一生中,只有很短的时期从事物理工作,可是他却能以独特的、透彻的分析,论述带电导线的磁效应,因此我们称他是电动力学的先创者,他是当之无愧的。

2. 洛伦兹 洛伦兹,H. A. (Hendrik Antoon Lorentz,1853—1928),荷兰物理学家、数学家,1853 年 7 月 18 日生于阿纳姆,并在该地上小学和中学,成绩优异,少年时就对物理学感兴趣,同时还广泛地阅读历史和小说,并且熟练地掌握多门外语。1870 年洛伦兹考入莱顿大学,学习数

学、物理和天文。1875年获博士学位。1877年,莱顿大学聘请他为理论物理学教授,这个职位最早是为J.D.范瓦耳斯设的,其学术地位很高,而这时洛伦兹年仅23岁。在莱顿大学任教35年,他对物理学的贡献都是在这期间作出的。

科学成就:①创立电子论;②提出洛伦兹变换公式;③出色的物理教育家。洛伦兹还是一位教育家,他在莱顿大学从事普通物理和理论物理教学多年,写过微积分和普通物理等教科书。在哈勒姆他曾致力于通俗物理讲演。他一生中花了很大一部分时间和精力审查别人的理论并给予帮助。他为人热诚、谦虚,受到A.爱因斯坦、E.薛定谔和其他青年一代理论物理学家们的尊敬,他们多次到莱顿大学向他请教,爱因斯坦曾说过,他一生中受洛伦兹的影响最大。

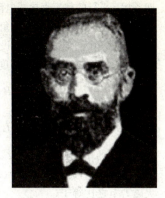

检 测 题

(一) 选择题

1. 如图9-7所示,两根长直载流导线垂直纸面放置,电流 $I_1=1A$,方向垂直纸面向外;电流 $I_2=2A$,方向垂直纸面向内,则 P 点的磁感应强度的方向与 x 轴的夹角为( )
   A. 30°　　　　　　B. 60°
   C. 120°　　　　　 D. 210°

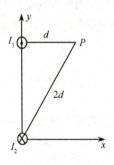

图 9-7　检测题 1

2. 三个电流强度不同的电流 I_1,I_2 和 I_3 均穿过闭合环路所包围的面。当三个电流中的任意两个在环路内的位置互换,若环路的绕向不变,则磁场中安培环路定律的表达式中( )
   A. B 变化,$\sum I_i$ 不变　　B. B 变化,$\sum I_i$ 变化
   C. B 不变,$\sum I_i$ 变化　　D. B 不变,$\sum I_i$ 不变

3. 甲、乙两种铁磁质材料的磁滞回线如图9-8所示,则( )
   A. 甲、乙均宜作变压器芯子
   B. 甲、乙均宜作永久磁铁
   C. 甲宜作永久磁铁、乙宜作变压器芯子
   D. 甲宜作变压器芯子、乙宜作永久磁铁

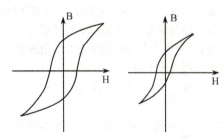

图 9-8　检测题 3

4. 一带电粒子以速度进入一均匀磁场中,当速度方向与磁场方向的夹角为30°时,则带电粒子运动的轨迹为( )
   A. 抛物线　　　　　B. 双曲线
   C. 椭圆　　　　　　D. 螺旋线

5. 一载流金属块中出现霍尔效应,测得上底面 A,下底面 B 之间的电势差为 $U_{AB}=5V$,电流 I 的方向为从左向右,则所加匀强磁场的方向为( )
   A. 竖直向上　　　　B. 竖直向下
   C. 由里向外　　　　D. 由外向里

6. 载电流为 I,磁矩为 P_m 的线圈,置于磁感应强度为 B 的匀强磁场中,若 P_m 与 B 方向相同,则通过线圈的磁通量 Φ 与线圈所受的磁力矩 M 的大小为( )
   A. $\Phi = IBP_m, M = 0$
   B. $\Phi = \dfrac{BP_m}{I}, M = 0$
   C. $\Phi = IBP_m, M = BP_m$
   D. $\Phi = \dfrac{BP_m}{I}, M = BP_m$

7. 四条相互平行的载流直导线电流均为 I,分别放置与一正方形的四个顶角,对角两导线电流的流向相同,临角两个流向相反。设正方形的边长为 $2a$,则正方形中心的磁感应强度为(　)

   A. $B = \dfrac{2\mu_0 I}{\pi a}$
   B. $B = \dfrac{2\mu_0 I}{\sqrt{2}\pi a}$

   C. $B = 0$
   D. $B = \dfrac{\mu_0 I}{\pi a}$

8. 在均匀磁场中,有两个平面线圈平行放置,其面积 $A_1 = 2A_2$,通有电流 $I_1 = 2I_2$,它们所受最大磁力矩之比等于(　)

   A. 1
   B. 2
   C. 4
   D. $\dfrac{1}{4}$

9. 一带电量为 10^{-3}C 的带电粒子,以速度 10^4m/s 进入一均匀磁场中,已知粒子的速度与磁场方向垂直,磁场的磁感应强度为 2T,则磁场对粒子的作用力大小为(　)

   A. 0.2N
   B. 2000N
   C. 20 000N
   D. 20N

10. 有一圆形回路 1 和一正方形回路 2,圆的直径和正方形的边长相等,二者均通有大小相同的电流。它们在各自中心产生的磁感应强度大小之比为(　)

    A. 0.09
    B. 1.00
    C. 1.11
    D. 1.22

(二) 填空题

11. 有一磁矩为 P 的载流线圈,置于磁感应强度为 B 的均匀磁场中,设 P 和 B 的夹角为 θ,则当 $\theta = $_____时,线圈处于稳定平衡状态;$\theta = $_____时,线圈所受磁力矩最大;线圈由 $\theta = 0°$ 转到 $\theta = 180°$ 时,外力矩必须做功 $A = $_____。

12. 铜的相对磁导率 $\mu_r = 0.9999912$,其磁化率 $X_m = $_____,铜是_____磁性磁介质。

13. 磁疗的作用主要有_____、_____、_____、_____。

14. 磁场生物效应的形成机制主要有_____、_____、_____、_____。

(三) 名词解释

15. 霍尔效应
16. 磁化
17. 超导现象

(四) 判断题(在正确的题后面画"√",错误的题后面画"×")

18. 铁磁质的 μ_r 不是恒量,它与磁场强度有关。(　)

19. 环路定理的成立条件必须是对闭合电流或无限长电流的磁场。(　)

20. 洛伦兹力总与速度方向垂直,所以带电粒子运动的轨迹必定是圆。(　)

21. 某种导电材料的载流子带正电荷或负电荷,可根据其电阻随温度增加或减少来判断。(　)

22. 在一根磁感应线上,各点的磁感应强度是常矢量。(　)

(五) 论述题

23. 论述心磁图的优势与不足。

(六) 计算题

24. 一"无限长"载流直导线与另一载流直导线 AB 互相垂直放置,电流强度分别为 I_1 和 I_2,求证导线 AB 所受到的力:

$$F_{AB} = \dfrac{\mu_0}{2\pi} I_1 I_2 \ln\left(1 + \dfrac{l}{a}\right)$$

检测题答案

(一) 选择题

1. A;2. A;3. C;4. D;5. C;6. B;7. C;8. C;9. D;10. C

(二) 填空题

11. 0°;90°;$A = 2PB$

12. $X_m = \mu_r - 1$;抗磁性磁介质;

13. 镇痛;消炎消肿;降压降脂;安眠镇静;

14. 电子的传递;自由基、蛋白质和酶的活性;生物膜通透性的变化;遗传物质的变化;

(三) 名词解释

15. 霍尔效应——在匀强磁场中放入通有电流的导体或半导体薄片,使薄片平面垂直与磁场方向,这时在薄片的两侧产生一个电势差,这种现象叫霍尔效应。

16. 磁化——当外磁场存在时,分子磁矩不同程度地沿着外磁场方向排列起来,显出磁性,即物质被磁化。

17. 超导现象——对于某些材料,当温度降到某一数值时,其电阻会变为零,这种现象称为超导现象。

(四) 判断题

18. √;19. √;20. ×;21. ×;22. ×

(五) 论述题

23. 论述心磁图的优势与不足

　　心磁图的优势表现在:①是非接触性的记录方法,不必考虑皮肤表面电流的影响,适合对 ST 段直流部分的波形判断,能区分其绝对移位和相对移位,对心肌劳损的诊断具有重要意义。②因容积电流产生的磁场互相抵消,所以心磁图所测磁场主要是偶极子信号源磁场,是心脏生物电本质的反映。通过分析可推导出信号源的位置和强弱,对浦肯野氏纤维系统异常传导通路等引起的异常节律的诊断有一定意义。③当有环形电流和复数相等的逆向电流二重极存在时,因电压相互抵消,心电图不能记录,而心磁图却能记录到大幅度的变化信号,复数电流二重极对右心房、左心室负荷增大,陈旧性心肌梗死、心肌缺血的诊断比心电图更有意义。

　　不足之处表现在:心磁图在临床上的应用并不普遍。主要表现在各种心磁图仪的信号采集、分析方法、通道数量、观察指标不统一;缺乏正常值和各种疾病的诊断标准,因此需要大规模的临床试验和总结才能使其更加完善。

(六) 计算题

24. **证明:** 在 AB 上取一线元 $I\mathrm{d}r$,距"无限长"直导线距离为 r,则该处 B 的大小为 $B = \dfrac{\mu_0 I_1}{2\pi r}$,方向垂直 AB 指向纸面里,线元受力方向向上,其大小为(图 9-9):

$$\mathrm{d}F = BI\mathrm{d}r = \dfrac{\mu_0 I_1 I_2}{2\pi}\dfrac{\mathrm{d}r}{r}$$

则

$$F_{AB} = \int_a^{a+l}\mathrm{d}F = \int_a^{a+l}\dfrac{\mu_0 I_1 I_2}{2\pi r}\mathrm{d}r = \dfrac{\mu_0 I_1 I_2}{2\pi r}\ln(1+\dfrac{l}{a})$$

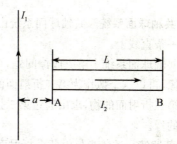

图 9-9　检测题 24

(王保芳)

第十章 几何光学

 内容提要

1. 单球面折射

（1）当光线从一种介质射向另一种介质时，会发生折射。如果两种介质的分界面是球面的一部分，在此折射面上所产生的折射现象称作单球面折射。

（2）单球面折射公式

$$\frac{n_1}{u} + \frac{n_2}{v} = \frac{n_2 - n_1}{r}$$

2. 共轴球面系统 共轴球面系统由两个或两个以上的折射球面组成，这些球面的曲率中心都在同一条直线上。

在共轴球面系统中解决成像问题，可以采用顺次成像法，即先求出物体通过第一折射面后所成的像，再以这个像作为第二折射面的物，求出通过第二折射面后所成的像，然后再以第二个像作为第三折射面的物，求出通过第三折射面所成的像……，依次类推，直到求出最后一个折射面所成的像。

3. 薄透镜 透镜是仅由两个折射面组成且其中至少有一个表面是曲面的共轴光学系统，两个折射面之间是均匀的透明介质。若透镜中央部分的厚度（两顶点间的距离）与物距、像距及两个球面的半径相比很小，则这种透镜就叫做薄透镜。

薄透镜按结构分，可分为凸透镜和凹透镜；按光学性质分，可分为会聚透镜和发散透镜。如果组成透镜的材料的折射率大于镜外介质的折射率，凸透镜就是会聚透镜，凹透镜就是发散透镜。

（1）成像公式

$$\frac{1}{u} + \frac{1}{v} = \frac{1}{f}$$

（2）在折射率为 n_0 的介质中的焦距

$$f = \left[\frac{n - n_0}{n_0}\left(\frac{1}{r_1} - \frac{1}{r_2}\right)\right]^{-1}$$

在折射率为 1 的空气中

$$f = \left[(n - 1)\left(\frac{1}{r_1} - \frac{1}{r_2}\right)\right]^{-1}$$

（3）焦度

$$\Phi = \frac{1}{f}$$

4. 透镜组

（1）透镜组的成像规律：透镜组的成像规律与单个透镜没有本质区别，可以用对每一个透镜依次成像的方法来解决，即先求物经过第一透镜折射后所成的像，然后将它作为第二个透镜的物，再求经第二个透镜折射后所成的像……，依次成像，直到求出最后的像。

（2）置于空气中的密接的薄透镜组

成像公式

$$\frac{1}{u} + \frac{1}{v} = \frac{1}{f}$$

其中
$$\frac{1}{f} = \frac{1}{f_1} + \frac{1}{f_2}$$
透镜组的焦度
$$\Phi = \Phi_1 + \Phi_2$$

5. 共轴球面系统

(1) 系统:厚度不能忽略的厚透镜,或是若干块单透镜胶合而成的复合透镜。

(2) 三对基点:两个焦点、两个主点和两个节点。

(3) 几何作图:通过第一主焦点 F_1 的光线①在第一主平面上折射,平行于主光轴射出。平行于主光轴的光线;②在第二主平面上折射,通过第二主焦点 F_2 射出。通过第一节点 N_1 的光线;③从第二节点 N_2 平行于入射光线的方向射出。如图 10-1 所示。

(4) 成像公式:基点的位置决定了折射系统的性质。可以证明,如果折射系统前后介质的折射率相同(例如将厚透镜放在空气中),则 $f_1 = f_2 = f$,且 N_1 与 H_1 重合,N_2 与 H_2 重合。在这种情况下,u、v 和 f 的关系和薄透镜具有相同的高斯形式,即

$$\frac{1}{u} + \frac{1}{v} = \frac{1}{f}$$

要注意的是,u、v 和 f 的值都是从相应的主平面算起。

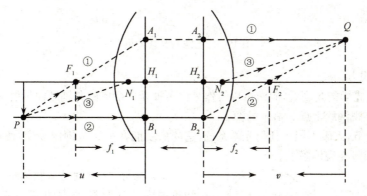

图 10-1 用作图法求共轴球面系统的成像

6. 透镜的像差

(1) 球面像差:从一个点光源发出的通过球面透镜中央部分的近轴光线才能在光轴上会聚于一点。但在实际使用中,常包含有远轴光线,它们通过球面透镜的边缘部分折射时,比近轴光线经透镜后的折射角要大,因此,这两部分光线经过透镜折射后不能相交在一点上,这样一个光点经透镜成像后在任一个面上得到的都不是一个亮点,而是一个边缘模糊的亮斑,如图 10-2(a) 所示。这种现象是由于球面折射而产生的,称为球面像差。

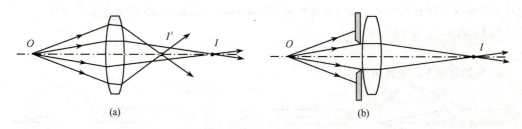

图 10-2 球面像差及其矫正

(2) 矫正球面像差的方法:①在透镜的前面加上一个光阑,阻断远轴光线,如图 10-2(b)所示;②在会聚透镜之后放置一发散透镜,因为二者具有相反的球面像差,可以互相抵消,这样组

成的透镜组减小了球面像差,但降低了焦度;③使用特殊的非球面透镜。

(3) 色像差:由于同种材料对不同波长的光折射率不同,因此不同颜色的光经过透镜后折射程度也不同,如图 10-3(a)所示,平行于主光轴的白光射向透镜,波长短的紫光偏折多,波长长的红光偏折少,它们经透镜折射后不能会聚在同一点,在任一个面上得到的都不是一个亮点,而是一个边缘模糊的亮斑,这种现象是由于不同波长的光经过透镜折射后不能成像在同一点而产生的,称为色像差,透镜越厚,色像差越明显。

(4) 矫正色像差的方法:①使用单色光作光源可以避免色像差的产生;②减少色像差的常用方法是把折射率不同的会聚透镜和发散透镜适当搭配,使得一个透镜产生的色像差被另一个镜所产生的色像差所抵消,如图 10-3(b)所示。

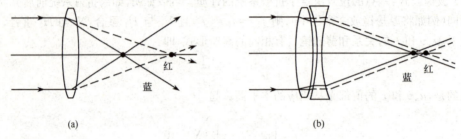

图 10-3 色像差及其矫正

7. 眼睛及视力

(1) 从几何光学的角度看,眼睛可以看作是由多种介质组成的共轴球面折射系统,这一系统使被观察物体在视网膜上成一清晰的像。

(2) 眼的调节:人眼不同于任何光学系统,它的焦度能在一定范围内改变,使远近不同的物体都能清晰地成像在视网膜上。

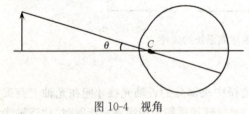

图 10-4 视角

(3) 视角:视角就是从物体的两端发出的光线对古氏平均眼模型中的第一节点所夹的角。如图 10-4 所示。眼睛看得清物体的首要条件是物体成像于视网膜上,但要分清物体的细节,还必须使视角达到某一值以上。

(4) 视力:辨别注视目标的能力,称为视力,视力有不同的表示方法,国际标准视力表用 V_s 表示视力,它是眼睛能分辨的最小视角 α 的倒数,即

$$V_s = \frac{1}{\text{能分辨的最小视角}} = \frac{1}{\alpha}$$

式中的最小视角以分为单位。国内近年来常用国家标准对数视力表,即五分法视力表,五分法视力用 V_L 表示,它与 V_s 的关系为

$$V_L = 5 + \lg V_s$$

8. 眼的屈光不正及其矫正

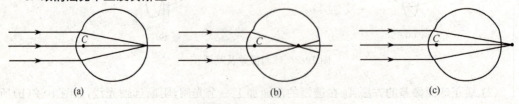

图 10-5 正常眼与屈光不正

如果眼睛不需要调节，就能使平行入射的光线正好在视网膜上形成一清晰的像，如图 10-5(a)所示，这就是屈光正常的眼睛，称为正常眼，否则称为非正常眼，又称屈光不正。屈光不正常的眼睛包括近视眼、远视眼和散光眼三种。

(1) 近视眼：若眼睛不调节时，平行入射的光线，经眼的光学系统折射后会聚于视网膜前，如图 10-5(b)所示，这种眼称为近视眼。

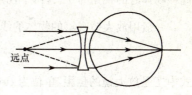

图 10-6　近视眼的矫正

近视眼的矫正方法是佩戴一副合适焦度的凹透镜，如图 10-6 所示，让光线经凹透镜适当发散，再经眼睛折射后恰好会聚在视网膜上形成清晰的像；也就是要使来自远处的平行光线经凹透镜后，成虚像于近视眼的远点处。这时，近视眼与正视眼一样，虽不调节也能看清。

(2) 远视眼：若眼睛不调节时，平行入射的光线经眼的光学系统折射后会聚于视网膜的后边，如图 10-5 (c)所示，这种眼称为远视眼。由于光线抵达视网膜时还没有聚于一点，因此物体在视网膜上所成的像也是模糊的。远视眼看远处物体时，必须进行调节才能看清楚，物体越近调节越甚。

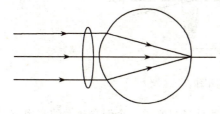

图 10-7　远视眼的矫正

远视眼的矫正方法是戴一副适当焦度的凸透镜，以增补眼睛焦度的不足，使来自远处的平行光经透镜后会聚，再经眼睛折射后会聚于视网膜上，如图 10-7 所示。远视眼的近点较正常眼远，因此，远视眼所选择的凸透镜应使处在明视距离处的物体经透镜折射后，在远视眼的近点处成一虚像。

(3) 散光眼：散光眼的问题在于角膜不是理想的球面，眼睛是非对称折射系统，其眼球折射面在不同方向上的子午线曲率不完全相同，眼睛在不同截面有不同的焦度。这样，不但对平行光不能聚焦于一点，而且对任何点物都不能形成点像。因此散光眼无论是看远处物体还是看近处物体都不能在视网膜上成清晰像。

散光眼的矫正方法是佩戴适当焦度的柱面透镜以矫正不正常子午面的焦度。

9. 放大镜

(1) 眼睛所看到的物体的大小由它在视网膜上所成像的大小来决定，而成像的大小又是由物体对眼睛所张视角的大小来决定的，因此为了看清微小物体的细节，必须增大物体对眼睛的视角，增大视角的最常用方法是将物体移近眼睛，使物体在视网膜上产生较大的像。但是，人眼的调节能力是有限度的，看近点的物体时眼睛的折光能力已经达到了会聚光线的极限，再靠近反而看不清。如图 10-8 所示，在眼睛前面配置一个适当的凸透镜便能解决这一问题，它可以有效地增强对光线的会聚作用，增加视角。用于这一目的的凸透镜称为放大镜。

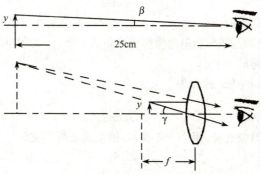

图 10-8　光学仪器的角放大率

(2) 光学仪器的角放大率：描述光学仪器放大能力的一个重要物理量是角放大率。如图 10-8 所示，把物体放在明视距离(25cm)处，用眼睛直接观察物体时的视角为 β，利用放大镜观察同一物体时的视角为 γ，这两个视角的比值 γ/β 表示放大镜的角放大率。用 a 表示，即 $a = \dfrac{\gamma}{\beta}$。

一般用放大镜观察的物体的线度 y 都很小，故 γ、β 均很小，因此有

$$a = \dfrac{y/f}{y/25} = \dfrac{25}{f}$$

式中 f 是放大镜的焦距，单位为 cm。

10. 光学显微镜

(1) 成像原理：普通光学显微镜由两组会聚透镜组成，其光路如图 10-9 所示，左边的一组透镜 L_1 焦距较短，称为物镜，焦距为 f_1；右边的一组透镜 L_2 焦距较长，称为目镜，焦距为 f_2。

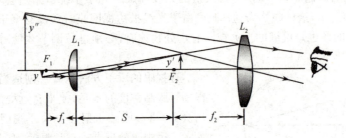

图 10-9　显微镜的光路图

把被观察物体 y 置于物镜焦点以外靠近焦点处，则物体通过它成一个倒立放大的实像 y'。调节目镜与物镜间的距离，使 y' 位于目镜焦点以内靠近焦点处，经目镜再次放大成正立的虚像 y''。由图可见，被观察物体经物镜、目镜两次放大，其放大倍数比放大镜大得多。

(2) 显微镜的放大率：依据角放大率的定义，设使用显微镜后所成虚像对眼所张视角为 γ，不用显微镜而把物体放在明视距离处时物体对眼所张视角为 β，则显微镜的放大率应是

$$M = \dfrac{\gamma}{\beta} \approx \dfrac{\mathrm{tg}\gamma}{\mathrm{tg}\beta}$$

也可写成

$$M = m \cdot a$$

式中的 m 为物镜的线放大率，a 为目镜的角放大率。

(3) 显微镜的最小分辨距离：显微镜刚能分辨清楚的两个物点之间的最短距离称为显微镜的最小分辨距离，用 Z 表示，

$$Z = \dfrac{0.61\lambda n'}{n\sin\beta}$$

式中 n 为透镜前物空间介质的折射率，n' 为像空间介质的折射率，λ 为所用光波的波长，β 为物空间孔径角，即物点发出的光线与物镜边缘所成锥角的一半，β' 为像空间孔径角，即物点发出的光线与物镜边缘所成锥角的一半。

对于空气介质 $n' = 1$，上式简化为

$$Z = \dfrac{0.61\lambda}{n\sin\beta}$$

式中，$n\sin\beta$ 称为物镜的数值孔径，用 $N \cdot A$ 表示，则上式又可写成

$$Z = \dfrac{0.61\lambda}{N \cdot A}$$

(3) 显微镜的分辨本领：显微镜的最小分辨距离的倒数称为显微镜的分辨本领（resolving power），它表示显微镜能分辨被观察物体细节的本领。

11. 几种特殊的显微镜 ①暗视野显微镜；②紫外光显微镜；③荧光显微镜；④偏光显微镜；⑤相差显微镜；⑥激光扫描共聚焦显微镜；⑦电子显微镜；⑧扫描隧道显微镜。

12. 光导纤维 光导纤维简称光纤，是由透明度很好的玻璃或塑料抽拉成半径不超过 $10\mu m$ 的细丝，将低折射率的外层材料包在高折射率的内层纤维芯线上，并使两层之间形成良好的光学界面。

当光线以入射角大于临界角的方向投射到光纤的侧壁时，光将在光纤的侧壁内外两层分界面上发生全反射，光线会因连续发生全反射而在较小光损耗的情况下沿光纤传播。

13. 医用内镜 在医学上，用柔软可弯且具有一定机械强度的光导纤维束传像和导光的内窥镜称为纤维内镜（fibro scope），或称医用内镜。用它可直接观察内脏器官腔壁的病况。

典型例题

例 10-1 焦距都是 30cm 的三个透镜，使之各相距 30cm 排在同一轴线上，中间是一个是凹透镜，两边两个是凸透镜。问

1. 将点光源（物）放在这个透镜组前 40cm 处的轴线上，像成在何处？
2. 如果把这三个透镜彼此贴合在一起，像又成在何处？

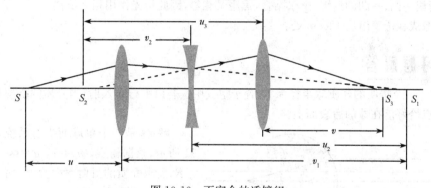

图 10-10 不密合的透镜组

解：1. 如图 10-10 所示为本题的光路图，其中 S 为点光源所在位置，S_1、S_2、S_3 分别为点光源通过第一透镜、第二透镜和第三透镜所成的像，设 u_1、v_1、f_1。u_2、v_2、f_2、u_3、v_3、f_3 分别为三个透镜的物距、像距和焦距。本题反复利用薄透镜的成像公式 $\dfrac{1}{u}+\dfrac{1}{v}=\dfrac{1}{f}$ 可解。

（1）先求第一个凸透镜所成的像：根据题意，$u_1=u=40\text{cm}$，$f_1=30\text{cm}$，带入薄透镜的成像公式得

$$\frac{1}{40}+\frac{1}{v_1}=\frac{1}{30}$$

解得

$$v_1=120(\text{cm})$$

（2）再求第二个凹透镜所成的像：v_1 是正值，表示所成的是实像，在第一透镜的像方空间。如图所示，这个像落在第二个透镜的像方空间，所以是第二个透镜的虚物。

对于第二个透镜，$u_2=-(v_1-d)=-90\text{cm}$，$f_2=-30\text{cm}$，带入薄透镜的成像公式得

$$-\frac{1}{90}+\frac{1}{v_2}=-\frac{1}{30}$$

解得
$$v_2 = -45 \text{(cm)}$$

（3）最后求第三个凸透镜所成的像：v_2 是负值，表示是虚像，此像落在第二个透镜的物方空间。如图所示，这个像处于第三个透镜的物方空间，所以是第三个透镜的实物。

对于第三个透镜，$u_3 = |v_2| + d = 75\text{cm}$，$f_3 = 30\text{cm}$，带入薄透镜的成像公式得

$$\frac{1}{75} + \frac{1}{v} = \frac{1}{30}$$

解得
$$v = 50 \text{(cm)}$$

v 是正值，表示是实像，在第三个透镜后 50cm 处。

答：像成在第三个透镜后 50cm 处。

2. 若将三个透镜贴合在一起，则由等效焦距公式可得

$$\frac{1}{f} = \frac{1}{f_1} + \frac{1}{f_2} + \frac{1}{f_3} = \frac{1}{30} - \frac{1}{30} + \frac{1}{30} = \frac{1}{30}$$

解得
$$f = 30 \text{(cm)}$$

整个透镜组的 $u = 40\text{cm}$，$f = 30\text{cm}$，带入透镜的成像公式得

$$\frac{1}{40} + \frac{1}{v} = \frac{1}{30}$$

解得
$$v = 120 \text{(cm)}$$

v 是正值，表示是实像，在透镜组后 120cm 处，这个结果仅是第一块透镜的作用。透镜组中的另外两块一凸、一凹的透镜，由于贴合，焦距又相等，因此折光作用相互抵消。

答：像成在透镜组后 120cm 处。

习题解答

10-1 一个透明的介质球半径为 R，置于空气中。若以平行光入射，当介质的折射率为何值时，会聚点恰好落在球的后表面上？

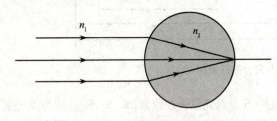

图 10-11 习题 10-1

解：这是一个单球面折射系统，如图 10-11 所示，根据题意，$n_1 = 1$，$u = \infty$，$v = 2R$，$r = R$，所求介质的折射率即为 n_2，将上述数据代入单球面折射公式

$$\frac{n_1}{u} + \frac{n_2}{v} = \frac{n_2 - n_1}{r}$$

得
$$\frac{1}{\infty} + \frac{n_2}{2R} = \frac{n_2 - 1}{R}$$

解得 $n_2 = 2$

答：当介质的折射率为 2 时，会聚点恰好落在球的后表面上。

10-2 某种液体（$n_1 = 1.3$）和玻璃（$n_2 = 1.5$）的分界面是球面。在液体中有一物体放在球面的轴线上离球面 40cm 处，它在球面前 32cm 处成一虚像。求球面的曲率半径，并指出哪一种媒质处于球面的凸侧？

解：先作出光路图 10-12。由于不知道折射面向哪一方向凸出，故用虚线表示折射面。

根据题意可知，$n_1 = 1.3$，$n_2 = 1.5$，

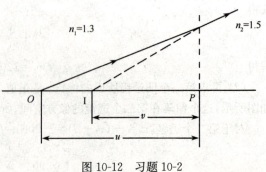

图 10-12 习题 10-2

$u=40\text{cm}, v=-32\text{cm}$，代入单球面折射公式

$$\frac{n_1}{u}+\frac{n_2}{v}=\frac{n_2-n_1}{r}$$

得
$$\frac{1.3}{40}+\frac{1.5}{-32}=\frac{1.5-1.3}{r}$$

解得曲率半径
$$r=-13.9\text{cm}$$

答：球面的曲率半径为 -13.9cm，由于 r 是负的，说明凹面对着入射光线，即玻璃处于折射面的凸侧。

10-3 眼的角膜可看作是曲率半径为 7.8mm 的单球面，其后是 $n=4/3$ 的屈光介质，如果瞳孔看起来像在角膜后 3.6mm 处，试问瞳孔在眼中的实际位置。

解：根据题意可知，$n_1=4/3, v=-3.6\text{mm}, n_2=1, r=-7.8\text{mm}$

代入单球面折射公式

$$\frac{n_1}{u}+\frac{n_2}{v}=\frac{n_2-n_1}{r}$$

得
$$\frac{4}{3u}-\frac{1}{3.6}=\frac{1-\frac{4}{3}}{-7.8}$$

解得 $u=4.16\text{mm}$

答：瞳孔在眼中的实际位置为在角膜后 4.16mm 处。

10-4 折射率为 1.5 的平凸透镜，在空气中的焦距为 50cm。求凸面的曲率半径？

解：放在空气中的薄透镜的焦度公式为

$$f=\left[(n-1)\left(\frac{1}{r_1}-\frac{1}{r_2}\right)\right]^{-1}$$

根据题意，知 $n=1.5, r_1=\infty, f=-50\text{cm}$，代入上式

得
$$-50=\left[(1.5-1)\left(\frac{1}{\infty}-\frac{1}{r_2}\right)\right]^{-1}$$

解得 $r_2=25(\text{cm})$

答：凸面的曲率半径为 25cm。

10-5 某透镜用 $n=1.50$ 的玻璃制成，它在空气中的焦距为 10.0cm，在水中的焦距为多少（水的折射率为 $4/3$）？

解：设空气中透镜的焦距为 f_1，水中透镜的焦距为 f_2，透镜两个折射面的曲率半径分别为 r_1 和 r_2，

薄透镜的焦度公式
$$f=\left[\frac{n-n_0}{n_0}\left(\frac{1}{r_1}-\frac{1}{r_2}\right)\right]^{-1}$$

把透镜置于空气中，有
$$f_1=\left[\frac{n-n_{10}}{n_{10}}\left(\frac{1}{r_1}-\frac{1}{r_2}\right)\right]^{-1}$$

把同一透镜置于水中，有
$$f_2=\left[\frac{n-n_{20}}{n_{20}}\left(\frac{1}{r_1}-\frac{1}{r_2}\right)\right]^{-1}$$

将两式相比，消去 $\left(\frac{1}{r_1}-\frac{1}{r_2}\right)$

得
$$\frac{f_2}{f_1}=\frac{n_{20}}{n_{10}}\cdot\frac{n-n_{10}}{n-n_{20}}$$

由题意知空气的折射率 $n_{10}=1$，水的折射率 $n_{20}=4/3$，透镜的折射率 $n=1.5$

代入，解得：$f_2=40\text{cm}$

答：此透镜在水中的焦距为 40cm。

10-6 一个焦距为 15cm 的凸透镜与一个焦距为 10cm 的凹透镜相隔 5cm。物体发出的光线先通过凸透镜，再通过凹透镜，最后成像于凸透镜前 15cm 处。问该物体位于凸透镜前多远？

解：(1) 设通过凸透镜的物距、像距和透镜的焦距分别为 u_1、v_1、f_1，而通过凹透镜的物距、像距和透镜的焦距分别为 u_2、v_2、f_2，凸透镜的焦距为正，凹透镜的焦距为负，两透镜间的距离为 s，由题意，知 $s = v_1 + u_2$

(2) 对凹透镜，运用成像公式 $\dfrac{1}{u} + \dfrac{1}{v} = \dfrac{1}{f}$

得到 $\dfrac{1}{s - v_1} + \dfrac{1}{v_2} = \dfrac{1}{f_2}$

将 $f_2 = -10\text{cm}, v_2 = -(15+5)\text{cm} \quad s = 5\text{cm}$ 代入

解得 $v_1 = 25\text{cm}$

(3) 对凸透镜，将 $f_1 = 15\text{cm}, v_1 = 25\text{cm}$ 代入成像公式

$$\dfrac{1}{u_1} + \dfrac{1}{v_1} = \dfrac{1}{f_1}$$

解得 $u_1 = 37.5\text{cm}$

答： 该物体位于凸透镜前 37.5cm 处。

10-7 使焦距为 20cm 的凸透镜与焦距为 40cm 的凹透镜密接，求密接后焦度？

解： 由 $\Phi = \dfrac{1}{f}$ 和 $\Phi = \Phi_1 + \Phi_2$

并注意到凸透镜的焦距为正，凹透镜的焦距为负

将 $\Phi_1 = \dfrac{1}{0.2} \quad \Phi_2 = -\dfrac{1}{0.4}$ 代入

得 $\Phi = 2.5\text{D}$

答： 密接后的焦度为 2.5D。

10-8 眼科医生对甲配 +2.0D 的眼镜，对乙配 −4.0D 的眼镜。问谁是近视，谁是远视？近视眼的远点和远视眼的近点距离各是多少？

解：(1) 凸透镜的焦度为正，凹透镜的焦度为负，对甲配凸透镜，所以甲是远视眼，对乙配凹透镜，所以乙是近视眼。

(2) 对甲来说，配镜合适的话，就使明视距离处，即 0.25m 处的物成像于它的近点，将 $\Phi = +2.0\text{D}, \Phi = \dfrac{1}{f}, u = 0.25\text{m}$ 代入薄透镜的成像公式

$$\dfrac{1}{u} + \dfrac{1}{v} = \dfrac{1}{f}$$

解出 $v = 0.5\text{m}$ 即为甲的近点；

(3) 对乙来说，配镜合适的话，就使无穷远处的物成像于它的远点，将 $\Phi = -4.0\text{D}, \Phi = \dfrac{1}{f}, u = \infty$ 代入薄透镜的成像公式

$$\dfrac{1}{u} + \dfrac{1}{v} = \dfrac{1}{f}$$

解出 $v = 0.25\text{m}$ 即为乙的远点。

答： 甲是远视眼，其近点距离为 0.5m；乙是近视眼，其远点距离为 0.25m。

10-9 一近视眼的远点在眼前 0.5m 处，欲使其能看清远方物体，问应配多少度的什么眼镜？

解： 如果远方的物体通过所配戴的眼镜后在该患者的远点处成一虚像，该患者便可看清远

方的物体。设眼镜的焦距为 f_2，物距为无穷远，像距为 $v=-0.5$m，代入薄透镜公式

$$\frac{1}{u}+\frac{1}{v}=\frac{1}{f}, \Phi=\frac{1}{f}$$

可得

$$\frac{1}{\infty}+\frac{1}{-0.5}=\frac{1}{f}=\Phi$$

解得

$$\Phi=\frac{1}{f}=-2\mathrm{D}=-200\text{ 度}$$

答：该患者应配戴 200 度的凹透镜作为近视镜。

10-10 一远视眼的近点在眼前 0.5m 处，欲使其能看清 0.25m 处的物体，问应配多少度的什么眼镜？

解：如果 0.25m 处的物体通过所配戴的眼镜后在该患者的近点处成一虚像，该患者便可看清 0.25m 处的物体。设眼镜的焦距为 f，由题意知物距为 $u=0.25$m，像距为 $v=-0.5$m，代入薄透镜公式

$$\frac{1}{u}+\frac{1}{v}=\frac{1}{f}, \Phi=\frac{1}{f}$$

可得

$$\frac{1}{0.25}+\frac{1}{-0.5}=\frac{1}{f}$$

解得

$$\Phi=\frac{1}{f}=2\mathrm{D}=200\text{ 度}$$

答：该患者应配戴 200 度的凸透镜。

10-11 一油浸显微镜恰可分辨每毫米 4000 条线的明暗相间的线组，已知照明光的波长为 435nm，并假定任意相邻线条都是非相干的，求物镜的数值孔径。

解：根据显微镜的最小分辨距离公式

$$Z=\frac{0.61\lambda}{n\sin a}$$

得物镜的数值孔径为

$$N\cdot A=n\sin a=\frac{0.61\lambda}{Z}$$

将最小分辨距离 $Z=\frac{1}{4000}$ mm，$\lambda=435$nm 代入上式得

$$N\cdot A=1.06$$

答：物镜的数值孔径为 1.06。

10-12 显微镜的油浸镜头的孔径数为 1.5，用波长 250nm 的紫外光源时，可分辨的最小距离为多少？若改用波长为 546nm 的光源呢？

解：显微镜的最小分辨距离公式是

$$Z=\frac{0.61\lambda}{n\sin a}=\frac{0.61\lambda}{N\cdot A}$$

(1) 将 $\lambda=250$nm，N.A.$=1.5$ 代入上式可求得：

$$Z_1=\frac{0.61\times 250}{1.5}=101.7\text{nm}$$

(2) 将 $\lambda=546$nm，N.A.$=1.5$ 代入上式可求得：

$$Z_2=\frac{0.61\times 546}{1.5}=222\text{nm}$$

答：用波长 250nm 的紫外光源时，显微镜可分辨的最小距离为 101.7nm；用波长 546nm 的光源时，显微镜可分辨的最小距离为 222nm。

名人或史料介绍

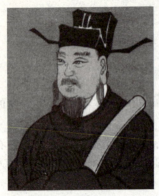

1. 沈括（1031—1095） 字存中,是我国北宋时代一位博学多才、成就显著的科学家。他的科学贡献涉及物理学、数学、天文学、医学、生物学、工程技术、文学和音乐等领域。他晚年所著的《梦溪笔谈》详细记载了劳动人民在科学技术方面的卓越贡献和他自己的研究成果,反映了我国古代特别是北宋时期自然科学达到的辉煌成就,不仅是我国古代的学术宝库,而且在世界文化史上也有重要的地位。

在光学方面,沈括进行了凹面镜成像的实验。通过实验,他指出凹面镜照物,中间有一称为"碍"的地方,在此之内,照物得正像;在此点之上,照物无所见;在此点之外,照物得倒像,表明他已发现了凹面镜的焦点。对凸面镜和平面镜,他也作过细致地观察和研究,他指出,镜面凸,所照人面缩小,故镜面虽小而能全纳入面。

2. 显微镜的发明 1595 年,荷兰的著名磨镜师詹森(Janssen)发明了第一个简陋的复式显微镜。这个显微镜是由三个镜筒连接而成。其中中间的镜筒较粗,是手握的地方。另外两个镜筒分别插入它的两端,可以自由伸缩,从而达到聚焦的目的。两个镜头,分别固定在镜筒的两端,物镜是一个只有一个凸面的单凸透镜,目镜是一个有两个凸面的双凸透镜。当这个显微镜的两个活动镜筒完全收拢时,它的放大倍数是 3 倍;当两个活动镜筒完全伸

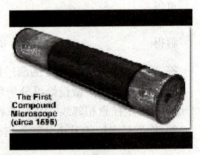

出时,它的放大倍数是 10 倍。虽然对比当今款式的显微镜来说,当时的显像和倍率都极为粗糙,但是詹森的显微镜在科学仪器发展史上却是一个根本性的突破。

荷兰代尔夫特人列文·虎克(AntonivanLeeuwenhoek)(1632—1723)是最早对显微镜的原始设计做出实质改进的人之一。一位仅仅受过初级教育的天才科学家和显微镜制造者,也是生物学发展史上的一位重要人物,通过显微镜。他最先发现了细菌,从而开创了微生物学。

检 测 题

（一）选择题

1. 关于单球面折射的物像公式的符号法则下列说法正确的是(　　)
   A. 如果从物点到折射面方向与入射光方向相同,则物距为正;反之为负
   B. 如果从物点到折射面方向与入射光方向相同,则物距为负;反之为正
   C. 如果从折射面到像点方向与折射光方向相同,则物距为正;反之为负
   D. 如果从折射面到像点方向与折射光方向相同,则像距为负;反之为正

2. 单球面折射公式用于(　　)
   A. 平行光线　　B. 近轴光线
   C. 远轴光线　　D. 一切光线

3. 不属于共轴球面系统的三对基点概念的是(　　)
   A. 两焦点　　B. 两主轴
   C. 两节点　　D. 两主点

4. 两个薄透镜密切相接组成一个薄透镜组。则透镜组的焦度与两透镜的焦度符合关系为(　　)
   A. $\Phi_1 = \Phi_1 + \Phi_2$　　B. $\dfrac{1}{\Phi} = \dfrac{1}{\Phi_1} + \dfrac{1}{\Phi_2}$
   C. $\Phi = \Phi_1 - \Phi_2$　　D. $\Phi = \dfrac{1}{\Phi_1} + \dfrac{1}{\Phi_2}$

5. 透镜的焦度描述透镜折射能力,单位是屈光度,

眼镜行业中的"度"与屈光度的关系为( )
A. 1 屈光度＝1 度   B. 1 屈光度＝10 度
C. 1 度＝100 屈光度   D. 1 屈光度＝100 度

6. 下列不是眼病的是( )
A. 近视眼   B. 老花眼
C. 散光眼   D. 远视眼

7. 近视眼患者的视力出现问题是由于( )
A. 远点前移   B. 远点后移
C. 近点前移   D. 近点后移

8. 远视眼患者的视力出现问题是由于( )
A. 远点前移   B. 远点后移
C. 近点前移   D. 近点后移

9. 矫正散光眼一般使用( )
A. 凸面镜   B. 凹面镜
C. 柱面镜   D. 球面镜

10. 用于矫正近视眼的眼镜片其焦度( )
A. 为正   B. 为负
C. 大于 1   D. 可正可负

11. 用于矫正远视眼的眼镜片其焦度( )
A. 为正   B. 为负
C. 大于 1   D. 可正可负

12. 显微镜能分辨两点的最小距离为( )
A. $\dfrac{0.61\lambda}{n\sin\beta}$ B. $\dfrac{\lambda}{n\sin\beta}$
C. $\dfrac{0.61\lambda}{\sin\beta}$ D. $\dfrac{0.61\lambda}{n\cos\beta}$

(二)填空题

13. 焦度是描述球面系统_____的物理量。
14. 若眼睛不调节时，平行入射的光线经眼的光学系统折射后会聚于视网膜的后边，如图 10-5(c)所示，这种眼称为_____。
15. 眼的调节主要是通过睫状肌的收缩舒张从而改变晶状体的_____来实现的。
16. 一般来说近视眼的矫正应该戴适当焦度的_____透镜。
17. 一般来说远视眼的矫正应该戴适当焦度的_____透镜。
18. 200 度的近视镜镜片，其屈光度为_____。
19. 显微镜的最小分辨距离的倒数称为显微镜的分辨本领，它表示显微镜_____的本领。

(三)名词解释

20. 共轴球面系统
21. 球面像差
22. 显微镜的分辨本领

(四)判断题(在正确的题后画√，错误的题后面画×)

23. 单球面折射成像的条件是远轴光线。( )
24. 按单球面折射公式的符号规定，如果凸面向着入射光线，则像距为正，反之为负。( )
25. 厚透镜中，射向第一节点的光线，相当于从第一主点沿平行于原来的方向射出。( )
26. 点光源经会聚圆柱透镜折射后，所成的像是一条线。( )

(五)论述题

27. 述球面像差的成因及其矫正。

(六)计算题

28. 一远视眼患者用 2.0D 的眼镜看书时，必须把书放在眼前 50cm 处。问他配什么样的眼镜才能和正常人一样看书？

检测题答案

(一)选择题
1. A；2. B；3. B；4. A；5. D；6. B；7. A；8. D；9. C；10. B；11. A；12. A

(二)填空题
13. 折射本领；14. 远视眼；15. 形状和表面曲率；16. 凹；17. 凸；18. −2D；
19. 能分辨被观察物体细节

(三)名词解释
20. 共轴球面系统由两个或两个以上的折射球面组成，而且这些球面的曲率中心和各球面的顶点都在同一条直线上。
21. 从一个点光源发出的通过球面透镜中央部分的光线才能在光轴上会聚于一点。但在实际使用中，常包含有远轴光线，它们通过球面透镜的边缘部分折射时，比近轴光线经透镜后的折射角要大，因此，这两部分光线经过透镜折射后不能相交在一点上，这样一个光点经透镜成像后在任一个面上得到的都不是一个亮点，而是一个边缘模糊的亮斑，这种现象是由于球面折射而产生的，称为球面像差。
22. 显微镜的最小分辨距离的倒数称为显微镜的分辨本领，它表示显微镜能分辨被观察物体细节的本领。

(四) 判断题

23. ×；24. ×；25. ×；26. √

(五) 论述题

27. 从一个点光源发出的通过球面透镜中央部分的光线才能在光轴上会聚于一点。但在实际使用中，常包含有远轴光线，它们通过球面透镜的边缘部分折射时，比近轴光线经透镜后的折射角要大，因此，这两部分光线经过透镜折射后不能相交在一点上，这样一个光点经透镜成像后在任一个面上得到的都不是一个亮点，而是一个边缘模糊的亮斑，因此产生球面像差。

矫正球面像差的方法有

(1) 在透镜的前面加上一个光阑，阻断远轴光线；

(2) 在会聚透镜之后放置一发散透镜，因为二者具有相反的球面像差，可以互相抵消，这样组成的透镜组减小了球面像差，但降低了焦度；

(3) 使用特殊的非球面透镜。

(六) 计算题

28. **解**：患者原来所戴 2D 的老镜使 40cm 的物体在其近点处成一虚像，新配镜应使 25cm 处的物体在其近点处成一虚像.

设：老镜的像距，即患者近点为 v，带入透镜的成像公式

$$\frac{1}{u_1} + \frac{1}{v_1} = \frac{1}{f_1} = \Phi_1$$

得

$$\frac{1}{0.4} + \frac{1}{v} = 2D$$

新镜的像距即患者近点也为 v，带入透镜的成像公式

$$\frac{1}{u_2} + \frac{1}{v_2} = \frac{1}{f_2} = \Phi_2$$

得

$$\frac{1}{0.25} + \frac{1}{v} = \Phi_2$$

联立两式，解得

$$\Phi_2 = \Phi_1 + \frac{1}{0.25} - \frac{1}{0.4} = 2 + 4 - 2.5$$
$$= 3.5(D)$$

焦度为正，是凸透镜。

答：应配 350 度的凸透镜。

(柴 英)

第十一章 光的波动性

内容提要

1. 光的相干性

(1) 相干条件：频率相同、振动方向相同、相遇点的相位差恒定。

(2) 获得相干光的方法：分波振面法（如杨氏双缝干涉）、分振幅法（如薄膜干涉）。

(3) 光程：光在介质中通过的几何路程 r 与介质的折射率 n 的乘积 nr。其物理意义为：同一频率的光在折射率为 n 的介质中通过 r 的距离时所引起的相位落后与光在真空中通过 nr 的距离时引起的相位落后相同。

透镜不产生附加的光程差。

(4) 半波损失：光由光疏介质射向光密介质，在界面上反射时会出现 π 的相位突变，相当于反射光的光程增加或减少了半个波长。

2. 光的干涉

(1) 杨氏双缝干涉

1) 光程差：$\delta \approx d\sin\theta \approx d \cdot \dfrac{x}{L} = \begin{cases} \pm k\lambda & (k=0,1,2,\cdots) \quad \text{干涉加强} \\ \pm(2k-1)\dfrac{\lambda}{2} & (k=1,2,3,\cdots) \quad \text{干涉减弱} \end{cases}$

2) 条纹位置：$x = \pm k\lambda \dfrac{L}{d} \quad (k=0,1,2,\cdots) \quad$ 亮条纹

$x = \pm(2k-1)\dfrac{\lambda}{2} \cdot \dfrac{L}{d} \quad (k=1,2,3,\cdots) \quad$ 暗条纹

3) 条纹间距：$\Delta x = x_k - x_{k-1} = \dfrac{L}{d}\lambda$，条纹等宽等间距。

其中 d 为双缝间距，L 为像屏与双缝的垂直距离，λ 为光波波长。

(2) 薄膜干涉：若膜外介质折射率相同，光线垂直入射时

$\delta = 2ne + \dfrac{\lambda}{2} = \begin{cases} k\lambda & (k=1,2,3,\cdots) \quad \text{干涉加强，明纹} \\ (2k+1)\dfrac{\lambda}{2} & (k=0,1,2,\cdots) \quad \text{干涉减弱，暗纹} \end{cases}$

其中 δ 为光程差，λ 为光波波长，n 为薄膜的折射率。

若薄膜的折射率介于前后介质折射率之间，光线垂直入射时

$\delta = 2ne = \begin{cases} k\lambda & (k=1,2,3,\cdots) \quad \text{干涉加强，明纹} \\ (2k+1)\dfrac{\lambda}{2} & (k=0,1,2,\cdots) \quad \text{干涉减弱，暗纹} \end{cases}$

(3) 劈尖干涉

$\delta = 2ne + \dfrac{\lambda}{2} = \begin{cases} k\lambda & (k=1,2,3,\cdots) \quad \text{明纹} \\ (2k+1)\dfrac{\lambda}{2} & (k=0,1,2,\cdots) \quad \text{暗纹} \end{cases}$

相邻明纹或相邻暗纹对应的厚度差

$\Delta e = e_{k+1} - e_k = \dfrac{\lambda}{2n}$

相邻明纹或相邻暗纹在劈面上的距离

$$L = \frac{\Delta e}{\sin\theta} \approx \frac{\lambda}{2n\theta}$$

(4) 牛顿环

$$\delta = 2en + \frac{\lambda}{2} = \begin{cases} k\lambda \\ (2k+1)\frac{\lambda}{2} \end{cases} \Rightarrow \begin{cases} \text{明环半径 } r = \sqrt{\frac{(2k-1)R\lambda}{2n}} \quad (k=1,2,3,\cdots) \\ \text{暗环半径 } r = \sqrt{\frac{kR\lambda}{n}} \quad (k=0,1,2,\cdots) \end{cases}$$

3. 惠更斯-菲涅耳原理 同一波阵面上的各点发出的子波都可以看成是新波源,经传播在空间某一点相遇时,可以相互叠加产生干涉。

4. 光的衍射 夫琅禾费衍射:平行光的衍射;菲涅尔衍射:非平行光的衍射。

(1) 夫琅禾费单缝衍射

半波带法:

$$a\sin\theta = \begin{cases} \pm 2k \cdot \frac{\lambda}{2} & \text{偶数个半波带,暗纹中心} \\ \pm(2k+1)\frac{\lambda}{2} & \text{奇数个半波带,明纹中心} \\ 0 & \text{中央明纹中心} \end{cases} \quad (k=1,2,3,\cdots)$$

其中 θ 为衍射角,a 为缝宽,λ 为光波波长。

条纹位置:

$$x_k = f\tan\theta \approx f\sin\theta = \begin{cases} \pm k \cdot f\frac{\lambda}{a} & \text{暗条纹} \\ \pm(2k+1) \cdot f\frac{\lambda}{2a} & \text{明条纹} \end{cases} \quad (k=1,2,3,\cdots)$$

相邻两暗纹中心的距离:$\Delta x = x_{k+1} - x_k = \frac{\lambda}{a}f$

中央明条纹宽度:$2\Delta x = 2\frac{\lambda}{a}f$

(2) 夫琅禾费圆孔衍射:艾里斑(中央亮斑)的半角宽度

$$\theta = \sin^{-1}1.22\frac{\lambda}{D} \approx 1.22\frac{\lambda}{D}$$

艾里斑的半径:$r = f\theta = 1.22\frac{\lambda}{D}f$

光学仪器的分辨率:$R = \frac{1}{\theta} = \frac{1}{1.22}\frac{D}{\lambda}$

(3) 光栅衍射

光栅常量:$d = a + b$

光栅方程:$d\sin\theta = \pm k\lambda,(k=0,1,2,\cdots)$

缺级条件:$\begin{cases} d\sin\theta = \pm k\lambda & (k=0,1,2,3,\cdots) \\ a\sin\theta = \pm k'\lambda & (k'=1,2,3,\cdots) \end{cases}$

缺级级数:$k = \pm\frac{d}{a}k'$

5. 光的偏振

(1) 光矢量、自然光、偏振光、线偏振光、起偏、检偏的概念。

(2) 马吕斯定律:强度为 I_0 的线偏振光通过透射轴方向与光振动方向夹角为 α 的偏振片后

的光强 $I = I_0\cos^2\alpha$。

强度为 I_0 的自然光通过偏振片后的光强 $I = \frac{1}{2}I_0$。

(3) 旋光现象

旋光角　　$\varphi = \alpha L$　　　　　　　　　　（固体）

$$\varphi = \alpha c L \quad 或 \quad \varphi = [\alpha]_\lambda^t \frac{c}{100} L \quad （溶液）$$

其中 α 为物质的旋光率，L 为光通过的旋光物质的长度，c 为旋光溶液的浓度。

6. 朗伯-比尔定律

$$I = I_0 e^{-\mu x}$$

式中 I_0 为入射光强度，I 为透射光强度，μ 为物质对光的吸收系数，x 为吸收物质的厚度。

溶液的相对透射率 T

$$T = \frac{I'}{I} = e^{-\beta C x}$$

其中 I 为通过溶剂的出射光强，I' 为通过溶液的出射光强，x 为溶液的厚度，βC 为溶质对单色光的吸收系数。

溶液的光密度　　　　　　$D = -\ln T = \beta C x$

光度比色法　　　　　　　$C' = \dfrac{D'}{D_0} C_0$

其中 D_0 和 D' 分别为标准溶液和待测溶液的光密度，C_0 为标准溶液的浓度，C' 为待测溶液的浓度。

典型例题

例 11-1　杨氏双缝干涉实验中，用波长为 589nm 的单色光作光源 S，在屏上观察到零级明纹在 O 点处。若将 S 移至 S'，则零级明纹向下方移动了 4 个明条纹间距的距离至 O' 点。欲使明纹重新回到 O 点，应在哪个缝的右边放一薄的云母片（$n = 1.58$）？此云母片的厚度为多少？

解：光源位于 S 处时在屏中心 O 点处形成零级明条纹，这时两束光至 O 点的光程相等。当光源 S 至 S' 时，两束光至 O 点的光程不再相等，零级明条纹将向下移至 O' 处。依题意，由 S' 发出的两相干光在 O 点形成 4 级明纹，即

$$\overline{S'S_2} + \overline{S_2 O} - (\overline{S'S_1} + \overline{S_1 O}) = k\lambda, \quad k = 4$$

所以有　　$\overline{S'S_2} - \overline{S'S_1} = k\lambda, \quad k = 4$

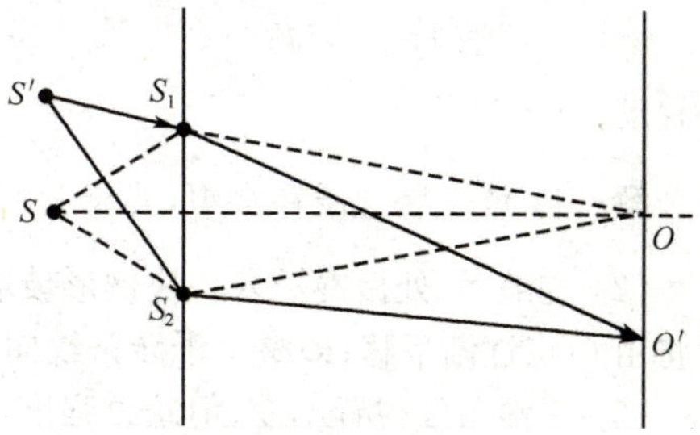

要使零级明条纹由 O' 处重新回到 O 点，需在 S_1 缝上盖上云母片。设云母片的厚度为 e，则有

图 11-1　例题 11-1

$$\delta = \overline{S'S_2} + \overline{S_2 O} - [\overline{S'S_1} + (\overline{S_1 O} - e + ne)] = 0$$

$$\overline{S'S_2} - \overline{S'S_1} - (n-1)e = 0$$

$$k\lambda - (n-1)e = 0$$

$$e = \frac{k\lambda}{n-1} \frac{4 \times 589 \times 10^{-9}}{1.58 - 1} = 4.06 \times 10^{-6} (\text{m})$$

例 11-2　三块偏振片 P_1、P_2、P_3 依次平行放置，P_1、P_3 偏振化方向互相垂直，自然光垂直入射到偏振片 P_1、P_2、P_3 上。问：

(1) 当透过 P_3 的光强为入射自然光强度的 $\frac{1}{8}$ 时,P_2 与 P_1 偏振化方向之间的夹角为多少?

(2) 透过 P_3 的光强为零时,P_2 如何放置?

(3) 能否找到 P_2 的合适方位,使最后透过 P_3 的光强为入射自然光强的 $\frac{1}{2}$?

解:(1) $I = \frac{I_0}{2}\cos^2\theta\cos^2(\frac{\pi}{2}-\theta) = \frac{I_0}{8}$,$\theta = \frac{\pi}{4}$

(2) $I = \frac{I_0}{2}\cos^2\theta\cos^2(\frac{\pi}{2}-\theta) = 0$,$\theta = 0, \frac{\pi}{2}$

(3) $I = \frac{I_0}{2}\cos^2\theta\cos^2(\frac{\pi}{2}-\theta) = \frac{I_0}{2}$,不可能。

习题解答

11-1 在杨氏双缝干涉实验中,当发生下列情况时干涉条纹如何变化?
(1)屏幕移近双缝;(2)光源的波长变大;(3)双缝间的距离变小。

解:干涉条纹间距:$\Delta x = \frac{L}{d}\lambda$

(1) 屏幕移近时,L 减小,Δx 减小,条纹间距减小。

(2) λ 变大,Δx 增大,条纹间距增大。

(3) d 变小,Δx 增大,条纹间距增大。

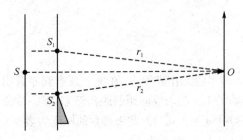

图 11-2　习题 11-2

11-2 杨氏双缝干涉实验中,若有下列变动,干涉条纹将如何变化?

(1) 把整个装置浸在水中;

(2) 在缝 S_2 处慢慢插入一块楔形玻璃片,如图 11-2;

(3) 两缝宽度稍有不等;

(4) 分别用红、蓝滤色片遮住 S_1 和 S_2;

(5) 将光源沿平行于 S_1S_2 连线方向向上作微小移动。

解:(1) 整个装置浸在水中,波长 $\lambda = \frac{\lambda_0}{n} < \lambda_0$,$\Delta x$ 减小,条纹变密。

(2) 在缝 S_2 处慢慢插入一块楔形玻璃片,由于 S_2 到 O 点的光程逐渐增加,中央明条纹的位置将由 O 点逐渐下移,即整个干涉条纹向下移动。

(3) 干涉条纹位置不变,但暗纹强度不为零,整个条纹的对比度下降。

(4) 由于两束光频率不同,所以不能干涉,无干涉条纹。

(5) 干涉条纹下移。

11-3 在杨氏双缝实验中,双缝间距离为 0.3mm,光源的波长为 600nm。求:

(1) 使像屏上干涉条纹间距为 3.0mm,像屏应该距离双缝多远?

(2) 若用厚度为 $4.0\mu m$、折射率为 1.5 的玻璃片遮盖狭缝 S_1,屏幕上的干涉条纹向哪个方向移动?移动了多远?

解:(1) 由 $\Delta x = \frac{L}{d}\lambda$ 得

$$L = \frac{d\Delta x}{\lambda} = \frac{0.3\times 10^{-3}\times 3.0\times 10^{-3}}{600\times 10^{-9}} = 1.5(\text{m})$$

(2) 如图 11-3,玻璃片遮盖狭缝 S_1,缝 S_1 和 S_2 到屏中心 O 点的光程不相等,所以 O 点处不再是零级明条纹,零级明条纹会向上移至 O' 点。

此时两光线至 O' 点的光程差 $\delta = 0$,令薄玻璃片厚度为 e,则

$$\delta = r_2 - (r_1 - e + ne)$$
$$= (r_2 - r_1) - (n-1)e = 0$$

其中 $r_2 - r_1 = d\dfrac{x}{L}$,代入上式可得干涉条纹向上移动的距离

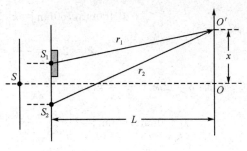

图 11-3 习题 11-3

$$x = \frac{e(n-1)L}{d} = \frac{4 \times 10^{-6} \times (1.5-1) \times 1.5}{0.3 \times 10^{-3}} = 1.0(\text{cm})$$

11-4 波长 500nm 的光垂直入射厚度为 $1.0\mu m$ 的薄膜,薄膜的折射率为 1.375。
(1) 求光在薄膜中的波长?
(2) 若膜的两侧为空气,求在膜上表面反射的光与经膜底反射后重出膜上表面的光之间的相位差。

解:(1) 光在膜中的波长为:

$$\lambda' = \frac{\lambda}{n} = \frac{500}{1.375} = 363.6(\text{nm})$$

(2) 考虑到半波损失,

光程为:$\Delta L = 2nd + \dfrac{\lambda}{2} = (2 \times 1.375 \times 1 + \dfrac{500 \times 10^{-3}}{2}) = 3(\mu m)$

相位差为:$\Delta \phi = \dfrac{2\pi}{\lambda} \Delta L = \dfrac{2 \times 3}{500 \times 10^{-3}}\pi = 12\pi$

11-5 平面单色光垂直照射在折射率为 1.32、厚度均匀的薄膜上,薄膜覆盖在折射率为 1.50 的玻璃板上,当光源的波长连续变化时,观察到 485nm 与 679nm 两个波长的光在反射中消失。试求薄膜的厚度。

解: 假设这两个波长间没有其他波长相消,那么两波长的暗条纹干涉级相邻,设 $\lambda_1 = 679\text{nm}$, $\lambda_2 = 485\text{nm}$,相应的暗条纹级次分别为 k 和 $k+1$,设薄膜厚度为 e。

干涉相消时 $\qquad\qquad 2ne = (2k-1)\dfrac{\lambda}{2}$

所以 $\qquad\qquad 2ne = (2k-1)\dfrac{\lambda_1}{2}$

$$2ne = [2(k+1)-1]\dfrac{\lambda_2}{2} = (2k+1)\dfrac{\lambda_2}{2}$$

$$(2k-1)\dfrac{\lambda_1}{2} = (2k+1)\dfrac{\lambda_2}{2}$$

$$k = \dfrac{\lambda_1 + \lambda_2}{2(\lambda_1 - \lambda_2)} = \dfrac{679 + 485}{2 \times (679 - 485)} = 3$$

因此油膜厚度 $\qquad e = \dfrac{(2k-1)\lambda_1}{4n} = \dfrac{2 \times 3 - 1}{4 \times 1.32} \times 679 = 643(\text{nm})$

11-6 白光垂直照射到空气中 380nm 厚的肥皂液膜上,液膜的折射率为 1.32。试问在可见光范围内(λ[400nm,760nm])该膜的正面呈什么颜色? 背面呈什么颜色?

解: 背面:$\delta = 2ne = k\lambda, k = \dfrac{2ne}{\lambda}$

$$\lambda[400\text{nm}, 760\text{nm}] \Rightarrow k\left[\frac{2ne}{760}, \frac{2ne}{400}\right] \Rightarrow k[1.32, 2.51]$$

$$k = 2, \lambda = \frac{2ne}{k} = 501.6(\text{nm})(\text{绿色})$$

正面：$\delta = 2ne + \dfrac{\lambda}{2} = k\lambda, k = \dfrac{4ne + \lambda}{2\lambda}$

$$\lambda[400\text{nm}, 760\text{nm}] \Rightarrow k\left[\frac{4ne + 760}{2 \times 760}, \frac{4ne + 400}{2 \times 400}\right] \Rightarrow k[1.82, 3.01] \Rightarrow k = 2, 3$$

$$\lambda = \frac{4ne}{2k-1}: \lambda_1 = \frac{4ne}{3} = 668.8(\text{nm})\text{ 红色}, \lambda_2 = \frac{4ne}{5} = 401.3(\text{nm})\text{ 紫色}$$

11-7 劈尖干涉中相邻两条纹之间的距离相等，而牛顿环干涉条纹的间距不相等，这是为什么？若要使牛顿环干涉条纹等间距，对透镜应做怎样的处理？答：[略]

11-8 平行单色光垂直入射到缝宽为 0.4mm 的单狭缝上，缝后放置一焦距为 40cm 的透镜，在像屏上的 P 点观察到一条明纹，且 P 点到中央明纹中心的距离为 1.3mm，求：

(1) 该明条纹的级数；
(2) 单色光的波长；
(3) 在 P 点看来，单缝处的波面可分成几个半波带；
(4) 中央明条纹的角宽度；
(5) 第二级明纹中心的衍射角。

解：(1) 根据单缝衍射明条纹的条件：$a\sin\theta = (2k+1)\dfrac{\lambda}{2}$，

则 $\sin\theta = (2k+1)\dfrac{\lambda}{2a}$

又由于 θ 很小，所以 $\sin\theta \approx \tan\theta = \dfrac{x}{f}$，则

$$\frac{x}{f} = (2k+1)\frac{\lambda}{2a}$$

$$k = \frac{ax}{\lambda f} - \frac{1}{2} = \frac{4.0 \times 10^{-4} \times 1.3 \times 10^{-3}}{40 \times 10^{-2}\lambda} - \frac{1}{2} = \frac{1.3 \times 10^{-6}}{\lambda} - \frac{1}{2}$$

对可见光的上、下限值，有

$$\lambda_{\min} = 400\text{nm} \quad k_{\max} = 2.75$$
$$\lambda_{\max} = 760\text{nm} \quad k_{\min} = 1.21$$

在可见光范围内，k 只能取整数 2。

(2) 由 $\dfrac{x}{f} = (2k+1)\dfrac{\lambda}{2a}$ 得 $\lambda = \dfrac{2ax}{(2k+1)f}$，

$k = 2$ 时 $\lambda = \dfrac{2ax}{5f} = \dfrac{2 \times 4.0 \times 10^{-4} \times 1.3 \times 10^{-3}}{5 \times 40 \times 10^{-2}} = 5.2 \times 10^{-7}(\text{m}) = 520(\text{nm})$

(3) 根据菲涅尔半波带法，对明条纹，可分成奇数个半波带，即 $n = 2k+1$。

对 P 点来说，$k = 2$，则可分成的半波带数为

$$n = 2k + 1 = 2 \times 2 + 1 = 5$$

(4) 对于暗条纹 $\qquad a\sin\theta = k\lambda$，

当 $k = 1$ 时，$\sin\theta = \dfrac{\lambda}{a}$，$\theta$ 很小，所以

$$\theta \approx \sin\theta = \frac{\lambda}{a} = \frac{520 \times 10^{-9}}{4.0 \times 10^{-4}} = 1.3 \times 10^{-3}(\text{rad})$$

中央极大的角宽度为：$\theta_0 = 2\theta = 2.6 \times 10^{-3}$ (rad)。

(5) 对于明条纹有 $a\sin\theta = (2k+1)\dfrac{\lambda}{2}$，$k=2$ 时
$$a\sin\theta_2 = 2.5\lambda$$

θ 很小，所以 $\theta_2 \approx 2.5\dfrac{\lambda}{a} = 2.5 \times \dfrac{520 \times 10^{-9}}{4.0 \times 10^{-4}} = 3.25 \times 10^{-3}$ (rad)

11-9 用波长 $\lambda = 500$ nm 的单色光照射 $d = 2.1\mu$m、$a = 0.7\mu$m 的光栅(图11-4)，求：

(1) 平行光垂直入射时，能看到哪几级光谱线？

(2) 平行光以 $30°$ 角斜入射时，能看到哪几级光谱线？

解：(1) 假设接收屏无限大，其最大衍射角为 $\pm 90°$，由光栅方程
$$d\sin\theta = \pm k\lambda$$

可得最大 k 值：$k_{\max} = \dfrac{d}{\lambda} = \dfrac{2.1 \times 10^{-6}}{500 \times 10^{-9}} = 4.2$

所以理论上可以看到 $0;\pm 1;\pm 2;\pm 3;\pm 4$ 共9条谱线。但是考虑到光栅的缺级现象，由于缺级而在屏上消失的谱线的级次 k 为：

$k = \pm\dfrac{d}{a}k' = \pm\dfrac{2.1}{0.7}k' = \pm 3k'$ $k' = 1,2,3,\cdots$

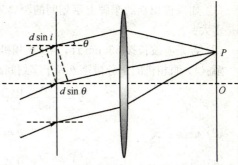

图 11-4 习题 11-9

当时 $k' = 1$ 时 $k = \pm 3$ 的两条谱线消失，所以最多能观察到 $0;\pm 1;\pm 2;\pm 4$ 共7条谱线。

(2) 当光线斜入射时光栅方程修正为
$$d(\sin\theta - \sin i) = \pm k\lambda，k = 0,1,2\cdots$$

所以
$$k = \dfrac{d(\sin\theta - \sin i)}{\lambda}$$

将 $\theta = \pm 90°$、$i = 30°$ 代入得

$k = \dfrac{d(\sin 90° - \sin 30°)}{\lambda} = 2.1$；$k = \dfrac{d(\sin(-90°) - \sin 30°)}{\lambda} = -6.3$

理论上可以看到 $-6;-5;-4;-3;-2;-1;0;+1;+2$ 共9条谱线，由于缺级而在屏上消失的谱线的级次 k 为：
$$k = \pm\dfrac{d}{a}k' = \pm 3k' \quad k' = 1,2,\cdots$$

$k = -6,-3$ 为缺级，所以能看到 $-5;-4;-2;-1;0;+1;+2$ 共7条光谱线。

11-10 波长 600 nm 的单色光垂直照射在光栅上，第 2 级明条纹出现在 $\sin\theta = 0.2$ 处，第 4 级缺级，求：

(1) 光栅上相邻两缝的间距 $a+b$ 多大？

(2) 光栅上狭缝可能的最小宽度 a 多大？

(3) 按上述选定的 a 和 b 值，在屏幕上可观察到的全部谱线级数有哪些？

解：(1) 由光栅方程 $d\sin\theta = \pm k\lambda$ 得
$$d = a+b = \dfrac{k\lambda}{\sin\theta} = \dfrac{2 \times 600 \times 10^{-3}}{0.2} = 6.0(\mu m)$$

(2) 由光栅缺级条件 $k = \dfrac{d}{a}k'$ 可知，若使 a 最小，应使 $\dfrac{k}{k'}$ 最大，即 $k' = 1$ 时 $k = 4$。

此时
$$a = \dfrac{d}{4} = \dfrac{6}{4} = 1.5(\mu m)$$

(3) 最大衍射角为 $\pm 90°$，代入光栅方程

$$d\sin\theta = \pm k\lambda$$

可得

$$k_{max} = \frac{d}{\lambda} = \frac{6}{600 \times 10^{-3}} = 10$$

再考虑到谱线缺级

$$k = \pm \frac{d}{a}k' = \pm 4k'$$

$k' = 1;2$ 时 $k = \pm 4; \pm 8$，故理论上在屏幕上可观察到的全部谱线级数有 $\pm 10; \pm 9; \pm 7; \pm 6; \pm 5; \pm 3; \pm 2; \pm 1; 0$ 共 17 条光谱线。

11-11 间谍卫星上的照相机能识别地面上汽车的车牌号。
(1) 如果被识别的车牌上字划间的距离为 5.0cm，那么在 160km 高空卫星照相机的角分辨率是多大？
(2) 若光波波长按 550nm 计，卫星照相机的孔径是多大？

解：(1) 照相机的角分辨率 θ 等于字划间距与卫星到车牌的距离之比，即

$$\theta = \frac{5.0 \times 10^{-2}}{160 \times 10^3} = 3.1 \times 10^{-7} (\text{rad})$$

(2) 根据公式

$$\theta = 1.22 \frac{\lambda}{D}$$

照相机的孔径为 $D = \frac{1.22\lambda}{\theta} = \frac{1.22 \times 550 \times 10^{-9}}{3.1 \times 10^{-7}} = 2.16 (\text{m})$

11-12 一束光可能是：①线偏振光；②部分偏振光；③自然光。你如何用实验确定这束光究竟是哪一种光？

答：略

11-13 使强度为 I_0 的自然光依次通过偏振化方向成 $60°$ 角的两个偏振片 P_1、P_2，透射光强为多少？若在 P_1、P_2 之间插入另一偏振片 P_3，它的偏振化方向与 P_1、P_2 的偏振化方向均成 $30°$ 角，透射光强度又是多少？

解：自然光通过 P_1 后，成为强度为 $\frac{1}{2}I_0$ 的线偏振光，根据马吕斯定律，线偏振光通过 P_2 后强度为

$$I_2 = \frac{1}{2}I_0 \cos^2\alpha = \frac{1}{8}I_0$$

若在 P_1、P_2 之间插入 P_3，线偏振光通过 P_3 后的强度为

$$I_3 = \frac{1}{2}I_0 \cos^2 30° = \frac{3}{8}I_0$$

之后再通过 P_2，强度为

$$I'_2 = \frac{3}{8}I_0 \cos^2 30° = \frac{9}{32}I_0$$

11-14 自然光和线偏振光的混合光束通过一偏振片，将偏振片以光的传播方向为轴旋转，透射光的强度也随之变化。如果透射光的最大光强和最小光强之比为 5:1，那么入射光中自然光线和线偏振光的强度之比为多大？

解：设线偏振光的光强为 I'，自然光的光强为 I''。旋转偏振片，当偏振片偏振化方向与线偏振光的振动方向平行时，透射光强最大。

$$I_{max} = \frac{1}{2}I'' + I'$$

当偏振片偏振化方向与线偏振光的振动方向垂直时，透射光强最小。

$$I_{min} = \frac{1}{2}I''$$

依题意 $\frac{I_{max}}{I_{min}} = 5$，因此 $\frac{\frac{1}{2}I'' + I'}{\frac{1}{2}I''} = 5$

得 $\frac{I''}{I'} = 1:2$，即自然光和线偏振光的强度之比为 $1:2$。

11-15 已知盐酸四环素溶液的旋光率 $[\alpha]_\lambda^t = 250° \cdot cm^3 \cdot g^{-1} \cdot dm^{-1}$。测得厚度为 20cm 的该溶液的旋光角为 15°，求该溶液的浓度。

解：由 $\varphi = [\alpha]_\lambda^t cL$ 得 $c = \frac{\varphi}{[\alpha]_\lambda^t L} = \frac{15}{250 \times 2.0} = 0.03(g \cdot cm^{-3})$

11-16 用光电比色法测定某溶液的浓度时，已知浓度为 $0.5 mol \cdot L^{-1}$ 的标准溶液的光密度为 0.693，待测溶液的相对透光率为 20%，求待测溶液的浓度。

解：$D' = -\ln T = -\ln 0.2 = 1.6$

$$C' = \frac{D'}{D_0}C_0 = \frac{1.6}{0.693} \times 0.5 = 1.16 mol \cdot L^{-1}$$

名人或史料介绍

菲涅耳（Augustin Jean. Fresnel 1788—1827），法国物理学家，1823年当选为法国科学院院士，1825年当选为英国皇家学会会员。他发展了惠更斯和托马斯·杨的光的波动理论，是19世纪波动光学的集大成者。

1818年，法国科学院提出征文竞赛题目：①利用精确的实验确定光线的衍射效应；②根据实验用数学归纳法推求出光通过物体附近时的运动情况。在阿拉果的鼓励和支持下，菲涅耳向评判委员提交了论文。

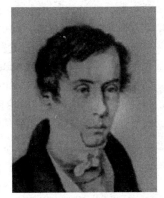

论文以严密的数学推理，从横波观点出发，圆满地解决了光的偏振；用半波带法定量计算了圆孔、圆板等形状的障碍物所产生的衍射花纹，推出的结果与实验符合得很好。菲涅耳的波动理论遭到了光的粒子论者的激烈反对，泊松根据菲涅耳的方程推导出一个关于圆盘衍射的奇怪结论：当把一个小圆盘放在光束中时，就会在小圆盘后面一定距离处的屏幕上出现一个亮斑。这是令人难以置信的，因此泊松认为这个计算结果足以证明光的波动说是荒谬的。菲涅耳和阿拉果随即用实验检验了这个理论预言——影子中心的确出现了一个亮点。随后菲涅耳又用复杂的理论计算表明，当圆片的半径很小时，这个亮点才比较明显。菲涅耳荣获了这一届的科学奖，而后人却戏剧性地称这个亮点为泊松亮斑。

菲涅耳的主要贡献：以惠更斯原理和干涉原理为基础，建立了惠更斯-菲涅耳原理；巧妙地用菲涅耳半波带法预言和说明了光的直狭缝、圆孔、圆屏及直边等的衍射现象；肯定了光是横波；发现了圆和椭圆偏振光；从理论上得到分振幅干涉中出现的半波损失问题；解释了反射光偏振现象和双轴晶体中的双折射现象，奠定了晶体光学的基础。

检 测 题

（一）选择题

1. 光程取决于（ ）
   A. 光传播的距离
   B. 媒质对光的吸收情况
   C. 媒质的折射率
   D. 光传播的距离和媒质的折射率

2. 一条光线垂直照射在透明薄膜上，薄膜的折射率 $n>1$，欲使反射光线加强，则膜的最小厚度应为（ ）
   A. $\dfrac{\lambda}{2}$ B. $\dfrac{\lambda}{4}$
   C. $\dfrac{\lambda}{2n}$ D. $\dfrac{\lambda}{4n}$

3. 用 600nm 的光照射一间距为 0.3mm 的双缝，在干涉图样中，中央明纹与第二明纹的距离为 4mm，则双缝到屏的距离为（ ）
   A. 0.5m   B. 0.75m
   C. 0.8m   D. 1.0m

4. 在光栅常数为 1.8×10^{-6}m 的透射光栅中，第三级光谱可观察到的最长波长为（ ）
   A. 700nm   B. 600nm
   C. 500nm   D. 400nm

5. 用波长为 λ 的单色光照射一狭缝，若屏幕上某点 P 是二级明纹，则由单缝边缘到达 P 点的光程差为（ ）
   A. $\dfrac{3}{2}\lambda$ B. 2λ
   C. $\dfrac{5}{2}\lambda$ D. 3λ

6. 在光栅衍射图样中，某一光波的二级明纹与 400nm 光波的三级明纹重合，则该光波的波长应为（ ）
   A. 653.2nm   B. 600nm
   C. 566.7nm   D. 400nm

7. 波长为 600nm 的单色光垂直照射一狭缝，缝后置一焦距为 3.0m 的透镜，在焦面上成像，测得中央亮纹的宽度为 3.0mm，那么单缝的宽度为（ ）
   A. 3.0mm   B. 2.4mm
   C. 1.2mm   D. 0.8mm

8. 线偏振光通过检偏器后，光强减为原来的 $\dfrac{1}{4}$，则偏振片的透射轴和线偏振光的振动方向之间的夹角是（ ）
   A. 0°   B. 30°
   C. 60°   D. 90°

9. 下列说法正确的是（ ）
   A. 偏振片既能作起偏器，也能作检偏器
   B. 部分偏振光与椭圆偏振光是同一现象的两个不同说法
   C. 半波片能使通过的 o 光和 e 光之间产生 $\pm\dfrac{\pi}{2}$ 的相差
   D. 线偏振光通过偏振片后可产生圆偏振光

10. 在双缝干涉实验中，为使屏上的干涉条纹间距变大，采取的办法是（ ）
    A. 将像屏移近双缝
    B. 使双缝间的距离变小
    C. 将两个缝的宽度稍微调窄
    D. 改用波长较小的单色光源

（二）填空题

11. 一束单色光垂直照射到每厘米 5000 条刻痕的光栅上，所形成的第二级明纹与入射光方向夹角为 30°，则该单色光的波长为 _____ 。

12. 平行单色光垂直入射到缝宽为 4.0×10^{-4}m 的单缝上，在缝后放置的透镜焦距为 40cm，若在接收屏上距中央明条纹的中心 1.3mm 处的 P 点观察到一明条纹，则该单色光的波长为 _____ 。

13. 杨氏干涉实验中，双缝的间距为 1.0mm，缝到像屏的距离为 1.0m，测得第一级暗纹和第三级暗纹的距离为 1.0mm，则所用光波波长为 _____ 。

14. 若一双缝装置的两个缝分别被厚度为 e、折射率为 n_1 和 n_2 的两块透明介质所遮盖，此时由两缝到屏上原中央极大所在处的两束光线的光程差为 _____ 。

15. 一双缝干涉装置，在空气中观察时干涉条纹间距为 1.0mm。若整个装置放在水中（水的折射率为 $\dfrac{4}{3}$），干涉条纹的间距为 _____ 。

（三）名词解释

16. 光的干涉
17. 光的衍射
18. 光的偏振

(四) 判断题(在正确的题后面画√,错误的题后面画×)

19. 在夫琅禾费单缝衍射实验中,仅增大缝宽而其余条件均不变时,中央亮纹的宽度将减小。( )
20. 在日光照射下能够看到油膜表面有彩色花纹,原因是油膜发生漫反射。( )
21. 杨氏双缝实验中增大像屏到双缝的距离,条纹间距将变宽。( )
22. 在杨氏双缝实验中,如果光源 S 到两狭缝 S_1、S_2 的距离不相等,例如,$SS_1 > SS_2$,则观察不到干涉现象。( )
23. 在双缝干涉实验中,用单色自然光作光源,在像屏上形成干涉条纹。若在两缝后放一个偏振片,则干涉条纹的间距不变,但明纹的亮度减弱。( )

(五) 计算题

24. 将 30g 含杂质的糖溶解于纯水中,制成 $100cm^3$ 的糖溶液,然后将此溶液装入长 15cm 的玻璃管中,当线偏振光垂直于管的端面并沿管轴通过时,测得偏振面旋转了 30°。已知这种纯糖的旋光率为 $54.4 cm^2 \cdot g^{-1}$,计算这种糖的纯度(即含纯糖百分比)。

检测题答案

(一) 选择题
1. D;2. D;3. D;4. B;5. C;6. B;7. C;8. C;9. A;10. B

(二) 填空题
11. 500nm 12. 520nm 13. 500nm
14. $(n_1 - n_2)e$ 15. 0.75mm

(三) 名词解释
16. 两列频率相同的光波,在空间相遇叠加,使空间有地方光强加强,有的地方光强减弱,产生明暗相间的条纹(单色光)或者产生彩色条纹(复色光)的现象。
17. 光在传播过程中如果遇到障碍物,能够绕过障碍物的边缘而进入几何阴影内继续传播,这种现象叫光的衍射。衍射是波动过程的基本特征之一。
18. 偏振现象是指光矢量的空间分布相对于光的传播方向所表现出的非轴对称性。只有横波才能产生偏振现象,故光的偏振是光的波动性的又一佐证。

(四) 判断题
19. √;20. ×;21. √;22. ×;23. √

(五) 计算题
24. 解:根据公式 $\varphi = \alpha c L$,式中 $\varphi = 30°$,则
$$c = \frac{\varphi}{\alpha L} = \frac{30}{54.4 \times 15} = 0.037 g \cdot cm^{-3}$$
因此 $100cm^3$ 糖溶液中含纯糖 3.7g,所以
$$c_0 = \frac{3.7}{30} = 12.3\%$$
这种糖的纯度为 12.3%。

(李乐霞)

第十二章 光的粒子性

 内容提要

1. 热辐射 辐射能量按波长的分布随温度变化的辐射叫做热辐射。

描述热辐射的物理量：

(1) 单色辐射本领 $M(\lambda, T)$：温度为 T 的物体单位时间内从其单位表面积辐射出来的波长在 λ 附近单位波长区间的电磁波的能量叫做物体对于波长为 λ 的电磁波的单色辐射本领，也叫做单色辐出度。

(2) 总辐射本领 $M(T)$：将温度为 T 的物体单位时间内从其单位表面积辐射出来的包含所有波长的电磁波的总能量叫做物体的总辐射本领，也叫做总辐出度。

$$M(T) = \int_0^{+\infty} M(\lambda, T) \, d\lambda$$

若在同一时间内物体吸收的能量与物体辐射的能量相等，则物体的辐射处于热平衡状态，物体的温度保持不变，此时的热辐射称为平衡热辐射。

单色吸收本领 $\alpha(\lambda, T)$：物体表面吸收的波长在 λ 附近单位波长区间的辐射能与全部入射的该波长区间的辐射能之比称为该物体的单色吸收本领。

基尔霍夫热辐射定律：在热平衡条件下，任何物体在同一温度下的单色辐射本领 $M(\lambda, T)$ 与其单色吸收本领 $\alpha(\lambda, T)$ 成正比，即

$$\frac{M_1(\lambda, T)}{\alpha_1(\lambda, T)} = \frac{M_2(\lambda, T)}{\alpha_2(\lambda, T)} = \cdots\cdots = M_0(\lambda, T)$$

$M_0(\lambda, T)$ 为黑体的单色辐射本领。

2. 黑体辐射 能完全吸收照射其上的各种波长的辐射的物体叫做黑体。

黑体辐射的实验规律：

(1) 斯特藩-玻耳兹曼定律：黑体的总辐射本领 $M_0(T)$ 与其绝对温度 T 的四次方成正比，

$$M_0(T) = \sigma T^4$$

斯特藩-玻耳兹曼常数 $\sigma = 5.670 \times 10^{-8} \text{W} \cdot \text{m}^{-2} \cdot \text{K}^{-4}$

(2) 维恩位移定律：在任何温度下，黑体辐射本领的峰值波长 λ_m 与其绝对温度 T 成反比，

$$\lambda_m T = b$$

维恩常数 $b = 2.898 \times 10^{-3} \text{m} \cdot \text{K}$。

(3) 普朗克能量子假说：波长为 λ 的电谐振子与辐射场交换的能量 ε 只能是某个最小能量——能量子的整数倍，即

$$\varepsilon = n\varepsilon_0 = nh\nu = nhc/\lambda$$

普朗克的黑体辐射公式

$$M_0(\lambda, T) = \frac{2\pi hc^2}{\lambda^5 (e^{\frac{hc}{\lambda kT}} - 1)}$$

普朗克常量 $h = 6.626 \times 10^{-34} \text{J} \cdot \text{s}$。

3. 光电效应 光电效应是指光照射到金属表面上时，有电子从金属表面逸出的现象。

(1) 光电效应的实验规律

1) 饱和电流的大小 i_m 与入射光强成正比；

2) 光电子的最大初动能与光强无关，与遏止电压 U_0 有关：$\frac{1}{2}mv_m^2 = eU_0$；

3) 遏止电压 U_0 与入射光的频率 ν 呈线性关系：$U_0 = K\nu - U_b$；

4) 每种金属都存在一个截止频率 ν_0；

5) 只要频率大于截止频率，无论光强多么微弱，光的照射和光电子的逸出几乎是同时发生的。

(2) 爱因斯坦的光子假说：一束频率为 ν 的光可看成是由许多能量均为 $h\nu$ 的光子组成的光子流。

爱因斯坦光电效应方程：$h\nu = \frac{1}{2}mv_m^2 + A$

光电效应过程是光子和电子相互作用的过程，金属中的自由电子一次性地完全吸收一个光子的全部能量 $h\nu$，一部分为用以脱离金属表面的逸出功 A，其余部分转换为电子逸出金属后的初动能。逸出功 $A = h\nu_0$ 与金属的种类有关。

(3) 光的波粒二象性：光既具有波动性，又具有粒子性。光的波动性用光的波长 λ 和频率 ν 描述，而光的粒子性用光子的质量 m、动量 p 和能量 E 描述。

光子的能量 $E = h\nu$

光子的动量 $p = mc = \dfrac{h}{\lambda} = \dfrac{h\nu}{c}$

光子的质量 $m = \dfrac{h\nu}{c^2} = \dfrac{h}{c\lambda}$ （静止质量 $m_0 = 0$）

4. 康普顿效应 波长为 λ_0 的单色 X 射线被石墨、石蜡等较轻物质散射时，在散射线谱中除了有与原波长 λ_0 相同的 X 射线外，还有波长大于 λ_0 的 X 射线 λ；波长差 $\Delta\lambda = \lambda - \lambda_0$ 随散射角的增大而增大。这种散射称为康普顿效应。

康普顿效应的实验规律：

(1) 波长差 $\Delta\lambda = \lambda - \lambda_0$ 随散射角 θ 的增大而增大。散射线中波长为 λ_0 的射线强度随 θ 增大而减小；波长为 λ 的射线强度随 θ 增大而增大；

(2) 对于相同的散射角 θ，不同散射物质引起的 $\Delta\lambda$ 相同，与入射 X 射线波长 λ_0 以及散射物质无关，但波长 λ_0 的强度随散射物质的原子序数增大而增大，而波长 λ 的强度随散射物质的原子序数增大而减小。

康普顿散射过程是入射 X 射线中的光子与散射物质中的电子作弹性碰撞的过程：

$$\Delta\lambda = \lambda - \lambda_0 = \frac{h}{m_0 c}(1 - \cos\theta) = \frac{2h}{m_0 c}\sin^2\frac{\theta}{2}$$

5. 实物粒子的波粒二象性 德布罗意假设：一个质量为 m 以速度 v 做匀速运动的实物粒子，既具有用能量 E 和动量 p 所描述的粒子性，也具有用频率 ν 和波长 λ 所描述的波动性。这种与粒子相联系的波称为物质波或德布罗意波。

德布罗意公式 $\nu = \dfrac{E}{h}$

$$\lambda = \frac{h}{p} = \frac{h}{mv}$$

德布罗意波既不是机械波，也不是电磁波，而是一种概率波。

6. 不确定关系 粒子的坐标和动量的不确定关系

$$\Delta x \Delta p_x \geq \frac{\hbar}{2}$$

粒子的能量和时间的不确定关系

$$\Delta E \Delta t \geqslant \frac{\hbar}{2}$$

典型例题

例 12-1 太阳光谱的光谱辐射本领的最大值出现在波长为 0.5×10^{-6} m 处。求(1)太阳表面的温度。(2)太阳表面的总辐射本领。

解：(1)由维恩位移公式可得

$$T = \frac{b}{\lambda_m} = \frac{b\nu_m}{c} = \frac{2.898\times10^{-3}}{0.5\times10^{-6}} = 5.8\times10^3 \text{K}$$

(2)由斯特藩—玻耳兹曼公式可得

$$M = \sigma T^4 = 5.67\times10^{-8}\times(5.8\times10^3)^4 = 6.4\times10^7 \text{W/m}^2$$

答：太阳表面的温度为 5.8×10^3 K，太阳表面的总辐射本领为 6.4×10^7 W·m^{-2}。

例 12-2 铝的逸出功为 4.2eV，今用波长为 200nm 的光照射铝表面，求：(1)光电子的最大动能。(2)遏止电压。(3)铝的红线波长。

解：(1) 由爱因斯坦光电效应方程知

$$\frac{1}{2}mv_m^2 = h\nu - A = \frac{hc}{\lambda} - A$$

$$= \frac{6.63\times10^{-34}\times3\times10^8}{200\times10^{-9}} - 4.2\times1.6\times10^{-19} = 3.23\times10^{-19} \text{J}$$

(2) 遏止电压

$$U_0 = \frac{\frac{1}{2}mv_m^2}{e} = \frac{3.23\times10^{-19}}{1.6\times10^{-19}} = 2.0 \text{V}$$

(3) 铝的红线波长

$$\lambda_0 = \frac{c}{\nu_0} = \frac{hc}{A} = \frac{6.63\times10^{-34}\times3\times10^8}{4.2\times1.6\times10^{-19}} = 2.96\times10^{-7} \text{m}$$

答：光电子的最大动能为 3.23×10^{-19} J，遏止电压为 2.0V，铝的红线波长为 2.96×10^{-7} m。

例 12-3 一个静止电子与一个能量为 4.0×10^3 eV 的光子碰撞后，它能获得的最大动能是多少？

解：由 Compton 效应方程和能量守恒定律知电子获得的动能

$$E_k = \frac{hc}{\lambda_0} - \frac{hc}{\lambda} = \frac{hc}{\lambda_0} - \frac{hc}{\lambda_0 + \frac{h}{m_0 c}(1-\cos\theta)}$$

可见：当 $\theta=\pi$ 时，电子获得的动能最大，即

$$E_k = \frac{hc}{\lambda_0} - \frac{hc}{\lambda} = \frac{hc}{\lambda_0} - \frac{hc}{\lambda_0 + \frac{2h}{m_0 c}} = E_0 - \frac{hc}{\frac{hc}{E_0} + \frac{2h}{m_0 c}} = E_0\left(1 - \frac{m_0 c^2}{m_0 c^2 + 2E_0}\right)$$

$$= 4.2\times10^3\times(1 - \frac{9.1\times10^{-31}\times(3\times10^8)^2}{9.1\times10^{-31}\times(3\times10^8)^2 + 2\times4.2\times10^3\times1.6\times10^{-19}}) = 62 \text{eV}$$

答：电子获得的最大动能为 62eV。

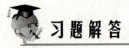
习题解答

12-1 黑体在加热过程中其辐射本领的最大值所对应的波长由 0.90μm 变化到 0.45μm，求

总辐射本领增加了几倍。

解：由维恩位移公式可得

$$\frac{T_2}{T_1} = \frac{\frac{b}{\lambda_{m_2}}}{\frac{b}{\lambda_{m_1}}} = \frac{\lambda_{m_1}}{\lambda_{m_2}} = \frac{0.90\mu m}{0.45\mu m} = 2.0$$

由斯特藩—玻耳兹曼公式可得

$$\frac{M_{02} - M_{01}}{M_{01}} = \frac{\sigma T_2^4}{\sigma T_1^4} - 1 = \frac{T_2^4}{T_1^4} - 1 = (2.0)^4 - 1 = 15$$

12-2 热核爆炸时火球的瞬时温度可达到 1.0×10^7 K，求：(1) 辐射最强的波长；(2) 这种波长的光子能量是多少？

解：(1) 由维恩位移公式知

$$\lambda_m = \frac{b}{T} = \frac{2.898 \times 10^{-3}}{1.00 \times 10^7} = 2.898 \times 10^{-10} \text{m} = 0.2898 \text{nm}$$

(2) 根据光子的能量和频率的关系可得

$$E = h\nu = \frac{hc}{\lambda} = \frac{6.626 \times 10^{-34} \times 3.00 \times 10^8}{0.2898 \times 10^{-9}} = 6.86 \times 10^{-16} \text{J} = 4.296 \text{KeV}$$

12-3 波长为 500nm 的单色光入射到逸出功为 2.46eV 的 Na 表面上，求：(1) 光电子的最大初动能；(2) 在正负极之间施加多大的电压才能使光电流降低为零？

解：(1) 根据爱因斯坦光电效应方程可知光电子的最大动能为

$$E_K = \frac{1}{2}m v_m^2 = h\nu - A = \frac{hc}{\lambda} - A$$

$$= \frac{6.626 \times 10^{-34} \times 3 \times 10^8}{500 \times 10^{-9}} - 2.46 \times 1.6 \times 10^{-19} = 3.96 \times 10^{-21} \text{J}$$

(2) 根据遏止电压的定义可知，所求电压即为遏止电压，则

$$U_0 = \frac{\frac{1}{2}m v_m^2}{e} = \frac{3.96 \times 10^{-21}}{1.6 \times 10^{-19}} = 2.475 \times 10^{-2} \text{V}$$

12-4 在理想条件下，正常人的眼睛接收到 550nm 的可见光时，每秒光子数达 100 个时就有光感，求与此相当的功率是多少？

解：由光强的定义可推知光的功率为

$$P = nh\nu = \frac{nhc}{\lambda} = \frac{100 \times 6.626 \times 10^{-34} \times 3.00 \times 10^8}{550 \times 10^{-9}} = 3.62 \times 10^{-17} \text{W}$$

12-5 入射的 X 射线光子的能量为 0.60MeV，被自由电子散射后波长变化了 40%，求反冲电子的动能。

解：由康普顿散射公式可知反冲电子的动能 E_K 为

$$E_k = h\nu_0 - h\nu = hc\left(\frac{1}{\lambda_0} - \frac{1}{\lambda}\right) = hc\left(\frac{1}{\lambda_0} - \frac{1}{1.4\lambda_0}\right) = \frac{hc}{\lambda_0} \times \frac{0.4}{1.4} = \frac{0.60 \times 2}{7} = 0.17 \text{MeV}$$

12-6 能量为 0.622MeV 的光子，该光子与物质发生康普顿散射时，求散射角为 180° 的反散射光子的能量及此时反冲电子的能量。

解：由 Compton 公式可知

$$\lambda = \lambda_0 + \frac{h}{m_0 c}(1 - \cos 180°) = \frac{hc}{h\nu_0} + \frac{2h}{m_0 c}$$

$$= \frac{6.626 \times 10^{-34} \times 3.00 \times 10^8}{0.662 \times 10^6 \times 1.60 \times 10^{-19}} + \frac{2 \times 6.626 \times 10^{-34}}{9.11 \times 10^{-31} \times 3.00 \times 10^8} = 6.73 \times 10^{-12} \text{m}$$

则光子能量

$$E = h\nu = \frac{hc}{\lambda} = \frac{6.626 \times 10^{-34} \times 3.00 \times 10^8}{6.73 \times 10^{-12} \times 1.60 \times 10^{-19}} = 2.95 \times 10^{-14} \text{J} = 0.184 \text{MeV}$$

而反冲电子能量

$$E_e = 0.662\text{MeV} - 0.184\text{MeV} = 0.478\text{MeV}$$

12-7 设电子和中子的动能均为 1.0×10^4 eV，忽略相对论效应，求其相应的德布罗意波长。

解：根据德布罗意公式可知微观粒子的德布罗意波长为

$$\lambda = \frac{h}{p} = \frac{h}{\sqrt{2mE}}$$

电子的德布罗意波长为

$$\lambda_e = \frac{h}{\sqrt{2mE}} = \frac{6.63 \times 10^{-34}}{\sqrt{2 \times 9.11 \times 10^{-31} \times 1.00 \times 10^4 \times 1.60 \times 10^{-19}}} = 1.23 \times 10^{-11} \text{m}$$

中子的德布罗意波长为

$$\lambda_n = \frac{h}{\sqrt{2mE}} = \frac{6.63 \times 10^{-34}}{\sqrt{2 \times 1.67 \times 10^{-27} \times 1.00 \times 10^4 \times 1.60 \times 10^{-19}}} = 2.87 \times 10^{-13} \text{m}$$

名人或史料介绍

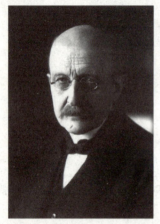

普朗克（Max Karl Ernst Ludwig Planck，1858—1947）德国理论物理学家，量子论的奠基人。普朗克早期受克劳修斯的影响而致力于热力学的研究，1894 年起，他将注意力转向黑体辐射问题。1899 年底，普朗克得知德国实验物理学家路末等人的实验结果表明：维恩定律仅在短波范围内与实验相符，在长波范围内则与实验有明显的偏离。接着在 1900 年 10 月，普朗克又从德国实验物理学家鲁本斯处得知黑体辐射本领在长波段的分布函数趋于一个完全不同的形式：正比于绝对温度，接近于瑞利-金斯公式。受此两个实验结果的启发，普朗克立即尝试用内插法去寻求新的辐射公式，当天就得到了所要求的辐射公式。当晚普朗克就将这个辐射公式致信鲁本斯，鲁本斯马上将此公式与他的实验数据作了认真比较，结果是令人满意的一致。1900 年 10 月 19 日在德国物理学会会议上，普朗克作了题为《维恩辐射定律的改进》的报告，提出了著名的普朗克黑体辐射公式。尽管实验证明了普朗克黑体辐射公式对于全部波段及所有温度的正确性，然而它毕竟是一个侥幸猜中的内推公式，并不具备明确的理论基础，故从此公式提出之日起，普朗克就致力于寻找其物理意义。1900 年 12 月 14 日在德国物理学会会议上，普朗克宣读了题为《关于正常光谱中能量分布定律的理论》的论文，提出了能量的量子化假设。这一天被人们看作是"量子论的诞生日"，普朗克也被人尊称为"量子之父"。由于普朗克对建立量子论的贡献，1918 年他获得了诺贝尔物理学奖。

检 测 题

（一）选择题

1. 对包含有电子和光子相互作用过程的光电效应和康普顿效应的正确理解是（　　）

   A. 两种效应中，电子和光子组成的系统都服从动量守恒定律和能量守恒定律

   B. 两种效应都相当于电子和光子的弹性碰撞过程

   C. 两种效应都相当于电子吸收光子的过程

   D. 光电效应是电子吸收光子的过程，而康普顿效应则相当于电子和光子的弹性碰撞

过程

2. 关于不确定关系 $\Delta x \Delta p_x \geqslant \dfrac{\hbar}{2}$ 的正确理解是（　　）
   A. 粒子的动量不能准确确定
   B. 粒子的坐标不能准确确定
   C. 粒子的动量和坐标不能同时准确确定
   D. 粒子的动量和坐标都不能准确确定

3. 关于黑体的正确理解是（　　）
   A. 不辐射可见光的物体
   B. 不辐射任何光线的物体
   C. 不反射可见光的物体
   D. 不能反射任何光线的物体

4. 具有相同动能的电子和中子的德布罗意波波长分别为 λ_e 和 λ_n，则（　　）
   A. $\lambda_e = \lambda_n$ B. $\lambda_e < \lambda_n$
   C. $\lambda_e > \lambda_n$ D. 无法确定

5. 对于黑体辐射（　　）
   A. 单色辐射本领与温度无关，仅由波长决定
   B. 单色辐射本领是某个波长的发射本领
   C. 单色辐射本领的最大值对应的波长与温度无关
   D. 单色辐射本领的最大值对应的波长随温度升高而减少

6. 热辐射产生的条件是（　　）
   A. 发光的物体
   B. 黑体
   C. 物体温度比环境温度高
   D. 以上说法都不对

7. 光是由光子组成的，光电效应中的光电流依赖于（　　）
   A. 照射光的强度和频率
   B. 照射光的频率和相位
   C. 照射光的强度
   D. 照射光的频率

8. 在康普顿效应实验中，若散射光波长是入射光波长的1.2倍，则散射光光子的能量与反冲电子动能之比为（　　）
   A. 5   B. 4
   C. 3   D. 2

9. 对于光电效应，下列说法正确的是（　　）
   A. 用单色光照射时，光电子的动能不变
   B. 光电子的数目与照射光的强度成正比
   C. 只有照射光的频率小于截止频率时才产生光电子
   D. 光电子的动能与照射光的强度成正比

10. 用频率为 ν 的单色光照射某种金属时，逸出光电子的最大初动能为 E_k，若改用频率为 2ν 的单色光照射此种金属时，则逸出光电子的最大初动能为（　　）
    A. $h\nu + E_k$ B. $2E_k$
    C. $h\nu - E_k$ D. $2h\nu - E_k$

（二）填空题

11. 光子波长为 λ，则其能量＝＿＿＿＿；动量的大小＝＿＿＿＿；质量＝＿＿＿＿。

12. 德布罗意假设是＿＿＿＿＿＿＿＿＿＿＿＿＿＿＿＿。电子经加速电压 U 加速后，其德布罗意波长为＿＿＿＿。

13. 在加热黑体的过程中，其单色辐射本领最大值所对应的波长由 $\lambda_1 = 690$ nm 变化为 $\lambda_2 = 500$ nm，则此黑体的前后温度比 $T_1/T_2 =$＿＿＿＿。

14. 当波长为 300nm 的光照射到某种金属表面时，光电子的最大初动能为 4.0×10^{-19} J，则此种金属的遏止电压 $U_0 =$＿＿＿＿，截止频率 $\nu_0 =$＿＿＿＿。

15. 康普顿效应的散射线谱中除了有与原波长 λ_0 相同的 X 射线外，还有波长（填大于或小于）＿＿＿＿原波长的 X 射线 λ；波长差随散射角的增大而＿＿＿＿。

（三）名词解释

16. 单色辐射本领

17. 黑体

（四）判断题（在正确的题后面画√，错误的题后面画×）

18. 熔炉中的铁水发的光是热辐射，所以霓虹灯发的光也是热辐射。（　　）

19. 光的强度越大，光子的能量就越大。（　　）

20. 在康普顿效应中，散射光波长差 $\Delta \lambda = \lambda - \lambda_0$ 与散射物质无关。（　　）

21. 物体只有在高温的情况下才发射热辐射。（　　）

22. 只有微观粒子才具有波粒二象性，而宏观物体不具有波粒二象性，因此不需考虑宏观物体的波粒二象性。（　　）

（五）论述题

23. 人体也向外发出热辐射，为什么在黑暗中还

是看不见人呢?

24. 刚粉刷完的房间从房外远处看,即使在白天,它的敞开着的窗口也是黑的。为什么?

25. 试论热辐射的特点。

检测题答案

(一) 选择题

1. D; 2. C; 3. D; 4. C; 5. D; 6. D; 7. A; 8. A; 9. B; 10. A。

(二) 填空题

11. hc/λ; h/λ; $h/c\lambda$。

12. 实物粒子具有波动性,其波长 $\lambda = h/p$,频率 $\nu = E/h$; $\lambda = h/\sqrt{2eUm_e}$。

13. 0.725。

14. 2.5V; 4.0×10^{14}Hz。

15. 大于;增大。

(三) 名词解释

16. 温度为 T 的物体单位时间内从其单位表面积辐射出来的波长在 λ 附近单位波长区间的电磁波的能量叫做物体对于波长为 λ 的单色辐射本领,也叫做单色辐出度。

17. 能完全吸收照射其上的各种波长的辐射的物体叫做黑体。

(四) 判断题

18. ×;19. ×;20. √;21. ×;22. ×。

(五) 论述题

23. 人体的辐射波长太长,远离可见光波段。若设人体表面的温度为 36℃,则由维恩位移定律可得

$\lambda_m = b/T = 2.898 \times 10^{-5}/(273 + 36) = 93.8$nm

在远红外波段,为非可见光,故即使在黑暗中也看不到人体辐射。

24. 从窗口进入的光线在房间里经过多次反射后极少能再从窗口反射出来,所以看起来窗口总是黑的。这样的窗口就可看作是一个黑体。

25. 热辐射具有以下特点:

(1) 它是连续光谱,在任一有限不为零的频率处都会有能量辐射出来。

(2) 热辐射是热运动所致。只要物体的温度不为零,都会有热辐射。

(3) 物体的温度越高,分子的平均热运动能量就越大,热辐射的总能量就越大。

对于黑体来说,总辐射本领 $M_0(T)$ 与其绝对温度 T 的四次方成正比,$M_0(T) = \sigma T^4$。

(4) 随着温度的升高,热辐射强度在光谱中的分布由长波向短波转移。

对于黑体来说,在任何温度下的辐射本领的峰值波长 λ_m 与其绝对温度 T 成反比,$\lambda_m T = b$。

(田兴华)

第十三章 量子力学基础

 内容提要

1. 氢原子光谱的规律 氢原子光谱是线状光谱,分布在可见区和近紫外区。谱线的间隔和强度都向着短波方向递减。谱线系可用公式表达。

赖曼系 $\tilde{\nu} = R\left(\dfrac{1}{1^2} - \dfrac{1}{n^2}\right), (n=2,3,4,\cdots)$

巴耳末系 $\tilde{\nu} = R\left(\dfrac{1}{2^2} - \dfrac{1}{n^2}\right), (n=3,4,5,\cdots)$

帕邢系 $\tilde{\nu} = R\left(\dfrac{1}{3^2} - \dfrac{1}{n^2}\right), (n=4,5,6,\cdots)$

布喇开系 $\tilde{\nu} = R\left(\dfrac{1}{4^2} - \dfrac{1}{n^2}\right), (n=5,6,7,\cdots)$

普芳德系 $\tilde{\nu} = R\left(\dfrac{1}{5^2} - \dfrac{1}{n^2}\right), (n=6,7,8,\cdots)$

氢原子光谱的波数可以表达为

$$\tilde{\nu} = R\left(\dfrac{1}{k^2} - \dfrac{1}{n^2}\right) \quad \text{或} \quad \tilde{\nu} = T(k) - T(n)$$

2. 玻尔的氢原子理论

(1) 定态假设:原子系统只能具有一系列不连续的能量状态,在这些状态中,电子虽然作加速运动,但并不辐射电磁波。这些状态称为原子的定态,相应能量为 $E_1, E_2, E_3, \cdots$。

(2) 跃迁理论:原子从一个具有较大能量 E_n 的定态,过渡到一个具有较小能量 E_k 的定态时,会发射或吸收一定频率的电磁波,其频率由下式决定

$$\nu = \dfrac{E_n - E_k}{h}$$

(3) 轨道量子化:电子绕核做圆周运动时,其动量矩只能等于 $\dfrac{h}{2\pi}$ 的整数倍,即

$$L = mvr = n\dfrac{h}{2\pi}, \quad (n=1,2,3,\cdots)$$

式中,n 为量子数,该式为量子化条件。

(4) 轨道半径:$r_n = \dfrac{\varepsilon_0 n^2 h^2}{\pi m Z e^2} = n^2 \dfrac{r_1}{Z}, (n=1,2,3,\cdots)$

(5) 能级:电子轨道半径和原子系统的能量是不连续的,是量子化的。量子化的能量值称为能级,表达式为:$E_n = -\dfrac{mZ^2 e^4}{8\varepsilon_0^2 n^2 h^2}, (n=1,2,3,\cdots)$

3. 波函数 波函数是量子力学中用来描述微观粒子的状态而引入的,它是空间和时间的复函数。波函数模的平方对应于微观粒子在空间某处出现的概率。波函数的复数形式为

$$\psi(x,t) = A e^{-i 2\pi\left(\nu t - \frac{x}{\lambda}\right)}$$

4. 波函数的统计解释

(1) 在任何处,只能有一个概率,即函数是单值的。

(2) 概率不可能无限大,所以函数必须有限。

(3) 概率不会在某处发生突变,所以函数必须连续。不符合单值、有限、连续的波函数是没有物理意义的,它就不代表物理实在。

(4) 粒子在整个空间出现的概率等于1,即 $\iiint |\psi(x,y,z,t)|^2 \mathrm{d}x\mathrm{d}y\mathrm{d}z = 1$,称为归一化条件。

5. 薛定谔方程 描写微观粒子状态随时间变化的规律是薛定谔方程。一维运动自由粒子定态的薛定谔方程是

$$\frac{\mathrm{d}^2\varphi}{\mathrm{d}x^2} + \frac{8\pi^2 m}{h^2}(E-U)\varphi = 0$$

对三维运动的情况则可用以下偏微分方程代替,即

$$\frac{\partial^2\varphi}{\partial x^2} + \frac{\partial^2\varphi}{\partial y^2} + \frac{\partial^2\varphi}{\partial z^2} + \frac{8\pi^2 m}{h^2}(E-U)\varphi = 0$$

定态薛定谔方程的解与含时间因子的函数的乘积就是粒子的波函数。

6. 一维势阱中粒子的定态波函数 $\varphi(x) = \sqrt{\frac{2}{a}}\sin\left(\frac{n\pi}{a}x\right)$ 。一维势阱中粒子的定态能量只取分立值。量子数越小,能级越低。阱中粒子的最低能量 $\frac{h^2}{8ma^2}$ 称为零点能。

7. 能量量子化 类氢原子的总能量只能取一系列分立值,这种现象称为能量量子化。这些值是

$$E_n = -\frac{me^4}{8\varepsilon_0^2 h^2} \cdot \frac{Z^2}{n^2}, \qquad (n=1,2,3,\cdots)$$

$n\to\infty$, $E_n\to 0$,电子将从束缚态转入自由态。

8. 角动量量子化 角动量 L 也满足量子化条件,其形式为

$$L = \sqrt{l(l+1)}\frac{h}{2\pi}, \qquad [l=0,1,2,\cdots(n-1)]$$

相同的能量状态 E_n 下,因 l 有 n 个不同的取值,而使轨道角动量具有 n 个量子化值。所以角量子数 l 也就表征着电子运动的轨道角动量量子化。

9. 空间量子化 角动量在空间中的取向不是任意的,它在空间某一特殊方向只能取一系列分立值,这种现象称为空间量子化。这些值为

$$L_z = m\frac{h}{2\pi}, \qquad (m=0,\pm 1,\pm 2,\cdots\pm l)$$

同一 l 下,角动量 L 与 z 轴的夹角有 $(2l+1)$ 个值,即允许角动量有 $(2l+1)$ 个不同取向,这也是量子化的。

10. 自旋量子化 电子除了绕核运动外,还有自旋。按照轨道角动量及其分量的量子条件,电子自旋角动量的量值为

$$S = \sqrt{s(s+1)}\frac{h}{2\pi}$$

11. 泡利不相容原理 在一个原子内不可能存在两个相同的量子态。即一个原子内每个电子都有它独自的四个量子数。

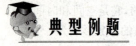

典型例题

例 13-1 根据量子力学理论,氢原子中电子的运动状态可以用 n、l、m_l、m_s 四个量子数来描述,试说明它们各自确定什么物理量?

答：主量子数 n 确定电子能量的主要部分，n 越小，能级越低；$(n=1,2,3,\cdots)$

角量数 l 确定电子角动量 $\boldsymbol{L}$ 的值（$L = \sqrt{l(l+1)}\dfrac{h}{2\pi}$），决定电子能量的次要部分，$n$ 相同时，l 越小，能级越低。$(l=0,1,2,\cdots\cdots,n-1)$

磁量子数 m_l 确定电子角动量 $\boldsymbol{L}$ 在外磁场方向的分量

$$L_z = m_l \frac{h}{2\pi}, \quad (m_l = 0, \pm 1, \pm 2, \cdots, \pm l)$$

自旋量子数 m_s 确定电子自旋角动量在 Z 轴方向的分量

$$M_s = m_s h \quad (m_s = \pm \frac{1}{2})$$

例 13-2 原子内电子的量子态由量子数 n、l、m_l、m_s 表征，当 n、l、m_l 一定时，不同量子态数目为多少？当 n、l 一定时，不同量子态数目为多少？当 n 一定时，不同量子态数目为多少？

答：当 n、l、m_l 一定时，m_s 只能取两个值，不同量子态数为 2；

当 n、l 一定时，m_l 有 $(2l+1)$ 个取值，m_s 有两个取值，所以不同量子态数为 $2(2l+1)$；

当 n 一定时，l 有 n 个取值，m_l 有 $(2l+1)$ 个取值，m_s 有两个取值，所以不同量子态数为 $\sum\limits_{l=0}^{n-1} 2(2l+1) = 2n^2$。

例 13-3 在长度为 l 的一维势阱中，粒子的波函数为

$$\psi(x) = \sqrt{\frac{2}{l}} \sin \frac{n\pi}{l} x$$

求从势阱壁 $l=0$ 起到 $l/3$，$n=2$ 时，此概率是多大？

分析 粒子出现在给定区间概率的计算。由波函数可得概率密度函数 $\omega(x) = |\psi(x)|^2$，由 $\omega(x)$ 积分可求出粒子在给定区间出现的概率。

解： $W = \int_0^{l/3} \omega(x) \mathrm{d}x = \int_0^{l/3} |\psi(x)|^2 \mathrm{d}x$

$= \int_0^{l/3} \dfrac{2}{l} \sin^2 \dfrac{n\pi}{l} x \mathrm{d}x = \dfrac{1}{l} \int_0^{l/3} \left(1 - \cos \dfrac{2n\pi}{l} x\right) \mathrm{d}x$

$= \dfrac{1}{3} - \dfrac{1}{2n\pi} \sin \dfrac{2n\pi}{3}$

当 $n=2$ $W = \dfrac{1}{3} - \dfrac{1}{4\pi} \sin \dfrac{4}{3}\pi = 40.2\%$

例 13-4 一个粒子沿 x 方向运动，可以用下列波函数描述

$$\psi(x) = C \frac{1}{1+ix}$$

(1) 由归一化条件定出常数 C。

(2) 求概率密度函数。

(3) 什么地方出现粒子的概率最大？

分析 归一化常数、概率密度和概率极值点的计算。由于所给的波函数 $\psi(x)$ 是复数，所以首先要求出其共轭复数 $\psi^*(x)$。然后由归一化条件通过积分可求出常数 C，由概率密度定义 $\omega = \psi^* \psi$ 直接求出 ω，再对 ω 求极大值，经挑选找出合理的解。

解： (1) 由归一化条件 $\int_{-\infty}^{\infty} \psi^* \psi \mathrm{d}x = 1$ 求 C，先求出 ψ^*，由

$$\psi = C \frac{1}{1+ix} = C \frac{1-ix}{1+x^2}$$

有
$$\psi^* = C\frac{1+ix}{1+x^2}$$
$$\int_{-\infty}^{\infty} \psi\psi^* \, dx = C^2 \int_{-\infty}^{\infty} \frac{1+x^2}{(1+x^2)^2} dx = C^2 \pi$$

令 $C^2\pi = 1$，得 $C = \dfrac{1}{\sqrt{\pi}}$

(2) $\omega(x) = \psi^*\psi = \dfrac{1}{\pi(1+x^2)}$

(3) 发现粒子的概率最大位置应满足
$$\frac{d\varphi(x)}{dx} = \frac{d}{dx}\left[\frac{1}{\pi(1+x^2)}\right] = 0$$

得 $x = 0$

习题解答

13-1 求氢原子光谱赖曼系的最大和最小波长。

解：赖曼系是从较高能级回到 $n = 1$ 能级的跃迁。

由 $\dfrac{1}{\lambda_{\max}} = \tilde{\nu} = R\left(\dfrac{1}{1^2} - \dfrac{1}{2^2}\right) \Rightarrow \lambda_{\max} = 129\,\text{nm}$

$\dfrac{1}{\lambda_{\min}} = \tilde{\nu} = R\left(\dfrac{1}{1^2} - \dfrac{1}{\infty^2}\right) \Rightarrow \lambda_{\min} = 92\,\text{nm}$

13-2 根据玻尔理论，求氢原子中的电子在 1、3 轨道上的运动速度之比 v_1/v_3。

解：玻尔氢原子理论表明电子绕核做圆周运动时，电子的动量矩 $L = mvr = n\dfrac{h}{2\pi}$，而 $r_n = n^2 r_1$。代入以上数据可得到 v_1/v_3 为 3。

13-3 原子中具有 n 和 l 量子数相同的最大电子数是多少？

解：当 n、l 一定时，m_l 有 $(2l+1)$ 个取值，m_s 有两个取值，所以不同量子态数为 $2(2l+1)$，最大电子数为 $2(2l+1)$。

13-4 设电子在一维深势阱中运动，求势阱的宽度 $a = 10^{-2}\,\text{m}$ 和 $a = 10^{10}\,\text{m}$ 两种情况下电子的能量。

解：依据一维深势阱中电子的能量公式：$E_n = \dfrac{h^2}{8ma^2} \cdot n^2$，分别将 $a = 10^{-2}\,\text{m}$ 和 $a = 10^{10}\,\text{m}$ 代入解得能量分别为 $3.8 \times 10^{-15} n^2\,\text{eV}$；$38 n^2\,\text{eV}$。

13-5 略

13-6 已知氢原子处于 $l = 3$ 的状态上，试求此时其电子的角动量和它在外磁场方向上的分量的可能值，并作出角动量在外磁场中的取向图（图 13-1）。

解：(1) $L = \sqrt{l(l+1)}\dfrac{h}{2\pi} = \sqrt{12}\dfrac{h}{2\pi}$

$l = 3$，$m = 0, \pm 1, \pm 2, \pm 3$

$m = 0$，$L_z = 0$

$m = \pm 1$，$L_z = \pm \dfrac{h}{2\pi}$

$m = \pm 2$，$L_z = \pm 2\dfrac{h}{2\pi}$

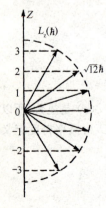

图 13-1 习题 13-6

$m = \pm 3$, $L_z = \pm 3 \dfrac{h}{2\pi}$

(2) 空间取向图见图 13-1

13-7 一粒子沿 x 方向运动，其波函数为：$\varphi(x) = C\dfrac{1}{1+ix}$，$-\infty < x < \infty$。求：

(1) 常数 C 的值；
(2) 发现粒子概率密度最大的位置。

解：(1) 由归一化条件可知

$$\int_V |\varphi(x)|^2 \mathrm{d}V = 1$$

而粒子在 x 方向运动，故 $\int_{-\infty}^{\infty} C^2 \left|\dfrac{1}{1+ix}\right|^2 \mathrm{d}x = 1$

即 $\int_{-\infty}^{\infty} C^2 \dfrac{1}{1+x^2} \mathrm{d}x = 2C^2 \cdot \dfrac{\pi}{2} = \pi C^2 = 1$ 所以 $C = \dfrac{1}{\sqrt{\pi}}$

(2) 几率密度 $w = |\varphi(x)|^2 = \dfrac{1}{(1+x^2)\pi}$

而几率密度最大，即 $\dfrac{\mathrm{d}|\varphi(x)|^2}{\mathrm{d}x} = -\dfrac{2x}{\pi(1+x^2)^2} = 0$

得 $x = 0$

13-8 粒子在一维无限深势阱中运动，其定态波函数为 $\varphi_n(x) = \sqrt{\dfrac{2}{a}}\sin\dfrac{n\pi x}{a}$ $(0 < x < a)$。如果粒子处于 $n=1$ 的状态，在区间 $\left[0, \dfrac{a}{4}\right]$ 发现该粒子的概率是多少？

分析： 粒子出现在给定区间概率的计算。由波函数可得概率密度函数 $\omega(x) = |\psi(x)|^2$，由 $\omega(x)$ 积分可求出粒子在给定区间出现的概率。

解： $W = \int_0^{\frac{a}{4}} \omega(x)\mathrm{d}x = \int_0^{\frac{a}{4}} |\psi(x)|^2 \mathrm{d}x = \int_0^{\frac{a}{4}} \dfrac{2}{a}\sin^2\dfrac{n\pi}{a}x\,\mathrm{d}x$

$= \dfrac{1}{a}\int_0^{\frac{a}{4}}(1-\cos\dfrac{2n\pi}{a}x)\mathrm{d}x = \dfrac{1}{4} - \dfrac{1}{2n\pi}\sin\dfrac{2n\pi}{4}$

当 $n=1$ $W = \dfrac{1}{4} - \dfrac{1}{2\pi}\sin\dfrac{\pi}{2} = 9.08\%$

13-9 一粒子被限制在相距 L 的两个不可穿透的壁之间，描写粒子状态的波函数为 $\varphi(x) = cx(L-x)$，求 c 的值并确定在 $0 \sim \dfrac{L}{3}$ 区间发现粒子的概率。

解：(1) 由归一化条件 $\int_0^L \psi^*\psi\,\mathrm{d}x = 1$ 求 c，

$\int_0^L \psi^*\psi\,\mathrm{d}x = \int_0^L |cL(L-x)|^2 \mathrm{d}x = \int_0^L c^2 L^2(L-x)^2 \mathrm{d}x$

$\Rightarrow c^2 L^5 \dfrac{1}{30} = 1 \Rightarrow c = \sqrt{\dfrac{30}{L^5}}$

(2) 由 $\omega(x)$ 积分可求出粒子在给定区间出现的概率。

$W = \int_0^{\frac{L}{3}} \omega(x)\mathrm{d}x = \int_0^{\frac{L}{3}} |\psi(x)|^2 \mathrm{d}x = \int_0^{\frac{L}{3}} \dfrac{30}{L^5} x^2(L-x)^2 \mathrm{d}x = 21\%$

名人或史料介绍

1. 玻尔·N

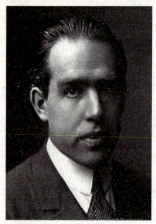

玻尔·N(Niels Henrik David Bohr 1885—1962)丹麦物理学家,哥本哈根学派的创始人。1885年10月7日生于哥本哈根,1903年入哥本哈根大学数学和自然科学系,主修物理学。1907年以有关水的表面张力的论文获得丹麦皇家科学文学院的金质奖章,并先后于1909年和1911年分别以关于金属电子论的论文获得哥本哈根大学的科学硕士和哲学博士学位。1917年当选为丹麦皇家科学院院士。1922年玻尔荣获诺贝尔物理学奖。

玻尔一生从事科学研究。他的研究工作开始于原子结构未知的年代,结束于原子科学已趋成熟,原子核物理已经得到广泛应用的时代。他对原子科学的贡献使他无疑地成了20世纪上半叶与爱因斯坦并驾齐驱的、最伟大的物理学家之一。

2. 薛定谔·E   薛定谔·E(1887—1961)奥地利理论物理学家,是波动力学的创始人。薛定谔1887年8月12日生于维也纳,1906～1910年,他在维也纳大学物理系学习。1910年获得博士学位。毕业后,在维也纳大学第二物理研究所工作。1913年与R.W.F.科耳劳施合写了关于大气中镭A(即^{218}Po)含量测定的实验物理论文,为此获得了奥地利帝国科学院的海廷格奖金。1920年移居耶拿,担任M.维恩的物理实验室的助手。1921年,薛定谔受聘到瑞士苏黎士大学任数学物理学教授。1926年独立地创立了波动力学,提出了薛定谔方程,确定了波函数的变化规律。1927年当选为普鲁士科学院院士。1933年受德国纳粹党徒的迫害,离开苏黎士到英国任牛津大学物理学教授。同年和狄拉克一起荣获诺贝尔物理学奖。1944年,薛定谔还发表了《生命是什么?——活细胞的物理面貌》一书。在此书中,薛定谔试图用热力学、量子力学和化学理论来解释生命的本性,引进了非周期性晶体、负熵、遗传密码、量子跃迁式的突变等概念。这本书使许多青年物理学家开始注意生命科学中提出的问题,引导人们用物理学、化学方法去研究生命的本性,使薛定谔成了今天蓬勃发展的分子生物学的先驱。1957年薛定谔接受了德国高级荣誉勋章。1961年1月4日,他在奥地利的阿尔卑巴赫山村病逝。

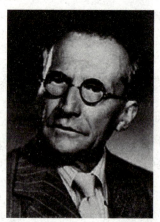

检 测 题

(一)选择题

1. 氢原子的 L 壳层中,电子可能具有的各量子数 (n, l, m_l, m_s) 是(　　)
   A. $1, 0, 0, \pm \dfrac{1}{2}$　　B. $2, 1, -1, \pm \dfrac{1}{2}$
   C. $2, 0, 1, -\dfrac{1}{2}$　　D. $1, 1, -1, \pm \dfrac{1}{2}$

2. 在宽度为 0.1nm 的一维无限势阱中,能级 $n=2$ 的电子能量为(　　)
   A. 37.7eV　　B. 75.4eV
   C. 150.8eV　　D. 301.6eV

3. 氢原子的第二激发态与基态能级间能量之差约为(　　)
   A. 10.2;eV　　B. 12.1eV
   C. 12.8eV　　D. 13.6eV

4. 大量氢原子同时处在 $n=4$ 的状态,当它们向低能态约迁时,根据玻尔理论,可能产生不同波长的谱线条纹是(　　)

A. 9 B. 7
C. 6 D. 5

5. 有两种粒子,其质量 $m_1=2m_2$,动能 $E_{k1}=2E_{k2}$,则它们的德布罗意波长之比为(　　)

   A. $\dfrac{1}{4}$ B. $\dfrac{1}{2}$

   C. $\dfrac{1}{\sqrt{2}}$ D. $\dfrac{1}{8}$

6. 已知粒子在一维矩形无限深势阱中运动,其波函数为 $\Psi(x)=\dfrac{1}{\sqrt{a}}\cos\dfrac{3x}{2a}\pi(-a\leqslant x\leqslant a)$,那么粒子在 $x=\dfrac{5a}{6}$ 处出现的几率密度为(　　)

   A. $\dfrac{1}{2a}$ B. $\dfrac{1}{a}$

   C. $\dfrac{1}{\sqrt{a}}$ D. $\dfrac{1}{\sqrt{2a}}$

7. 玻尔理论中所说的能级是指(　　)

   A. 电子的动能 B. 电子的势能
   C. 原子系统的动能 D. 原子系统的势能
   E. 原子系统的总能量

8. 若角量子数,则其角动量在空间的取向有几个(　　)

   A. 1 B. 2
   C. 3 D. 4
   E. 5

9. 在 $n=2$ 时,态上填充的最大量子数 Zn 为(　　)

   A. 2 B. 4
   B. 8 D. 12

10. 原子中与主量子数 $n=4$ 对应的状态共有多少个(　　)

    A. 4 B. 8
    C. 12 D. 32

(二) 填空题

11. 在氢原子被外来单色光激发后发出的巴尔末谱线系中,仅观察到三条光谱线,这三条谱线的波长是_____,_____,_____。

12. 一维矩形无限深势阱宽度为,粒子的波函数为 $\Psi(x)=\sqrt{\dfrac{2}{a}}\sin\dfrac{2x}{a}\pi,0<x<a$,则发现粒子概率最大的位置是_____。

13. 根据泡利不相容原理,在主量子数 $n=4$ 的电子的电子壳层上最多可能有的电子数为_____。

14. 当主量子数 $n=3$ 时,副量子数 l 可能有的值为_____;当副量子数 $l=2$ 时,磁量子数 m_l 可能有的值为_____。

(三) 名词解释

15. 量子条件

16. 定态

(四) 判断题 (在正确的题后面画√,错误的题后面画×)

17. 当氢原子系统中各原子都处在主量子数 $n=3$ 的状态上,则氢原子能够发射红外光子。(　　)

18. 将波函数在空间各点的振幅同时增大 n 倍,则粒子在空间的分布几率也将增大 n 倍。(　　)

19. 对于处在第一激发态的氢原子,用可见光照射,能使之电离。(　　)

20. 类氢原子的总能量只能取一系列分离值。(　　)

21. 角动量在空间的取向不是任意的。(　　)

(五) 论述题

22. 论述玻尔氢原子理论的缺陷。

(六) 计算题

23. 氢原子中电子从 $n=5$ 状态中跃迁到 $n=2$ 状态中时,辐射光子的波长为多少?

检测题答案

(一) 选择题
1. B; 2. C; 3. B; 4. C; 5. B; 6. A; 7. E; 8. E;
9. C; 10. D

(二) 填空题
11. $\lambda_1=434$ nm $\lambda_2=486.1$ nm $\lambda_3=656.2$ nm
12. $\dfrac{1}{4}a$; $\dfrac{3}{4}a$

13. 32
14. $l=0,1,2$; $m_l=0,\pm 1,\pm 2$

(三) 名词解释
15. 决定原子系统可能存在的各种定态的条件。
16. 原子系统只能具有一系列不连续的能量状态,在这些状态中电子虽做加速运动,但并不辐射电磁波,这些状态称为原子的定态。

(四) 判断题

17. ×；18. ×；19. ×；20. √；21. √

(五) 论述题

22. 论述玻尔氢原子理论的缺陷。

氢原子的玻尔理论圆满解释了氢原子光谱的规律性；从理论上算出了里德伯玻尔的氢原子理论是由经典理论加上量子化条件构成的，通常把这种理论叫做半经典理论，或经典量子论。它的缺陷是：玻尔理论只能说明氢原子及类氢离子的规律，不能解释多电子原子的光谱；没有考虑原子能级之间的跃迁速度，无法从理论上去处理光谱线的强度、宽度等问题；不能说明原子是如何组成分子，构成液体和固体的；它还存在逻辑上的缺点，他把微观粒子看成是遵守经典力学的质点，但同时又赋予它们量子化的特征，这样就使得微观粒子是多么的不协调。

(六) 计算题

23. **解**：根据 $En = -13.6\dfrac{Z^2}{n^2}(\text{eV})$ ∵ 氢原子 $Z=1$，则 $En = -\dfrac{13.6}{n^2}(\text{eV})$

得 $E_5 = -0.54(\text{eV}), E_2 = -3.4(\text{eV})$

两个状态间的能量差值为：$3.40 - 0.54 = 2.68(\text{eV})$

$\Delta E = \dfrac{hc}{\lambda}$ 则 $\lambda = \dfrac{hc}{\Delta E} = 434\text{nm}$

答：氢原子中电子从 $n=5$ 状态中跃迁到 $n=2$ 状态中时，辐射光子的波长为 434nm。

（王 礼）

第十四章 相对论基础

 内容提要

1. 迈克尔孙-莫雷实验

(1) 两束光时间差

$$\Delta t = 2(t_1 - t_2) \approx \frac{2lu^2}{c^3}$$

(2) 干涉引起条纹移动数目

$$\Delta N = \frac{2L}{\lambda} \frac{u^2}{c^2}$$

2. 伽利略变换

$$\begin{cases} x' = x - ut \\ y' = y \\ z' = z \\ t' = t \end{cases} \qquad \begin{cases} v_x' = v_x - u \\ v_y' = v_y \\ v_z' = v_z \end{cases}$$

3. 洛伦兹变换及其逆变换

$$\begin{cases} x' = \gamma(x - ut) \\ y' = y \\ z' = z \\ t' = \gamma\left(t - \frac{u}{c^2}x\right) \end{cases} \text{其逆变换为} \begin{cases} x = \gamma(x' + ut') \\ y = y' \\ z = z' \\ t = \gamma\left(t' + \frac{u}{c^2}x'\right) \end{cases}$$

其中 $\gamma = \dfrac{1}{\sqrt{1 - u^2/c^2}}$

4. 爱因斯坦速度变换式

$$\begin{cases} v_x' = \dfrac{v_x - u}{1 - \dfrac{uv_x}{c^2}} \\ v_y' = \dfrac{v_y}{\gamma\left(1 - \dfrac{uv_x}{c^2}\right)} \\ v_z' = \dfrac{v_z}{\gamma\left(1 - \dfrac{uv_x}{c^2}\right)} \end{cases} \text{其逆变换为} \begin{cases} v_x = \dfrac{v_x' + u}{1 + \dfrac{uv_x'}{c^2}} \\ v_y = \dfrac{v_y'}{\gamma\left(1 + \dfrac{uv_x'}{c^2}\right)} \\ v_z = \dfrac{v_z'}{\gamma\left(1 + \dfrac{uv_x'}{c^2}\right)} \end{cases}$$

5. 同时性的相对性 在一个惯性系中不同地点同时发生的两个事件,在另一个与之有相对运动的惯性系中看,并不是同时发生的。

$$\Delta t' = \frac{\Delta t - \dfrac{u}{c^2}\Delta x}{\sqrt{1 - \dfrac{u^2}{c^2}}}$$

6. 长度收缩 运动的尺沿运动方向放置时长度要缩短 $l' = l_0\sqrt{1-u^2/c^2}$

7. 时间延缓 在惯性系中,运动的钟比静止的钟走得慢 $\tau = \dfrac{\tau_0}{\sqrt{1-u^2/c^2}}$

8. 相对论质量速度关系

$$m = \frac{m_0}{\sqrt{1-u^2/c^2}} = \lambda m_0$$

9. 相对论动量

$$p = mv = \frac{m_0 v}{\sqrt{1-u^2/c^2}} = \gamma m_0 v$$

10. 相对论动能

$$E_k = mc^2 - m_0 c^2$$

11. 相对论质能方程

$$\Delta E = \Delta mc^2$$

12. 广义相对论等效原理 引力质量与惯性质量的等同性 $m = m'$

典型例题

例 14-1 设火箭 A、B 沿 x 轴方向相向运动,在地面测得它们的速度各为 $v_A = 0.9c, v_B = -0.9c$。试求火箭 A 上的观测者测得火箭 B 的速度为多少?

解:令地球为"静止"参考系 S,火箭 A 为参考系 S'。A 沿 x、x' 轴正方向以速度 $u = v_A$ 相对于 S 运动,B 相对 S 的速度为 $v_x = v_B = -0.9c$。所以在 A 上观测到火箭 B 的速度为:

$$v_x' = \frac{v_x - u}{1 - \dfrac{uv_x}{c^2}} = \frac{-0.9c - 0.9c}{1 - \dfrac{(0.9c)(-0.9c)}{c^2}} = \frac{-1.8c}{1.81} \approx -0.994c$$

例 14-2 μ 子是在宇宙射线中发现的一种不稳定的粒子,它会自发地衰变为一个电子和两个中微子。对 μ 子静止的参考系而言,它自发衰变的平均寿命为 2.15×10^{-6} s。我们假设来自太空的宇宙射线,在离地面 6000m 的高空所产生的 μ 子,以相对于地球 $0.995c$ 的速率由高空垂直向地面飞来,试问在地面上的实验室中能否测得 μ 子的存在。

解:(1) 按经典理论,μ 子在消失前能穿过的距离为

$$l = 0.995c \times 2.15\times 10^{-6}\text{s} = 642\text{m}$$

所以 μ 子不可能到达地面实验室,这与在地面上能测得 μ 子存在的实验结果不符。

(2) 按相对论,设地球参考系为 S,μ 子参考系为 S'。依题意,S' 系相对 S 系的运动速率 $u = 0.995c$,μ 子在 S' 系中的固有寿命 $\tau_0 = 2.15\times 10^{-6}$ s。根据相对论时间延缓公式,在地球上观察 μ 子的平均寿命为

$$\tau = \gamma \tau_0 = \frac{1}{\sqrt{1-\dfrac{u^2}{c^2}}}\tau_0 = 2.15\times 10^{-5}\text{s}$$

μ 子在时间 τ 内的平均飞行距离为

$$l = u\tau = 0.995c \times 2.15\times 10^{-5} = 6.42\times 10^3\text{m}$$

这一距离大于 6000m,所以 μ 子在衰变前可以到达地面,因而实验结果验证了相对论理论的正确。

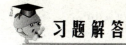

习题解答

14-1 狭义相对论的两个基本假设是什么？

答:(1) 狭义相对性原理：一切物理定律（包括力学定律）在所有的惯性系中都是相同的，即所有惯性系都是等价的，不存在特殊的绝对静止的惯性系。

(2) 光速不变原理：在所有的惯性系中，光在真空中的传播速率都相同，数值等于 c。

14-2 狭义相对论效应如时间延缓和长度收缩对汽车和飞机也是存在的，为什么我们会对此效应感到陌生？

答: 是因为这种相应只有在接近光速运动时，才会明显表现出来。我们通常接触的汽车、飞机甚至火箭运动速度都太小了，感觉不出这个差别。

14-3 相对论的质能方程及其物理意义？

答: $\Delta E = \Delta mc^2$，它把物体的质量和能量不可分割地联系起来了。它表明，当物体吸收或放出能量时，一定伴随着质量的增加或减少，说明质量不但是物质惯性的量度，还是能量的量度。

14-4 一粒子的静止质量为 $1/3 \times 10^{-26}$ kg，以速率 $3/5c$ 垂直进入水泥墙。墙厚 50cm，粒子从墙的另一面穿出时的速率减少为 $5/13c$，求：(1) 粒子受到墙的平均阻力。(2) 粒子穿过墙所需的时间。

解: 由题意可知

$$m_0 = \frac{1}{3} \times 10^{-26} \text{kg}, v_1 = \frac{3}{5}c, d = 0.5\text{m}, v_2 = \frac{5}{13}c$$

(1) 设 $\overline{F}$ 为平均阻力，由功能定理

$$W = \overline{F}d = E_2 - E_1 = \frac{m_0 c^2}{\sqrt{1-(v_2^2/c^2)}} - \frac{m_0 c^2}{\sqrt{1-(v_1^2/c^2)}}$$

解得平均阻力为

$$\overline{F} = \frac{m_0 c^2}{d}\left(\frac{1}{\sqrt{1-(v_2^2/c^2)}} - \frac{1}{\sqrt{1-(v_1^2/c^2)}}\right) = -10^{-10} \text{N}$$

(2) 由冲量定理 $\overline{F} \cdot \Delta t = m_2 v_2 - m_1 v_1$

解得粒子穿过墙所需的时间

$$\Delta t = \frac{m_2 v_2 - m_1 v_1}{\overline{F}} = \frac{\frac{13}{12}m_0 \times \frac{5}{13}c - \frac{5}{4}m_0 \times \frac{3}{5}c}{-10^{-10}} = \frac{1}{3} \times 10^{-8} \text{s}$$

14-5 设惯性参考系 S' 以恒定速度 v 相对于 S 系沿 x 轴匀速运动，且参考系平行，取两坐标原点重合的时刻作为计时起点，在 S 系中测得两事件的时空坐标分别是 $x_1 = 5 \times 10^4$ m，$t_1 = 2 \times 10^{-4}$ s，$x_2 = 10 \times 10^4$ m，$t_2 = 1 \times 10^{-4}$ s，在 S' 系测得两事件同时发生，求：(1) S' 系相对于 S 系的运动速度？(2) S' 系测得两事件的空间间隔是多少？

解: (1) $t'_1 = t'_2$，$t_2 - t_1 = \frac{u}{c^2}(x_2 - x_1)$

$$u = c^2 \frac{t_2 - t_1}{x_2 - x_1} = c^2 \left(-\frac{1}{5} \times 10^{-8}\right) = -1.8 \times 10^8 \text{ m/s}$$

(2) $x'_1 = \frac{1}{\sqrt{1-u^2/c^2}}(x_1 - ut_1)$ $x'_2 = \frac{1}{\sqrt{1-u^2/c^2}}(x_2 - ut_2)$

$$x'_2 - x'_1 = \frac{1}{\sqrt{1-u^2/c^2}}[(x_2 - x_1) - u(t_2 - t_1)]$$

$$= \frac{1}{\sqrt{1-1.8^2/9}}[(5\times10^4 - 1.8\times10^4] = 4\times10^4 \text{m}$$

14-6 一观测者测得运动着的米尺长 0.6m,求该尺以多大的速度接近观察者?

解：
$$l = l_0\sqrt{1-\frac{u^2}{c^2}}$$

$$u = c\sqrt{1-\frac{l^2}{l_0^2}} = 2.4\times10^8 \text{m/s}$$

14-7 带电 π 介子是不稳定的,可以衰变为 μ 子和中微子。对于静止的 π 介子,测得平均寿命为 2.6×10^{-8} s。设在实验室里获得一束高速的 π 介子,它的速度 $0.9c$,试计算 π 介子在衰变前运动的平均距离。

解：设在实验室参考系中运动 π 介子的平均寿命为 τ,在相对 π 介子静止的坐标系中的平均寿命为固有寿命 $\tau_0 = 2.6\times10^{-8}$ s

$$\tau = \gamma\tau_0 = \frac{\tau_0}{\sqrt{1-\frac{u^2}{c^2}}} = \frac{2.6\times10^{-8}}{\sqrt{1-0.9^2}}\text{s} = 6.0\times10^{-8}\text{s}$$

14-8 一物体由于高速运动使其质量增加了 10%,求此物体在该条件下沿运动方向缩短了百分之几?

解：已知 $\dfrac{m-m_0}{m_0} = 0.1$, $m = \dfrac{m_0}{\sqrt{1-\dfrac{u^2}{c^2}}}$

故有
$$\sqrt{1-\frac{u^2}{c^2}} = 1/1.1$$

$$l = l_0\sqrt{1-\frac{u^2}{c^2}} = l_0/1.1$$

缩短了
$$\frac{l-l_0}{l_0} = 9.1\%$$

名人或史料介绍

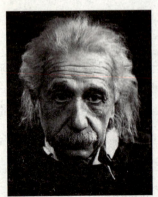

阿尔伯特·爱因斯坦(Albert Einstein,1879—1955),他是举世闻名的德裔美国科学家,现代物理学的开创者和奠基人。他的量子理论对天体物理学,特别是理论天体物理学都有很大的影响。爱因斯坦的狭义相对论成功地揭示了能量与质量之间的关系,解决了长期存在的恒星能源来源的难题。他创立了相对论宇宙学,建立了静态有限无边的自洽的动力学宇宙模型,并引进了宇宙学原理、弯曲空间等新概念,大大推动了现代天文学的发展。

阿尔伯特·爱因斯坦是有着犹太血统的理论物理学家;1921年获诺贝尔物理学奖;1999年《时代》杂志将其评选为 20 世纪风云人物。在 2005 年,为纪念相对论诞生 100 周年、纪念爱因斯坦逝世 50 周年,联合国大会第 58 次会议通过决议,确立 2005 年为"国际物理年";全球物理学界组织了一系列活动,原德国总理施罗德称赞爱因斯坦"用他的思想给科学带来了彻底变革,并改变了世界";中国科协主席周光召致辞说"在人类发展史上,爱因斯坦占有光辉的位置。"

爱因斯坦 1879 年出生于德国乌尔姆一个经营电器作坊的小业主家庭。一年后,随全家迁居慕尼黑。1894年,他的家迁到意大利米兰。1895年他转学到瑞士阿劳市的州立中学。1896年进苏黎世工业大学师范系学习物理学,1900年毕业,1901年取得瑞士国籍。1902年大学毕业后无法进入学术机构,只在瑞士伯尔尼专利局找到一份做审查员的临时工作,被伯尔尼瑞士专利局录用为技术员,从事发明专利申请的技术鉴定工作。但在那里,爱因斯坦利用业余时间开展科学研究,在1905年,年近26岁的爱因斯坦连续发表了三篇论文《光量子》、《布朗运动》和《狭义相对论》),在物理学三个不同领域中取得了历史性成就,特别是狭义相对论的建立和光量子论的提出,推动了物理学理论的革命。同年,以论文《分子大小的新测定法》,取得苏黎世大学的博士学位。爱因斯坦1908年兼任伯尔尼大学的编外讲师。1909年离开专利局任苏黎世大学理论物理学副教授。1911年任布拉格德语大学理论物理学教授,1912年任母校苏黎世联邦工业大学教授。1914年,应马克思·普朗克和瓦尔特·能斯脱的邀请,回德国任威廉皇家物理研究所所长兼柏林大学教授,直到1933年。1920年应亨德里克·安东·洛伦兹和保耳·埃伦菲斯特的邀请,兼任荷兰莱顿大学特邀教授。1915年爱因斯坦发表了广义相对论。他所作的光线经过太阳引力场要弯曲的预言,于1919年由英国天文学家亚瑟·斯坦利·爱丁顿的日全食观测结果所证实。1916年他预言的引力波在1978年也得到了证实。1917年爱因斯坦在《论辐射的量子性》一文中提出了受激辐射理论,成为激光的理论基础。爱因斯坦因在光电效应方面的研究,被授予1921年诺贝尔物理学奖。1939年他获悉铀核裂变及其链式反应的发现,在匈牙利物理学家利奥·西拉德推动下,上书罗斯福总统,建议研制原子弹,以防德国占先。第二次世界大战结束前夕,美国在日本广岛和长崎两个城市上空投掷原子弹,爱因斯坦对此强烈不满。战后,为开展反对核战争的和平运动和反对美国国内法西斯危险,进行了不懈的斗争。

检 测 题

(一)选择题

1. 狭义相对论反映了( )
   A. 微观粒子运动规律
   B. 电磁场的变化规律
   C. 时空弯曲
   D. 高速运动物体的运动规律

2. 迈克尔孙-莫雷实验的结果是( )
   A. 证明了以太的存在
   B. 测得真空中的光速
   C. 表明真空中光速不变
   D. 说明以太相对地球有运动

3. 在惯性系 S 中测得某地发生两件事的时间间隔为4s,则在相对于 S 系做匀速直线运动的 S′系中测得两事件的时间间隔为5s,则 S′系相对 S 系的运动速度( )
   A. 4/5s   B. 1/5s
   C. 2/5s   D. 3/5s

4. 关于相对论的质能关系,下列描述正确的是( )
   A. 质量就是能量,二者不分
   B. 它指出了质量和能量在量值上的关系
   C. 质量会变成能量,反之成立
   D. 具有一定质量的物质也必具有与这质量相当的能量

5. 用相对论理论,运动的钟与静止的钟对比( )
   A. 运动的钟走得慢
   B. 静止的钟走得慢
   C. 两者无差别
   D. 以上答案都不对

(二)填空题

6. 一个电子的总能量为它的静止能量的5倍,则其速率_____。

7. 牛郎星距离地球约为16年,宇宙飞船以_____速度飞行,将用4年的时间(飞船上时间)抵达牛郎星。

8. 频率为 ν 的光子的能量为_____。

9. 等效原理是指惯性质量和引力质量_____。

(三)名词解释

10. 同时的相对性

11. 时间延缓

(四)判断题(在正确的题后面画√,错误的题后面画×)

12. 宇宙中充满以太介质( )

13. 粒子在加速器中被加速,其质量永远等于静止量( )
14. 无论是惯性系还是非惯性系,物理定律的表述形式都相同( )
15. 在惯性系中发生于同一时刻,不同地点的两个事件,在其他惯性系中一定同时发生( )

(五) 计算题
16. 在惯性参考系 S 中,有两个事件同时发生在 x 轴上相距 $1.0×10^3$ m 处。从惯性系 S' 观察到这两个事件相距 $2.0×10^3$ m。在 S' 系中测得两事件的时间间隔。

检测题答案

(一) 选择题
1. D; 2. C; 3. D; 4. BD; 5. A

(二) 填空题
6. $2.94×10^8$ m/s
7. $2.94×10^8$ m/s $h\nu$
8. $h\nu$
9. 相等

(三) 名词解释
10. 在一个惯性系中不同地点同时发生的事件,在另一个相对于它运动的惯性系中看,并不同时发生。这就是同时性的相对性。同时性的相对性否定了各个惯性系之间具有统一的时间,也否定了牛顿的绝对时空观。
11. 在惯性系中,运动的钟比静止的钟走得慢,这就是所谓时间延缓效应,也叫时间膨胀或说运动时钟变慢。

(四) 判断题
12. ×; 13. ×; 14. √; 15. ×

(五) 计算题
16. 解:根据时空变换式

$$\Delta x' = \frac{\Delta x - u\Delta t}{\sqrt{1-\frac{u^2}{c^2}}},$$

$$2.0×10^3 = \frac{1.0×10^3 - u×0}{\sqrt{1-\frac{u^2}{c^2}}} = \frac{1.0×10^3}{\sqrt{1-\frac{u^2}{c^2}}}$$

得 $\dfrac{u^2}{c^2} = \dfrac{3}{4}$

又因 $\Delta t' = \dfrac{\Delta t - \dfrac{u}{c^2}\Delta x}{\sqrt{1-\dfrac{u^2}{c^2}}}$

$$= -\frac{0 - \dfrac{\sqrt{3}}{2c}×1.0×10^3}{1/2}$$

$$= -\frac{\sqrt{3}}{c}×10^3 = -5.77×10^{-6} \text{ s}$$

(盖立平)

第十五章 激光及其医学应用

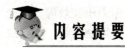

1. 激光的发射原理　1917 年阿尔伯特·爱因斯坦 Albert Einstein(1879—1955)在《论辐射的量子性》一文中提出了受激辐射理论,成为激光的理论基础。

(1) 原子能级和粒子数按能级分布:原子不连续的各种能量状态称为原子能级。

构成物质的基本粒子是按照玻尔兹曼定律分布的,即

$$n = Ne^{-\frac{E}{kT}}$$

式中,n 是处于能量为 E 的能级上的粒子数;N 为系统中的总粒子数;T 为热平衡时的绝对温度,$k = 1.381 \times 10^{-23}$ J·K^{-1} 为玻尔兹曼常数。

(2) 光辐射的三种基本形式:自发辐射、受激吸收、受激辐射。注意:光辐射的这三种基本形式在物质发光的过程中是同时存在的。自发辐射是一种随机的过程,自然光属于自发辐射;光通过受激吸收的物质其强度减弱;受激辐射是处在高能级上的发光粒子,受外来光子的诱发(激发、感应、刺激、原子共振)作用,从高能级跃迁到低能级,同时发射一个与原来光子相同光子的光辐射过程,激光就是受激辐射放大的光。

(3) 产生激光的条件和物质基础:产生激光的条件有①受激辐射大于受激吸收;②工作物质的粒子数反转;③受激辐射大于自发辐射;④光学谐振腔;⑤增益大于损耗。产生激光的物质基础是具有三、四能级的工作物质或者是具有亚稳态的工作物质。

2. 医用激光器　激光器基本上都是由激励能源、工作物质、光学谐振腔三部分组成。

(1) 红宝石激光器的结构和特点:红宝石激光器的工作物质是一根淡红色的红宝石棒。红宝石激光器输出激光为红光,人眼可见。对绝大多数光敏材料和器件来说,易于探测和测量。它也是最早应用于医疗上的激光器。

(2) 氦氖激光器的结构和特点:氦氖(He-Ne)激光器由激光管和激励电源组成。He-Ne 激光器是实验室、医疗应用中最常见的激光器,输出激光的效率与红宝石激光器相比较高。

3. 激光特性　激光的特性可归纳为单色性好,相干性好,方向性好,亮度高。

(1) 单色性好:光的单色性是指光波频率(或波长)的单一程度。光的单色性通常用谱线宽度来描述。激光的单色性好是指激光的谱线宽度比普通光的谱线宽度窄的多。

(2) 相干性好:光波的相干性分为时间相干性和空间相干性,激光的时间相干性和空间相干性都很好。所以,激光器是目前最好的相干光源。

(3) 方向性好:光束发散角的大小标志着光束方向性的好与差,激光光束的发散角很小,一般为 $10^{-4} \sim 10^{-2}$ rad。

(4) 亮度高:光的亮度是指在给定方向上,单位时间离开、到达或穿过某一截面单位立体角、单位投影面积上的辐射能量,称为该截面的辐射亮度。与普通光源相比,激光器输出端面积比普通光源发光面积小得多;激光的方向性好,其发光立体角也比普通光源发光立体角小得多,所以激光的能量能在空间上高度集中,激光的亮度远高于普通光。

4. 激光的生物效应　激光和生物组织相互作用后所引起的生物组织的任何变化,称为激光生物效应。激光的生物效应不仅与激光的性能有关还与生物组织的性能有关,所以,激光的生

物效应是一个复杂物理因子、生理生化过程。激光的生物效应主要有热效应、压强效应、光化效应、电磁效应等。

(1) 热效应：光能被生物组织吸收后,转化成热能,使组织的温度升高,性质发生变化,即产生热效应。激光照射生物组织使组织温度升高的机理有两种,一种是吸收生热,另一种是碰撞生热。

(2) 压强效应：激光照射生物组织时,所产生的压强使生物组织变性,称为压强效应。激光照射生物组织所产生的压强分为两种,即激光本身的辐射压强和当激光照射生物组织产生热致沸腾时,组织中的液体被气化,被照射处有气流喷出,该处组织受到的反冲压强。

5. 激光在医学中的应用及防护

(1) 激光临床应用：激光的临床应用分为临床诊断和临床治疗。激光的临床诊断主要有激光荧光检查术、激光全息摄影术、激光光谱分析、激光血细胞计数器、激光血流流速仪、激光多普勒血流检测仪等。激光临床治疗主要是利用激光的高亮度的特性对病变组织进行的激光切割、烧灼、汽化、直接照射等。

(2) 激光危害与防护：激光的危害有两类,一是直接危害,即超阈值的激光照射将对眼睛、皮肤、神经系统以及内脏造成损伤。另一类是与激光器有关的危害,即电损伤、污染物、噪声、软 X 射线以及激光管的爆裂等。激光防护包括三个层次：①激光产品和系统在工程上的安全措施；②激光产品在生产和应用时,行政管理上的安全控制措施；③个人安全。

习题解答

15-1 解释下列名词：亚稳态、受激辐射、粒子数反转、谱线宽度。

答：亚稳态：粒子能量状态的寿命大于 10^{-3} s 或更长的激发态。注：亚稳态是激光工作物质的特殊能级结构,也是实现离子数反转分布的必要条件。

受激辐射：处在高能级上的发光粒子,受外来光子的诱发(激发、感应、刺激、原子共振)作用,从高能级跃迁到低能级,同时发射一个与原来光子相同光子的光辐射过程。

粒子数反转：在外界能量的作用下,物质系统中高能级上的粒子数多于低能级上的粒子数。

谱线宽度：光波的最大频率 ν_{max} 与最小频率 ν_{min} 之差。

15-2 什么是激光？

答：激光是受激辐射放大的光。激光除有普通光的性质外,还具有单色性好,相干性好,方向性好,亮度高等特性。

15-3 简要试述光学谐振腔的工作原理和激光输出的过程。

答：在激励能源的作用下,具有亚稳态能级结构的工作物质实现粒子数反转分布；受激辐射的,沿光学谐振腔轴线方向的同种光子,来回反射形成光的振荡、放大；光在腔内往返一次增益大于1,光振荡继续维持；当光达到一定强度时由部分反射镜端输出——激光。

15-4 激光器有哪些部分组成？红宝石和氦氖激光器有哪些特点？

答：激光器都是由激励能源、工作物质、光学谐振腔三部分组成的。

红宝石激光器的特点是,输出激光为红光,人眼可见。对绝大多数光敏材料和器件来说,易于探测和测量。它也是最早应用于医疗上的激光器。

He-Ne 激光器是实验室、医疗应用中最常见的激光器,输出激光的效率与红宝石激光器相比较高。

15-5 激光有何特性、在临床医学中有哪些主要应用？

答：激光的特性主要有单色性好，相干性好，方向性好，亮度高。

激光的临床应用分为临床诊断和临床治疗。激光的临床诊断主要有激光荧光检查术、激光全息摄影术、激光光谱分析、激光血细胞计数器、激光血流流速仪、激光多普勒血流检测仪等。激光临床治疗主要是利用激光的高亮度的特性对病变组织进行的激光切割、烧灼、汽化、直接照射等。

15-6 对激光防护措施有哪些？

答：激光防护包括三个层次：①激光产品和系统在工程上的安全措施。将激光产品装配上某些固定的保护装置，或采取某些防护措施，使激光不能在无意的情况下伤人，或在失误时将损伤减至最小。②激光产品在生产和应用时，行政管理上的安全控制措施。即制定一些规章制度，包括对激光器的工作环境的控制及激光管理程序等；使激光在有控制的安全情况下使用，尽量避免可能的损伤。③个人安全。工作人员要严格按规章操作，封闭光路，身穿白色工作服，佩戴口罩、手套和与激光输出波长相匹配的防护眼镜，尽量减少身体暴露部位，避免激光的直接和间接照射，以使人体接触的激光剂量在国家安全标准之内。室内要充分通风，光线充足，有吸、排烟装置，以消除有害物质的污染。

名人或史料介绍

梅曼(Theodore Harold "Ted" Maiman)1927年7月11日出生于洛杉矶市，是一个电气工程师的儿子。父亲希望他成为一位医生，但他认为对激光的研究将对医学产生更大的影响。1949年他从科罗拉多大学硕士毕业后，又到斯坦福大学攻读博士研究生，并于1955年获得博士学位。

梅曼毕业后进入休斯飞行器公司担任研究员。受世界上第一台微波激射器理论的启发，他决定设计能发射可见光的激光器，并从政府那里获得了5万美元的研究预算。他的聚光器使用人造的红宝石作为工作媒质，1960年5月16日，梅曼利用这台设备产生出了脉冲相干光。在第一台激光器获得成功后，梅曼又继续对激光器在医学治疗上的应用进行研究。

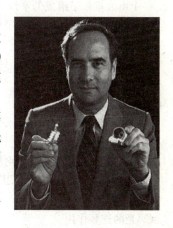

梅曼曾两次获得诺贝尔奖提名，并获得了物理学领域著名的日本奖和沃尔夫奖。梅曼的发明为人类做出了重大的贡献，激光器已经成为在医学、工业以及众多科研领域不可或缺的基本仪器设备。2007年5月5日，梅曼因肥大细胞增生病逝世于温哥华。

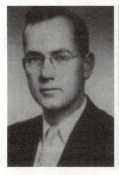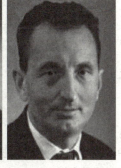

1964年诺贝尔物理学奖一半授予美国马萨诸塞州坎布里奇的麻省理工学院的汤斯(Charles H. Townes,1915—)，另一半授予苏联莫斯科苏联科学院列别捷夫物理研究所的巴索夫(Nikolay G. Basov, 1922—)和普罗霍罗夫(Aleksandr M. Prokhorow,1916—)，以表彰他们从事量子电子学方面的基础工作，这些工作导致了基于微波激射器和激光原理制成的振荡器和放大器。

1981年诺贝尔物理学奖的一半授予马萨诸塞州坎伯利基哈佛大学的布隆姆贝根(Nicolaas Bloembergen,1920—)和美国加利福尼亚州斯坦福大学的肖洛(Arthur L. Schawlow,1921—)，以表彰他们在发展激光光谱学所作的贡献；另一半授

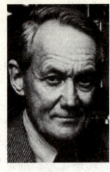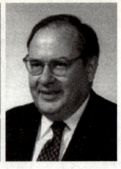

予瑞典乌普沙拉（Uppsala）大学的凯·西格班（Kai M. Siegbahn,1918—），以表彰他在高分辨率电子能谱学所作的贡献。

1997 年诺贝尔物理学奖授予美国加州斯坦福大学的朱棣文（Stephen Chu,1948—），法国巴黎的法兰西学院和高等师范学院的科恩－塔诺季（Claude Cohen-Tannoudji,1933—）和美国国家标准技术院的菲利普斯（William D. Phillips,1948—），以表彰他们在发展用激光冷却和陷俘原子的方法方面所作的贡献。

检 测 题

（一）选择题

1. 原子处于最稳定的状态是（ ）
   A. 亚稳态　　　　　B. 基态
   C. 激发态　　　　　D. 高能态
2. 一个由大量粒子组成的系统，在外界能量的作用下，光的自发辐射、受激吸收和受激辐射三个过程（ ）
   A. 总是同时存在　　B. 只有自发辐射
   C. 只有受激吸收　　D. 只有受激辐射
3. 激光属于（ ）
   A. 自发辐射发光　　B. 受激辐射发光
   C. 受激吸收发光　　D. 韧致辐射发光
4. 下面不属于光学谐振腔所起作用的是（ ）
   A. 实现粒子反转分布的作用
   B. 放大光的作用
   C. 光的选频作用
   D. 输出激光的作用
5. 产生激光的工作物质必须是具有（ ）
   A. 亚稳态能级结构的物质
   B. 反物质
   C. 暗物质
   D. 任何物质
6. 激光的单色性可用（ ）来量度
   A. 激光的波长　　　B. 激光的频率
   C. 谱线宽度　　　　D. 相干长度
7. 激光的方向性与激光器的种类有关（ ）
   A. 半导体激光器的激光方向性最好
   B. 固体激光器激光的方向性最好
   C. He-Ne 激光器的激光方向性最好
   D. 气体激光器的激光方向性最好
8. 激光照射生物组织使组织温度升高的机理有两种（ ）
   A. 压强生热　　　　B. 吸收生热
   C. 碰撞生热　　　　D. 电致生热
9. 红宝石激光器在临床上主要应用于（ ）
   A. 内镜手术　　　　B. 体腔手术
   C. 全息照相　　　　D. 眼科治疗
10. 用激光对任何肌体体软组织进行切割，一般"刀"头的激光功率为（ ）
    A. 20～30W　　　　B. 10～20W
    C. 30～40W　　　　D. 40～80W

（二）填空题

11. 光辐射的三种基本形式是_____，_____，_____。
12. 激光除具有普通光的一般性质外，还具有其独特的性质，主要有_____，_____，_____，_____。
13. 激光器的组成一般由_____，_____，_____三部分组成。
14. 激光的生物效应主要包括_____，_____，_____，_____。
15. 激光的危害有_____，_____两类。
16. 激光的生物效应不仅与_____有关，而且还与_____有关。

（三）名词解释

17. 原子能级
18. 光学谐振腔
19. 亮度

（四）判断题（在正确的题后面画对号√，错误的题后面划×）

20. 玻尔兹曼定律反映了在热平衡条件下的物质系统中，能级上的粒子数随着能级能量的增

高按指数规律增加（　）
21. 受激辐射的出射光强是 2 倍的入射光强（　）
22. He-Ne 激光器输出激光的效率与红宝石激光器相比较高（　）
23. 激光束经凸透镜聚焦后,会使焦点处的光斑面积很小,激光的功率密度很大;而离开焦点越远光斑面积就越大,激光密度也越来越大（　）

（五）论述题
24. 简述激光产生的条件和物质基础

检测题答案

（一）选择题
1. B；2. A；3. B；4. A；5. A；6. C；7. CD；8. BC；9. D；10. D

（二）填空题
11. 自发辐射,受激吸收,受激辐射。
12. 单色性好,相干性好,方向性好,亮度高。
13. 激励能源,工作物质,光学谐振腔。
14. 热效应、压强效应、光化效应、电磁效应。
15. 激光的直接危害,激光器的有关危害。
16. 激光的性能,生物组织的性能

（三）名词解释
17. 原子不连续的高低不同的能量状态。
18. 由一对互相平行且垂直于工作物质轴线的反射镜（平面、凹球面或一平一凹）所构成的装置。
19. 在给定方向上,单位时间离开、到达或穿过某一截面单位立体角、单位投影面积上的辐射能量。

（四）判断题
20. ×；21. √；22. √；23. ×

（五）论述题
24. 产生能量大、方向集中、单色性好、相干性好的激光,除要求物质系统受激辐射占优势外,还要有光学谐振腔装置,使受激辐射发光抑制自发辐射,克服受激辐射的随机性,确保激光的定向性、单色性和相干性；另外,由于具有相同量子状态的光子在谐振腔内来回反射,光的能量存在着"增益"和"损耗"两个对抗的因素,所以还必须使谐振腔内的光增益大于或等于光损耗。

产生激光的条件的物质基础是三、四能级结构的工作物质。因为具有三、四能级结构的工作物,可以实现粒子数反转分布或使粒子数反转分布的效率提高,满足上述产生激光的条件。

（孙福伯）

第十六章 X 射 线

 内容提要

1. X 射线的产生 产生 X 射线的基本条件是:①有高速运动的电子流;②有适当的障碍物(或称为靶)来阻止电子的运动,把电子的动能转变为 X 射线的能量。此外,被加速的高能带电粒子可直接辐射 X 射线,同步辐射即属此方法。用受激辐射产生激光的方法也能产生 X 射线。

临床上使用的 X 射线机主要由四部分组成:X 射线管、低压电源、高压电源和整流电路。

2. 管电压和管电流 管电压是指 X 射线管阴阳两极间所加的几十千伏到几百千伏的直流高压。管电流是由阴极发射的热电子在电场作用下高速奔向阳极而形成。

3. X 射线谱

(1) 连续 X 射线:在 X 射线管中,当高速电子流撞击阳极靶受到制动时产生轫致辐射。由于各个电子到原子核的距离不同,在原子核的强电场作用下,速度变化情况也各不一样,所以每个电子损失的动能将不同,辐射出来的光子能量具有各种各样的数值,从而形成具有各种频率的连续 X 射线谱。

连续 X 射线谱的短波极限与管电压成反比,即

$$\lambda_{\min} = \frac{1.242}{U(\text{kV})}\text{nm}$$

(2) 标识 X 射线谱:当 X 射线管的管电压较高时(70kV 以上),高速运动的电子轰击阳靶,可以把阳靶原子的内层电子打出,所形成的空位被外层电子充填时产生辐射。由于阳靶原子具有特定的能级,所以该辐射谱被称为标识 X 射线谱。

4. X 射线的强度 我们把指单位时间内通过与 X 射线方向相垂直的单位面积之内的辐射能量,称为 X 射线的强度。X 射线的强度表示 X 射线量的多少,医学上常用管电流的毫安数(mA)来表示,称为毫安率。调节管电流可改变 X 射线的强度,管电流越强 X 射线的强度也越大。

5. X 射线的硬度 X 射线的硬度是指 X 射线的贯穿本领,它取决于 X 射线的波长,由单个光子的能量决定。医学上通常用管电压的千伏数(kV)来表示 X 射线的硬度,称为千伏率。可通过调节管电压来控制 X 射线的硬度,管电压越大,X 射线越硬。

6. X 射线的性质 X 射线是一种波长在 $10^{-3} \sim 10$nm 范围内的电磁波。所以,X 射线具有电磁波一切性质。除此,X 射线还有自己的特性。它具有电离作用、荧光作用和光化学作用。另外,它具有的贯穿本领对生物体可引起生物效应。

7. X 射线的吸收规律 X 射线通过物质时的吸收规律是

$$I = I_0 e^{-\mu x} \text{ 或 } I = I_0 e^{-\mu_m x_m}$$

上式中 μ 称为线性吸收系数,x 为吸收层的厚度,μ_m 是质量吸收系数,$\mu_m = \frac{\mu}{\rho}$;x_m 称为质量厚度,$x_m = x\rho$(式中 ρ 为吸收体的密度)。

8. 半价层 X 射线通过物质时,其强度衰减为原来的一半时所穿过的物质厚度(或质量厚度),称为该种物质的半价层。半价层常用 $x_{\frac{1}{2}}$ 或 $x_{m\frac{1}{2}}$ 表示。其与吸收系数之间的关系式为

$$x_{\frac{1}{2}} = \frac{\ln 2}{\mu} = \frac{0.693}{\mu}$$

$$x_{m\frac{1}{2}} = \frac{\ln 2}{\mu_m} = \frac{0.693}{\mu_m}$$

9. 吸收系数与波长和原子序数的关系 对于医学上常用的低能 X 射线,质量吸收系数 μ_m 与 X 射线的波长 λ 以及吸收物质的原子序数 Z,它们之间近似地适合下式

$$\mu_m = KZ^a\lambda^3$$

上式中,K 大致是一个常数,a 通常在 3 与 4 之间。由上式可知,若 X 射线的波长一定,则原子序数越大的物质质量吸收系数 μ_m 越大;若物质一定时,则波长较长的 X 射线容易被物质吸收。

10. X 射线在医学诊断中的应用

(1) 数字减影血管造影:利用数字减影血管造影技术,可得到人体的血管图像。其基本原理是,把 X 射线穿过人体后,未注入造影剂时获得的影像称为"原像"或"本底图像",而将血管内注入造影剂后的图像称为"造影像",这两种图像分别以数字形式存在两个图像存储器内。通过图像处理器将代表"原像"和"造影像"的数字相减,即从造影像中减去原像,使充盈造影剂的血管图像保留下来,而骨髓等无关组织的影像则被减影除去。保留下来的血管图像信号再经过放大处理使对比度提高,然后经数模转换器恢复为视频信号,输入监视器就可得到实时血管图像。

(2) X-CT 的基本原理:简言之,就是通过 X 射线与检测器阵列围绕人体断层的扫描来获得多方向的投影值,再根据一定的计算方法由计算机得出各体素的 μ 值和相应的 CT 值,并组成数字图像矩阵,然后通过数模转换、对比度增强等电子学技术重建断层图像。

(3) 人体组织的 CT 值:CT 值是用来表达组织密度的物理量,单位是(Hu)。实际上,它是将待检体的吸收系数 $\mu_{待}$ 与水的吸收系数 $\mu_{水}$ 作为比值计算,并以骨和空气的吸收系数分别作为上下限进行分度。CT 值的计算公式为

$$CT\text{值} = K\left(\frac{\mu_{待} - \mu_{水}}{\mu_{水}}\right)$$

上式中,K 在多数 CT 机中规定为 1000。

(4) 窗口技术:为了提高图像的分辨率,在 CT 成像中,常把感兴趣部位的对比度增强,无关紧要部位的对比度压缩,使 CT 值差别小的组织能得到分辨,这一工作称为窗口技术。

11. X 射线治疗 用于治疗的 X 射线设备有两种,即普通 X 射线治疗机和"X 射线刀"。X 射线机治疗机采用了大焦点的 X 射线管,常用来治疗皮肤肿瘤。"X 射线刀"是利用"直线加速器"输出的高能电子轰击钨靶产生高能 X 射线和电子线,可用于各器官、组织肿瘤的放射治疗。

典型例题

例 16-1 已知某 X 射线管施加 100kV 的管电压,试求该 X 射线管所辐射的短波极限和 X 射线的最高频率。

解:依据 $\lambda_{\min} = \frac{1.242}{U(\text{kV})}$ nm 可得出辐射的短波极限为

$$\lambda_{\min} = \frac{1.242}{100} = 0.01242(\text{nm})$$

据此可知 X 射线的最高频率为

$$\nu_{\max} = \frac{c}{\lambda_{\min}} = \frac{3 \times 10^8}{0.01242 \times 10^{-9}} = 2.416 \times 10^{19} (\text{Hz})$$

答:该 X 射线管所辐射的短波极限为 $0.01242(\text{nm})$;X 射线的最高频率为 $2.416 \times 10^{19}(\text{Hz})$。

例 16-2 一束单色 X 射线通过某人体组织后强度减弱了 95%,已知该组织的线性吸收系数为 20cm^{-1},求该人体组织的厚度?

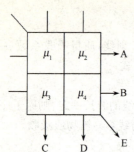

图 16-1 例 16-3

解:设投射到该人体组织上的 X 射线强度为 I_0,由题意知,被组织吸收的强度为 $0.95I_0$,因而 X 射线射出组织后的强度为 $0.05I_0$。依据 X 射线通过物质时的吸收规律 $I = I_0 e^{-\mu x}$ 得

$$0.05I_0 = I_0 e^{-\mu x}, 即 e^{-\mu x} = 0.05$$

因此得

$$x = \frac{\ln 20}{\mu} = \frac{2.996}{20} = 1.498 \times 10^{-1} (\text{cm})$$

例 16-3 由图 16-1 所示的四个体素的吸收系数分别为 μ_1、μ_2、μ_3、μ_4,由 A、B、C、D、E 五个方向得到的投影值分别为 $P_A = 10$,$P_B = 9$,$P_C = 11$,$P_D = 8$,$P_E = 6$,试用联立方程法求 μ_1、μ_2、μ_3、μ_4 的值。

解:由投影值与对应方向上各体素吸收系数的关系有

$$\mu_1 + \mu_2 = 10 \tag{1}$$
$$\mu_3 + \mu_4 = 9 \tag{2}$$
$$\mu_1 + \mu_3 = 11 \tag{3}$$
$$\mu_2 + \mu_4 = 8 \tag{4}$$
$$\mu_1 + \mu_4 = 6 \tag{5}$$

(1)~(4)式中的任意三个与(5)式联立后,解方程组得 $\mu_1 = 4$;$\mu_2 = 6$;$\mu_3 = 7$;$\mu_4 = 2$。

答:四个体素的吸收系数分别为 $\mu_1 = 4$;$\mu_2 = 6$;$\mu_3 = 7$;$\mu_4 = 2$。

习题解答

16-1 解释下列名词:韧致辐射,短波极限,半价层。

韧致辐射:当高速电子流撞击阳极靶受到制动时,电子在原子核的强电场作用下,速度的量值和方向都发生急剧变化,一部分动能转化为光子的能量 $h\nu$ 而辐射出去,这就是韧致辐射。

短波极限:在不同管电压作用下连续谱的位置并不一样,谱线的强度从长波开始逐渐上升,达到最大值后很快下降为零。强度为零的相应波长是连续谱中的最短波长,称为短波极限。

半价层:X 射线通过物质时,其强度衰减为原来的一半时所穿过的物质厚度(或质量厚度),称为该种物质的半价层。

16-2 什么是 X 射线的强度?什么是 X 射线的硬度?如何调节?

答:X 射线的强度是指单位时间内通过与射线方向垂直的单位面积的辐射能量。通常调节灯丝电流来改变管电流,从而改变 X 射线的强度。X 射线的硬度是指 X 射线的贯穿本领,它只决定于 X 射线的波长(即单个光子的能量),而与光子数目无关。通常调节管电压来控制 X 射线的硬度。

16-3 X 射线有哪些基本性质?这些基本性质在 X 射线的应用上各有何意义?

答:X 射线的基本性质有电离作用、荧光作用、光化学作用、生物效应和贯穿本领等。利用电离作用可制作测量 X 射线强度的仪器,常用于辐射剂量的测试;利用 X 射线对屏上物质的荧光作用可显示 X 射线透过人体后所成的影像,从而实现医疗上的 X 射线透视;利用光化学作用可实现医学 X 射线摄影;生物效应则是放射治疗的基础,也是射线工作者应注意防护的原因;利用 X 射线的贯穿本领和不同物质对它吸收程度的不同可以在医学上实现 X 射线透视、摄影和防护等。

16-4 一连续工作的 X 射线管,工作电压是 250kV,电流是 40mA,假定产生 X 射线的效率是 0.7%,问靶上每分钟会产生多少热量?

解:$W_{总} = UIt = 250 \times 10^3 \times 40 \times 10^{-3} \times 60 = 600 (\text{kJ})$

因为产生 X 射线的效率为 0.7％,所以 X 射线的能量有 99.3％转变为热,即靶上每分钟会产生的热量 $Q = W_{总} \times 99.3\% = 595.8 (\text{kJ})$

答:靶上每分钟会产生的热量有 595.8 kJ。

16-5 设 X 射线机的管电压为 80kV,计算光子的最大能量和 X 射线的最短波长。

解: $$E_{\max} = eU = 1.6 \times 10^{-19} \times 80 \times 10^3 = 1.28 \times 10^{-14} \text{J}$$

$$\lambda_{\min} = \frac{1.242}{U(\text{kV})} = \frac{1.242}{80} = 0.0155(\text{nm})$$

答:光子的最大能量为 1.28×10^{-14} J,X 射线的最短波长为 0.0155nm。

16-6 设密度为 3g/cm^3 的物质对于某单色 X 射线束的质量吸收系数为 $0.03\text{cm}^2/\text{g}$,求该射线束分别穿过厚度为 1mm、5mm 和 1cm 的吸收层后的强度为原来强度的百分数。

解:由 $\mu_m = \mu/\rho$ 得

$$\mu = \mu_m \times \rho = 0.03 \times 3 = 0.09(\text{cm}^{-1})$$

根据 $I = I_0 e^{-\mu x}$,

当 $x_1 = 1\text{mm}$ 时,

$$I_1/I_0 = e^{-\mu x} = e^{-0.09 \times 0.1} = 99.1\%$$

当 $x_2 = 5\text{mm}$ 时,

$$I_2/I_0 = e^{-\mu x} = e^{-0.09 \times 0.5} = 95.6\%$$

当 $x_3 = 10\text{mm}$ 时,

$$I_3/I_0 = e^{-\mu x} = e^{-0.09 \times 1} = 91.4\%$$

答:该射线束分别穿过厚度为 1mm、5mm 和 1cm 的吸收层后的强度分别为原来强度的 99.1％、95.6％和 91.4％。

16-7 对波长为 0.154nm 的 X 射线,铝的吸收系数为 132cm^{-1},铅的吸收系数为 2610cm^{-1}。要和 1mm 厚的铅层得到相同的防护效果,铝板的厚度应为多大?

解:由 $I = I_0 e^{-\mu x}$ 得

$$e^{-\mu_{\text{Al}} x_{\text{Al}}} = e^{-\mu_{\text{Pb}} x_{\text{Pb}}}$$

所以

$$x_{\text{Al}} = \frac{\mu_{\text{Pb}}}{\mu_{\text{Al}}} x_{\text{Pb}} = 19.8 (\text{mm})$$

答:铝板的厚度应为 19.8mm。

16-8 一厚为 2×10^{-3}m 的铜片能使单色 X 射线的强度减弱至原来的 1/5,试求铜的线性吸收系数和半价层。

解:由于 $I = I_0 e^{-\mu x} = 1/5 I_0$,得 $e^{-\mu x} = 1/5$,

将厚度 2×10^{-3}m 代入,得 $\mu = \frac{-\ln 1/5}{x} = \frac{\ln 5}{2 \times 10^{-3}} = 8.05 \times 10^2 (\text{m}^{-1}) = 8.05(\text{cm}^{-1})$

半价层 $x_{\frac{1}{2}} = \frac{0.693}{\mu} = \frac{0.693}{8.05} = 0.086 (\text{cm})$

答:铜的线性衰减系数为 8.05cm^{-1},半价层为 0.086cm。

16-9 设有一个 2×2 图像矩阵,其中像素的 CT 值为 5、7、6、2,试用反投影法重建该图像矩阵。

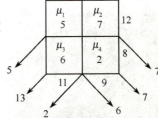

图 16-2 习题 16-9 投影值示意图

解:(1) 由投影值与体素吸收系数的关系以及已知条件可求得各个方向的投影值,共有 $0°$、$45°$、$90°$、$135°$ 四个投影方向,十个投影值,如图 16-2 所示。

(2) 把各个方向的投影值反投影到原体素格内,见图 16-3。

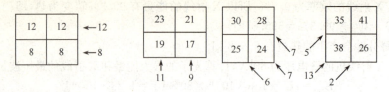

图 16-3　习题 16-9 反投影示意图

（3）把各体素格内的投影值减去原某一方向投影值的和，再除以各体素格内投影值的最大公约数，即可得到各体素的 CT 值，见图 16-4。

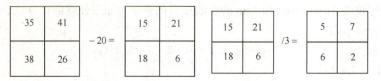

图 16-4　习题 16-9 求解 CT 值示意图

16-10　某波长的 X 射线通过水时的吸收系数为 0.77cm^{-1}，通过某人体组织时的吸收系数为 1.02cm^{-1}，K 为 1000，水的 CT 值等于零。求此人体组织的 CT 值。

解：CT 值 $= \dfrac{\mu_x - \mu_水}{\mu_水} \cdot K = 1000 \times \left(\dfrac{1.02 - 0.77}{0.77}\right) = 324.5(\text{Hu})$

答：此人体组织的 CT 值为 324.5 Hu。

16-11　什么叫窗宽？若窗宽为 400Hu 和 800Hu，则图像矩阵中像素可识别的灰度差所对应的 CT 值分别是多少？设黑白显示器荧光屏的灰度可分为 16 个等级。

解：在窗口技术中，将显示器所显示的 CT 值范围称为窗宽。若窗宽为 400Hu，则可识别的 CT 值为 400Hu/16＝25Hu；若窗宽为 800Hu，则可识别的 CT 值为 800Hu/16＝50 Hu。

16-12　什么叫窗位？若窗宽为 500Hu，窗口上限为 400Hu，则窗位为多少？可观测的 CT 值范围是多少？

解：窗位是指显示器显示的中心 CT 值位置。

　　窗位＝(400－100)/2＝150(Hu)

可观测的 CT 值范围是－100～400Hu。

名人或史料介绍

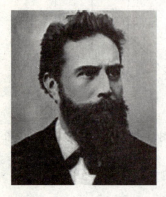

1. 伦琴　伦琴（W. K. Röentgen, 1845－1923）是德国实验物理学家。1845 年 3 月 27 日生于伦内普，1865 年进入苏黎世联邦工业大学机械工程系学习，1868 年毕业，1869 年获苏黎世大学博士学位。1870 年返回德国，在维尔兹堡大学，后又到法国斯特拉斯堡大学工作。1894 年任维尔兹堡大学校长，1900 年任慕尼黑大学物理学教授和物理研究所主任。1923 年 2 月 10 日在慕尼黑逝世，终年 78 岁。

1895 年 11 月 8 日，伦琴在进行阴极射线实验时，第一次注意到放在射线管附近氰亚铂酸钡小屏上发出微光，并确定了荧光屏的发光是射线管中发出的某种射线所致，由于这是一种性质不明的新射线，就姑且称为"X 射线"。为了仔细研究 X 射线，伦琴把床也搬进了实验室，整整 7 个星期,伦琴埋首在 X 射线中。圣诞节前夕,夫人别鲁塔来到实验室,他把她的手放到照相底板上用 X 射线照了一张照片,这是人类的第一张 X 射线照片,伦琴亲自在照相底板上用钢笔写上 1895,12,22。别鲁塔看到照片惊叹不已,问:这个圆环是什么?伦琴回答说:是我们的结婚戒指。这时他们完全沉醉幸福之中了。

1901 年,伦琴荣获第一届诺贝尔物理学奖。他立即将此项奖金转赠维尔茨堡大学物理研究所为添置设备之用。此后根据不完全统计,他生前和逝世后所获得的各种荣誉不下于 150 项。

2. 劳伦斯·布拉格 劳伦斯·布拉格(W. L. Bragg,1890—1971)是英国物理学家。1890 年 3 月 13 日出生于南澳大利亚的阿德莱德,父亲亨利·布拉格(W. H. Bragg)是阿德莱德大学物理学教授。他在出生地的圣彼得学院接受早年教育后,进入阿德莱德大学学习,1908 年以优等成绩获得学士学位。1909 年随父去英国,考取了艾伦奖学金进入剑桥大学。从 1912 年到 1914 年和父亲一起工作,通过对 X 射线谱的研究,提出晶体衍射理论,建立了布拉格公式,并改进了 X 射线分光计。父子二人共同获得 1915 年的诺贝尔物理学奖。

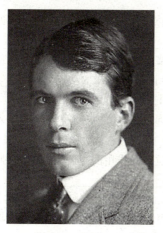

劳伦斯·布拉格于 1921 年被选为皇家学会会员;1931 年获英国皇家学会的休斯奖章;1941 年被封为爵士;1946 年获皇家学会的皇家奖章。

1937 年卢瑟福去世后,布拉格接替他成为卡文迪许实验室的主任。从 1938 年布拉格上任后,到 1953 年,他大力扶持固体物理学,鼓励发展生物物理学、天体物理学等边缘学科,为实验室开辟了新的研究方向。1948 年,劳伦斯·布拉格开始对蛋白质结构产生兴趣,并且创建一个使用物理方法解决生物问题的研究小组。在他的支持下,1953 年弗朗西斯·克里克和詹姆斯·沃森在卡文迪许实验室发现了 DNA 双螺旋结构,1962 年他俩与威尔金斯共同获得诺贝尔生理学或医学奖。

3. 亨斯菲尔德 亨斯菲尔德(Hounsfield,Godfrey Newbold,1919—),英国电子工程师,发明家,CT 的发明者生于 1919 年 8 月 27 日。1938 年 8 月在纽瓦克上学。1939—1946 年在皇家空军的无线电雷达学校服役,1951 年进 EMI 公司。亨斯菲尔德设计了英国第一台全晶体管计算机和薄膜存储器,以后又从事模式识别研究。1961 年研究计算机处理断层图像的技术,1968 年获得专利,1973 年制成 X 断层扫描机(X-CT)。X 断层扫描机改变了临床诊断的面貌,使医师能分层观察病人的横断面图像。他因此获得 1979 年度诺贝尔生理学或医学奖。

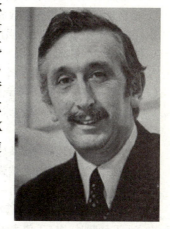

检测题

(一) 选择题

1. 关于产生 X 射线的方法,下列说法不正确的是( )
   A. 用适当的障碍物阻止高速运动的电子流产生 X 射线
   B. 用同步辐射装置使被加速着的高能带电粒子直接辐射 X 射线
   C. 用受激辐射产生激光的方法产生 X 射线
   D. 利用放射性核素获得 X 射线

2. 利用 X 射线拍摄照片并欲使 X 射线强度减小,此时需( )
   A. 适当减小管电流和管电压
   B. 适当减小管电流
   C. 适当增大管电压
   D. 适当减小管电压

3. 关于 X 射线连续谱中的最短波长,下列说法正确的是( )
   A. 管电压越小,最短波长越小
   B. 管电压越大,最短波长越小
   C. 管电流越小,最短波长越小
   D. 靶物质不同,最短波长不同

4. 物质对一定波长的 X 射线的质量衰减系数与物质的原子序数的关系是( )
   A. 原子序数越大,质量衰减系数越大
   B. 原子序数越大,质量衰减系数越小
   C. 质量衰减系数与原子序数成正比
   D. 质量衰减系数与原子序数成反比

5. X 射线穿过某物质,若使其强度衰减为原来的 1/4,则该物质的厚度为( )
   A. 一个半价层   B. 两个半价层
   C. 四个半价层   D. 十六个半价层

6. X-CT 中采用了螺旋扫描技术,这里的"螺旋"二字是指( )
   A. X 射线管相对地面做螺旋轨道运动
   B. 多排探测器相对地面做螺旋轨道运动
   C. X 射线管相对病人床经历一螺旋路径
   D. 多排探测器相对 X 射线管经历一螺旋路径

7. 在 X-CT 诊断时,用 CT 值表示组织的密度,由计算公式可知( )
   A. 水的 CT 值为 0Hu,空气的 CT 值为 1000Hu,骨的 CT 值为 -1000Hu
   B. 水的 CT 值为 1000Hu,空气的 CT 值为 0Hu,骨的 CT 值为 -1000Hu
   C. 水的 CT 值为 1000Hu,空气的 CT 值为 -1000Hu,骨的 CT 值为 0Hu
   D. 水的 CT 值为 0Hu,空气的 CT 值为 -1000Hu,骨的 CT 值为 1000Hu

8. 关于乳腺 X 射线摄影,一般不用钨靶,而是采用钼靶,这是因为( )
   A. 钼靶能发出波长较大的 X 射线
   B. 可以使乳腺组织中原子序数相近的各成分的吸收系数造成明显差别
   C. 钼靶发出的 X 射线能量比钨靶大
   D. 用钼靶摄影的照片,乳腺软组织的对比度较大

(二) 填空题

9. 产生 X 射线的基本装置主要包括四个部分,即_____、_____、_____和_____。

10. X 射线管两端所加电压为 U,已知电子电量为 e,则电子到达靶物质时的动能为_____,X 射线可能具有的最大能量为_____。

11. 两种物质对某 X 射线吸收的半价层之比为 $1:\sqrt{2}$,则它们的吸收系数之比为_____。

12. X 射线与物质相互作用的主要方式有三种,即_____、_____和_____。

13. X 射线管两端的电压增加一倍时,测得连续 X 射线谱的最短波长变化了 0.5Å,则管电压增加后,最短波长应为_____。

(三) 名词解释

14. 质量吸收系数

15. 窗口技术

(四) 判断题(在正确的题后面画√,错误的题后面画×)

16. X 射线管具有单向导电性。( )

17. X 射线的强度与管电流有关,管电压增大不会影响 X 射线的强度。( )

18. 标识 X 射线谱是原子内层电子跃迁所发出的,所以标识 X 射线的波长大于原子光谱的波长。( )

19. 像素的 CT 值等于像素的质量吸收系数。( )

20. 原子序数越大的物质吸收本领越大,X 射线波长越短贯穿本领越大。( )

（五）论述题

21. 试述数字减影血管造影的基本原理。
22. 简述 X-CT 的基本原理。

（六）计算题

23. 如果要获得连续谱中的最短波长为 0.05nm 的 X 射线，求加于 X 射线管上的电压为多少？被此电压加速后的高速电子到达阳靶时的动能为多大？

24. 已知某种物质的线性吸收系数为 200cm^{-1}，有一束单色 X 射线通过该物质后强度减弱了 90%，则该物质的厚度应为多少？

25. X 射线被物质吸收时，需经过几个半价层，强度才能减少到原来的 1%？

检测题答案

（一）选择题

1. D；2. A；3. B；4. A；5. B；6. C；7. D；8. ABD

（二）填空题

9. X 射线管、低压电源、高压电源、整流电路。
10. eU；eU。
11. $\sqrt{2}:1$。
12. 光电效应、康普顿散射、正负电子对生成。
13. 0.5Å。

（三）名词解释

14. 质量吸收系数——对同一种物质来说，X 射线的线性吸收系数 μ 与它的密度 ρ 成正比，线性吸收系数 μ 与密度 ρ 的比值称为质量吸收系数。一种物质由液态或固态转变为气态时，密度变化很大，但质量吸收系数不变。

15. 窗口技术——人体组织的 CT 值范围大致可分成 2000 个等级，而人的眼睛分辨不出如此微小的灰度差别。为了提高图像的分辨率，在观察 CT 影像时，常把感兴趣部位的对比度增强，无关紧要部位的对比度压缩，使 CT 值差别小的组织得以分辨，这一工作称为窗口技术。

（四）判断题

16. √；17. ×；18. ×；19. ×；20. √。

（五）论述题

21. 试述数字减影血管造影的基本原理。

数字减影血管造影的基本原理是，把 X 射线穿过人体后得到的影像通过影像增强器转变为光学图像，然后经摄像管变成视频信号，再把视频信号进行模数转换后，就可获得一幅图像的数字信号，并暂时存入图像存储器。把未注入造影剂时获得的影像称为"原像"或"本底图像"，而将血管内注入造影剂后的图像称为"造影像"，这两种图像分别以数字形式存入两个图像存储器内。通过图像处理器将代表"原像"和"造影像"的数字相减，即从造影像中减去原像，使充盈造影剂的血管图像保留下来，而骨髓等无关组织的影像则被减影除去。保留下来的血管图像信号再经过放大处理使对比度提高，然后经数模转换器恢复为视频信号，输入监视器的阴极或栅极，就可得到实时血管图像。

22. 简述 X-CT 的基本原理。

X 射线计算机辅助断层扫描成像装置，简称 X-CT。它通过 X 射线管绕人体某一层面的扫描，利用探测器测得从各个方向透过该层面后的射线强度值所对应的电信号，然后把该信号经模-数转换为数字信号并输入计算机，计算机按照一定的图像重建方法求出该层面的吸收系数分布，这些原始数据再由计算机按层面体素矩阵与 CRT 像素矩阵一一对应进行排列组合及数学处理，得出可在荧光屏上显示图像的数据并存入磁盘，然后经数-模转换为模拟信号后，加在电视显像管上，由电视扫描系统把观测层面的图像显示在荧光屏上。

（六）计算题

23. 解：由 $\lambda_{\min} = \dfrac{1.242}{U(\text{kV})}(\text{nm})$ 得 X 射线管上的电压为

$$U = \dfrac{1.242}{\lambda_{\min}} = \dfrac{1.242}{0.05} = 24.8(\text{kV})$$

高速电子到达阳靶时的动能为

$E_{\max} = eU = 1.602 \times 10^{-19} \times 24.8 \times 10^{4} = 3.97 \times 10^{-15}(\text{J})$

答：加于 X 射线管上的电压为 24.8kV；被此电压加速后的高速电子到达阳靶时的动能为 $3.97 \times 10^{-15}\text{J}$。

24. 解：设投射到该物质上的射线强度为 I_0，

被物质吸收的强度则为 $0.9 I_0$，因而出射的射线强度为 $0.1 I_0$。

根据 X 射线的吸收规律 $I = I_0 e^{-\mu x}$，得到 $0.1 I_0 = I_0 e^{-\mu x}$，$e^{-\mu x} = 0.1$

因此 $x = \dfrac{\ln 10}{\mu} = \dfrac{2.30}{200} = 1.15 \times 10^{-2}$ (cm)

答：物质的厚度应为 1.15×10^{-2} cm。

25. **解**：设需要经过 n 个半价层强度才能减少到原来的 1%，则有

$(1/2)^n = 1\%$

两边取对数 $-n\lg 2 = -2$

计算得 $n = 6.6$

答：要经过 6.6 个半价层，强度才减少到原来的 1%。

(秦冬雪)

第十七章 原子核和放射性

内容提要

1. 原子核组成 原子核是原子的中心体,带正电并具有一定质量,由质子 p 和中子 n 两种粒子组成,质子和中子统称为核子。原子核的形状近似球形,半径 1.2×10^{-15} m,密度 $\rho = 2.3 \times 10^{17}$ kg·m^{-3}。

2. 核素和同位素 质子数相同,中子数也相同,且具有相同的运动状态的一类原子核称为一种核素。质子数相同而中子数不同的核素,彼此称为同位素。

3. 同核异能素和同量异位素 原子核与原子一样具有分立的能级,原子核可以处在不同的能量状态,在一定条件下,可以产生能级跃迁。质子数和中子数都相同,但能量状态不同的核素称为同核异能素;质子数不同而质量数相同的核素称为同量异位素。

4. 结合能 核子结合成原子核时有质量亏损,表明在结合过程中有能量释放。放出的能量称为原子核的结合能。

5. 比结合能 即每个核子的平均结合能 $\varepsilon = \dfrac{\Delta E}{A}$

6. 放射性核衰变 放射性核素自发地蜕变,变为另外一种核素,同时放出各种射线,这样的现象称为放射性核衰变。

7. 核衰变规则 质量守恒定律、能量守恒定律、动量守恒定律、电荷守恒定律。

8. 原子核衰变类型 α 衰变、β 衰变、γ 衰变和内转换。

9. α 衰变 放射性核素的原子核放射出 α 粒子而衰变为另一种原子核的过程。

$$\alpha \text{ 衰变方程式} \quad {}_{Z}^{A}X \rightarrow {}_{Z-2}^{A-4}Y + {}_{2}^{4}He + Q$$

10. β$^-$ 衰变 放射性核素的原子核放射出负电子而衰变为另一种原子核的过程。

$$\beta^- \text{ 衰变方程式} \quad {}_{Z}^{A}X \rightarrow {}_{Z+1}^{A}Y + {}_{-1}^{0}e + \bar{\nu} + Q$$

11. β$^+$ 衰变 放射性核素的原子核放射出正电子而衰变为另一种原子核的过程,叫做 β$^+$ 衰变。

$$\beta^+ \text{ 衰变方程式} \quad {}_{Z}^{A}X \rightarrow {}_{Z-1}^{A}Y + {}_{+1}^{0}e + \nu + Q$$

12. 电子俘获 放射性核素的原子核俘获一个核外电子,使核中的一个质子转变为一个中子,从而衰变为另一种原子核的过程。

$$\text{电子俘获衰变方程式} \quad {}_{Z}^{A}X + {}_{-1}^{0}e \rightarrow {}_{Z-1}^{A}Y + \nu + Q$$

13. γ 衰变 当原子核发生 α 衰变或 β 衰变时,往往衰变到子核的激发态,处于激发态的原子核是不稳定的,它要向低激发态或基态跃迁,同时放出 γ 光子。

14. 内转换 原子核的激发能也可以直接传递给核外的内层电子,使电子从原子中飞出,这种现象叫做内转换,发射的电子叫内转换电子。

15. 原子核的衰变规律

$$N = N_0 e^{-\lambda t} \quad \text{或} \quad N = N_0 \left(\dfrac{1}{2}\right)^{t/T}$$

式中 N_0 初始时刻放射性核素的数目,N 为 t 时刻没有发生核衰变的核数;λ 为衰变常数;T 为半衰期。

16. 半衰期 T

(1) 物理半衰期 T $\qquad T = \dfrac{\ln 2}{\lambda} = \dfrac{0.693}{\lambda}$

放射性核素衰变到原来数目一半时,所用的时间,叫物理半衰期,是用来表示放射性核素衰变快慢的物理量。

(2) 生物半衰期 T_b $\qquad T_b = \dfrac{\ln 2}{\lambda_b} = \dfrac{0.693}{\lambda_b}$

T_b 指单存通过生物体的代谢而排出体外,使放射性核素减少一半所需的时间。

(3) 有效半衰期 T_e $\qquad T_e = \dfrac{0.693}{\lambda_e} = \dfrac{TT_b}{T+T_b}$

T_e 是同时考虑物理半衰期和生物半衰期,使放射性核素在体内减少一半所需的时间。

17. 平均寿命 τ 也是一个反映放射性核素衰变快慢的物理量,它具体是指某种放射性核平均存活的时间。$\tau = \dfrac{1}{\lambda} = \dfrac{T}{\ln 2} = 1.44T$。

18. 放射性活度 A 指在单位时间内发生放射性核衰变的数目。

$$A = -\dfrac{dN}{dt} = \lambda N = A_0 e^{-\lambda t}$$

A_0 和 A 分别代表初始时刻和 t 时刻的放射性活度。

19. 散射 带电粒子通过物质时,由于受到原子核电场的作用而改变运动方向,这种现象称为散射。

20. 轫致辐射 带电粒子通过物质时,因受到原子核电场的作用,其速度突然减小,损失的能量以电磁波的形式辐射出来,这种辐射称为轫致辐射

21. 电离辐射 各种射线与物质相互作用时都能直接地或间接地产生电离作用,称为电离辐射。电离辐射都能使物质发生变化。

22. 放射生物效应 人体组织吸收电离辐射能量后,会产生物理、化学和生物学的变化,导致生物组织损伤,称为放射生物效应。

23. 辐射剂量的危害 辐射剂量具有积累性,电离辐射对生物体所造成的伤害大小与各次辐射的总和成正比,大剂量的辐射可以很快导致人死亡,中等剂量的辐射造成的损伤要等若干天后才会表现出来,小剂量的辐射可以"潜伏期"较长,可达几年或十几年,临床上称为"远期效应"。

24. 照射量 E X 射线或 γ 射线的光子在单位质量的空气中产生出来的所有次级电子,当它们完全被空气阻止时,在空气中所形成的任何一种符号离子总电荷量的绝对值,称为照射量。$E = \dfrac{dQ}{dm}$,国际单位为 C/kg。dQ 是质量为 dm 的干燥空气中被 γ 射线或 X 射线所产生的电离电荷量。

照射量率是指单位时间内的照射量的增量。可表示为 $\dot{E} = \dfrac{dE}{dt}$,国际单位制为库仑每千克秒($C \cdot kg^{-1} \cdot s^{-1}$),曾用单位为伦琴每秒($R \cdot s^{-1}$)。

25. 吸收剂量 D 单位质量的被照射物体吸收的电离辐射的能量称为吸收剂量。$D = dE/dm$,国际单位是 Gy(戈瑞),1Gy=1J/kg。

26. 辐射的防护标准(最大容许剂量) 国际规定经过长期积累或一次性照射后,对机体既无损害又不发生遗传危害的最大照射剂量,称为最大容许剂量。各国规定不同,我国规定 MPD 为每年不超过 50mSv。

27. 放射性核素成像 是一种利用放射性核素示踪方法显示人体内部结构的医学影像技术。由于体内不同组织和器官对某些化合物具有选择吸收的特点,故选用不同的放射性核素制成的标记

化合物注入体内后,可以使体内各部位按吸收程度进行放射性核素的分布,再根据核素衰变放射出射线的特性,在体外用探测器进行跟踪,就可以间接获得被研究物质在生物体内的动态变化图像。

28. 发射型计算机断层 ECT　是通过计算机图像重建来显示已进入体内的放射性核素在断层上的分布。ECT 分为单光子发射型计算机断层(single photon emission computed tomography, SPECT)及正电子发射型计算机断层(positron emission computed tomography, PET)。

29. 单光子发射型计算机断层(SPECT)原理　在体外测量发自体内的 γ 射线技术来确定在体内的放射性核素的活度。SPECT 的放射性制剂都是发生 γ 衰变的同位素,体外进行的是单个光子数量的探测,采用滤波反投影法,即由探测器获得断层的投影函数,再用适当的滤波函数进行卷积处理,将卷积处理后的投影函数进行反投影,重建二维的活度分布。

30. 正电子发射型计算机断层(PET)　PET 是将能发生 β^+ 衰变,而产生正电子发射的同位素药物注入人体之后,探测正电子在体内被电子俘获产生湮灭反应时沿相反方向发出的两个能量为 0.511MeV 的光子,从而获得正电子标记药物在体内的三维密度分布,以及这种分布随时间变化的信息。PET 探测的特点是位于扫描断层两侧的一队探头同时工作,只有当两个探头都分别接收到淹没光子时,才有信号发生。

典型例题

例 17-1　计算经过多少个半衰期某种放射性核素可以减少到原来的 0.1%?

解:由公式
$$N = N_0 \left(\frac{1}{2}\right)^{\frac{t}{T}}$$

$$\frac{N}{N_0} = \left(\frac{1}{2}\right)^{\frac{t}{T}}$$

得
$$\frac{t}{T} = \frac{\ln \frac{N}{N_0}}{\ln \frac{1}{2}}$$

当 $\frac{N}{N_0} = 0.1\%$ 时, $\frac{t}{T} = \frac{\ln 1000}{\ln 2} = \frac{6.908}{0.693} = 9.97 \approx 10$

习题解答

17-1　解释下列名词:同位素、同核异能素、核力、核的结合能、比结合能。

答:同位素:质子数相同而中子数不同的核素,彼此称为同位素。

同核异能素:质子数和中子数都相同,但能量状态不同的核素称为同核异能素。

核力:由于核中质子间的距离非常小,它们之间的库仑斥力很大。因而必然存在一种很强的引力把所有核子结合在极小的空间里,这种力不是电磁力,也不是万有引力,而是一种新生的力,这种核子之间存在的特殊引力称为核力。

核的结合能:核子结合成原子核时有质量亏损,表明在结合过程中有能量释放。放出的能量称为原子核的结合能。

比结合能:即每个核子的平均结合能 $\varepsilon = \frac{\Delta E}{A}$。

17-2　在几种元素的同位素 $^{12}_6C$、$^{13}_6C$、$^{14}_6C$、$^{14}_7N$、$^{15}_7N$、$^{16}_8O$ 和 $^{17}_8O$ 中,哪些同位素的核包含相同的(1)质子数,(2)中子数,(3)核子数? (4)核外电子数?

答:(1) $^{12}_6C$、$^{13}_6C$、$^{14}_6C$ 有相同的质子数,即原子序数 6; $^{14}_7N$、$^{15}_7N$ 有相同的质子数,即原子序

数 7；$^{16}_8$O 和 $^{17}_8$O 有相同的质子数，即原子序数 8。

(2) $^{13}_6$C 和 $^{14}_7$N 中子数相同为 7；$^{15}_7$N、$^{16}_8$O$^{14}_7$N 中子数相同为 8。

(3) $^{14}_6$C 和 $^{14}_7$N 有相同的核子数 14。

(4) $^{12}_6$C、$^{13}_6$C、$^{14}_6$C 有相同的核外电子数，即原子序数 6；$^{14}_7$N、$^{15}_7$N 有相同的核外电子数，即原子序数 7；$^{16}_8$O 和 $^{17}_8$O 有相同的核外电子数，即原子序数 8。

17-3 原子核的稳定性受哪些因素影响？

答：从原子核的结合能大小判定原子核的稳定性并不充分。核子越多的原子核结合能越大，但并不是越稳定。原子核的稳定性通常用比结合能来描述；原子核的稳定性还与核内质子和中子之间的比例有着密切的关系。

17-4 $^3_1$H 原子的质量是 3.01605u，$^3_2$He 的原子质量是 3.01603u，求：(1)这两个原子的核的质量(以 u 计)；(2)结合能(以 MeV 计)。

解：根据原子核的质量应为原子质量减去电子的质量

(1) 用原子质量单位表示时，电子的质量为

$$m_e = \frac{9.1 \times 10^{-31}}{1.660566 \times 10^{-27}} u = 5.48 \times 10^{-4} u$$

$^3_1$H 原子核的质量为

$$m_H = 3.01605u - 1 \times 5.48 \times 10^{-4} u$$
$$= 3.01550u$$

$^3_2$He 原子核的质量为

$$m_{He} = 3.01603u - 2 \times 5.48 \times 10^{-4} u$$
$$= 3.01493u$$

(2) 结合能

用原子质量单位 u 表示的质子和中子质量为

$$m_p = 1.007276u, \quad m_n = 1.008665u$$

质量亏损为 $\quad \Delta m = Zm_p + (A-Z)m_n - m_N$

结合能为 $\quad E_b = \Delta mc^2$

$^3_1$H 原子核的结合能为 $E_b(H) = (m_p + 2m_n)c^2 - m_N(H)c^2$

$$E_b(H) = (1.007276 + 2 \times 1.008665 - 3.01550) \times 931.5 = 8.4822 \text{MeV}$$

$^3_2$He 原子核的结合能为 $E_b(He) = (2m_p + m_n)c^2 - m_N(He)c^2$

$$E_b(He) = (2 \times 1.007276 + 1.008665 - 3.01493) \times 931.5 = 7.7193 \text{MeV}$$

17-5 简述下列名词的意义：核衰变、核辐射、衰变常数、半衰期、平均寿命、放射性活度。

答：核衰变：放射性核素自发地蜕变，变为另外一种核素，同时放出各种射线，这样的现象称为放射性衰变。

核辐射：放射性核素在衰变过程中发出的射线称为核辐射。

衰变常数：放射性原子核在单位时间内发生衰变的概率。

半衰期：放射性原子核数目衰变掉一半所需要的时间，称为该种核素的半衰期。

平均寿命：从某一时刻起到发生核衰变的一段时间称为该原子核的寿命，由于核衰变的随机性，所以某种放射性核素从某一时刻起所有和寿命的平均值称为该核素的平均寿命。

放射性活度：放射性物质，在某一时刻单位时间内衰变的原子核个数称为该物体在该时刻的放射性活度。

17-6 写出 α 衰变、β 衰变的衰变方程式？

解：α 衰变方程式 $\quad ^A_ZX \rightarrow ^{A-4}_{Z-2}Y + ^4_2He + Q$

β⁻衰变方程式　　　$^A_Z X \rightarrow ^A_{Z+1} Y + ^0_{-1}e + \bar{\nu} + Q$

β⁺衰变方程式　　　$^A_Z X \rightarrow ^A_{Z-1} Y + ^0_{+1}e + \nu + Q$

17-7 40 克纯净的 ^{40}K 放射源发生 β⁻ 衰变，开始时每秒发射 10^5 个 β⁻ 粒子，求此核素的衰变常数和半衰期。

解：由题意可知：$A = 10^5$ Bq，$N = \dfrac{m}{M}N_A = \dfrac{40}{40}N_A = N_A$，

由　$A = \lambda N$，有

$$\lambda = \frac{A}{N} = \frac{A}{N_A} = \frac{10^5}{6.02 \times 10^{23}} = 1.66 \times 10^{-19} \text{ s}^{-1}$$

$$T = \frac{\ln 2}{\lambda} = 1.32 \times 10^{11} \text{ a}$$

17-8 计算经过多少个半衰期某种放射性核素可以减少到原来的 1%？

解：由公式 $N = N_0 \left(\dfrac{1}{2}\right)^{\frac{t}{T}}$，有

$$\frac{N}{N_0} = \left(\frac{1}{2}\right)^{\frac{t}{T}} \Rightarrow \frac{t}{T} = \frac{\ln \dfrac{N}{N_0}}{\ln \dfrac{1}{2}}$$

当 $\dfrac{N}{N_0} = 1\%$ 时，$\dfrac{t}{T} = \dfrac{\ln 100}{\ln 2} = \dfrac{4.605}{0.693} = 6.65 \approx 7$

17-9 已知 ^{226}Ra 的半衰期为 1.6×10^3 a，原子质量为 226.025u，求 1g ^{226}Ra 发生 α 衰变时的放射性活度。

解：1g ^{226}Ra 的核数为 $N = \dfrac{m}{M}N_A$，则放射性活度为

$$A = \lambda N = \frac{\ln 2}{T}N = \frac{m \ln 2}{TM}N_A$$

$$= \frac{1 \times 0.693 \times 6.022 \times 10^{23}}{1.6 \times 10^3 \times 365 \times 24 \times 3600 \times 226.025} = 3.66 \times 10^{10} \text{ Bq}$$

17-10 某种放射性核素的平均寿命为 100d，求 10d 后，已经衰变的核数为总核数的百分之几？第 10 天发生衰变的核数为总核数的百分之几？

解：由公式 $N = N_0 e^{-\lambda t} = N_0 e^{-\frac{t}{\tau}}$，可得 t 天后已衰变的核数为

$$N_0 - N = N_0(1 - e^{-\frac{t}{\tau}})$$

则

$$\frac{N_0 - N}{N_0} = 1 - e^{-\frac{t}{\tau}} = 1 - e^{-\frac{10}{100}} = 9.5\%$$

第 10d 衰变的核数为

$$N_0 e^{-\frac{9}{\tau}} - N_0 e^{-\frac{10}{\tau}} = N_0(e^{-\frac{9}{\tau}} - e^{-\frac{10}{\tau}})$$

所以

$$\frac{N_0(e^{-\frac{9}{\tau}} - e^{-\frac{10}{\tau}})}{N_0} = e^{-\frac{9}{100}} - e^{-\frac{10}{100}} = 0.9\%$$

17-11 ^{32}P 的半衰期为 14.3d，求：(1) ^{32}P 的衰变常数和平均寿命。(2) 1μg 纯粹的 ^{32}P 的放射性活度。

解：(1) ^{32}P 的衰变常数 $\lambda = \dfrac{\ln 2}{T} = \dfrac{0.693}{14.3 \times 24 \times 3600} = 5.6 \times 10^{-7} \text{ s}^{-1}$

平均寿命　　　　　$\tau = \dfrac{T}{\ln 2} = \dfrac{14.3}{0.693} = 20.6 \text{d}$

(2) 放射性活度

$$A = \lambda N_0 = \frac{m\lambda}{M} N_A$$

$$= \frac{5.6 \times 10^{-7} \times 10^{-6} \times 6.02 \times 10^{23}}{32} = 1.054 \times 10^{10} \text{Bq}$$

17-12 有两种放射性核素,其中一种的半衰期为2d,另一种为8d。开始时,寿命短的核素的放射性活度是长寿命核素的64倍,问多少天后,两种核素的放射性活度相等?

解:根据题意可知:$T_1 = 2$ d, $T_2 = 8$ d, $A_{10} = 64 A_{20}$。设 x 天后两种核素的放射性活度相等

$$A_1 = A_{10} \left(\frac{1}{2}\right)^{\frac{t}{T_1}}, \quad A_2 = A_{20} \left(\frac{1}{2}\right)^{\frac{t}{T_2}}$$

x 天后 $A_1 = A_2$,则有

$$A_{10} \left(\frac{1}{2}\right)^{\frac{x}{T_1}} = A_{20} \left(\frac{1}{2}\right)^{\frac{x}{T_2}}$$

将已知条件代入上式,有 $\left(\frac{1}{2}\right)^{x\left(\frac{1}{T_1} - \frac{1}{T_2}\right)} = \left(\frac{1}{2}\right)^{x\left(\frac{1}{2} - \frac{1}{8}\right)} = \left(\frac{1}{2}\right)^6$

解得 $x = 16$ d

17-13 设半衰期分别为 T_1 和 T_2 的两种不同的放射性核素的放射源在某一时刻的放射性活度相等,求该时刻两种放射源的放射性原子核个数之比。

解:由公式 $A = \lambda N = \frac{\ln 2}{T} N$,有

$$A_1 = \frac{\ln 2}{T_1} N_1, \quad A_2 = \frac{\ln 2}{T_2} N_2$$

由题意可知 $A_1 = A_2$,则有

$$\frac{\ln 2}{T_1} N_1 = \frac{\ln 2}{T_2} N_2$$

所以

$$\frac{N_1}{N_2} = \frac{T_1}{T_2}$$

17-14 ^{131}I的半衰期为8.04d,在12日上午9时测量时^{131}I的放射性活度为15mCi,问到30日下午3时,该放射源的放射性活度为多少?

解:设12日上午9时为 $t_0 = 0$,则30日下午3时,$t = 18.25$ d,由此得30日下午3时放射性核素的放射性活度为

$$A = A_0 \left(\frac{1}{2}\right)^{\frac{t}{T}} = 15 \times \left(\frac{1}{2}\right)^{\frac{18.25}{8.04}} = 3.11 \text{mCi} = 1.2 \times 10^8 \text{Bq}$$

17-15 利用^{131}I作核素成像的显像剂,刚出厂的试剂,满足显像要求的注射量为0.5ml。求:(1)如试剂存放了11天,满足成像要求的注射量应为多少?(2)如果最大注射量不得超过8ml,则该显像剂的最长存放时间是多少?设^{131}I的半衰期为8.04d。

解:(1) 设出厂时1ml试剂的放射性活度为 A_0,试剂存放11天后满足显像要求的剂量为 $x$ml,依题意,若想满足成像要求,放置前后需注射的试剂的放射性活度应相等,即

$$0.5 A_0 = x A_0 \left(\frac{1}{2}\right)^{\frac{11}{8.04}}$$

解得 $x = 1.3$ ml

(2) 设 t 天后8ml试剂的放射性活度与出厂时0.5ml试剂的放射性活度相等,即

$$0.5 A_0 = 8 A_0 \left(\frac{1}{2}\right)^{\frac{t}{8.04}} \Rightarrow \left(\frac{1}{2}\right)^4 = \left(\frac{1}{2}\right)^{\frac{t}{8.04}}$$

解得 $t = 32\text{d}$

即显像剂的最长存放时间为 32d。

17-16 某次胸部检查(胸片)患者各组织器官受到的当量剂量为生殖腺 0.01,乳腺 0.06,红骨髓 0.25,肺 0.05,甲状腺 0.08,骨表面 0.08,其他组织 0.11;胸部检查(胸透)各组织器官受到的当量剂量为生殖腺 0.15,乳腺 1.30,红骨髓 4.10,肺 2.30,甲状腺 0.16,骨表面 2.60,其他组织 0.85,剂量单位均为 mSv,求接受者的有效剂量。

解:$E_{\text{XP}} = 0.01 \times 0.08 + 0.06 \times 0.12 + 0.25 \times 0.12 + 0.05 \times 0.12 + 0.08 \times 0.04 + 0.08 \times 0.01 + 0.11 \times 0.51 = 0.10 \text{mSv}$

$E_{\text{XT}} = 0.15 \times 0.08 + 1.30 \times 0.12 + 4.10 \times 0.12 + 2.30 \times 0.12 + 0.16 \times 0.04 + 2.60 \times 0.01 + 0.85 \times 0.51 = 1.40 \text{mSv}$

可见,此次胸透患者接受的有效剂量相当于 14 次胸透。

名人或史料介绍

1. 卢瑟福 1903 年,英国物理学卢瑟福首先提出了放射性元素的蜕变理论,他还首先阐述了具有核结构的原子核式结构模型,并首次成功地实现了元素的人工蜕变,1911 年,他通过实验证实了原子核的存在,指出氢核即质子。

2. 居里夫妇 在彼埃·居里遇见玛丽·居里时,他已经享有名誉。在 1880 年他和他的弟弟雅可布已发现压电现象,也就是在晶体上施加压力即可产生电位。他也探讨磁的现象并确定所谓的居里点,高于此点的温度,物质的磁性即消失。在 1895 年他和玛丽结婚后,彼埃迁就玛丽的研究兴趣。他们共同探讨那时新发现铀矿的放射性。此现象虽已为贝克勒尔所发现,后人以其名"贝克"命名放射性物质活度的单位,但放射性这名词却为玛丽所创。

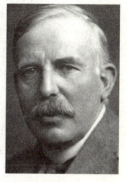

在用化学方法从矿中萃取铀以后,她注意到剩余的残渣较纯铀更具放射性。她下结论,铀矿中除了铀以外含有新的元素,也具有放射性,因而导致他们发现镭。他们在很困难的条件下,才从铀矿中分离出上述元素,并测定其化学性质。他们对于放射性的研究在 1903 荣获诺贝尔物理奖。但是很不幸地,在三年之后,当彼埃在风雨中横跨马路时被压毙。从此彼埃在巴黎大学文理学院的教职由玛丽接任。这是该校 650 年来的第一位女性教授。在 1910 年放射学大会决定采用居里作为放射性的基本单位。一年之后居里夫人荣获诺贝尔化学奖,以表扬她发现钋和镭。她是第一位获得两个诺贝尔奖的科学家。

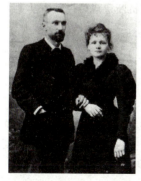

她的余生则致力于镭的用途,例如用镭治疗癌。居里夫人于 1934 年 7 月 4 日罹患恶性贫血而逝世,过度的劳累是她致病的重要原因。

3. 查德威克 1935 年诺贝尔物理学奖授予英国利物浦的查德威克(Sir James Chadwick,1891—1974),以表彰他发现了中子。中子的发现具有深远的影响。由此引起了一系列后果:第一是为核模型理论提供了重要的依据,苏联物理学家伊万宁科(D. Ivanenko)据此首先提出原子核是由质子和中子组成的理论;其次是激发了一系列新课题的研究,引起一连串的新发现;第三是找到了核能实际应用的途径。用中子作为炮弹轰击原子核。他像一把钥匙,打开了原子核的大门。

检 测 题

(一) 选择题

1. 核子与核子之间存在相互吸引的作用力称为（　　）
   A. 万有引力　　B. 库仑力
   C. 核力　　　　D. 离心力

2. β^+ 衰变的移位法则是（　　）
   A. 子核在周期表的位置比母核前移一位
   B. 子核在周期表的位置比母核前移两位
   C. 子核在周期表的位置比母核后移一位
   D. 子核在周期表的位置比母核后移两位

3. 医疗中常用的 ^{60}Co，它的半衰期为 5.27 年，那么 ^{60}Co 的平均寿命为（　　）
   A. 7.6 年　　　B. 3.65 年
   C. 10.98 年　　D. 0.13 年

4. 用放射线在体外照射时，α 粒子比 β 粒子容易防护的原因是（　　）
   A. α 粒子具有连续的能量
   B. α 粒子容易发生弹性散射
   C. α 粒子的电离比值大
   D. α 粒子具有单一的能量

5. 放射性核素显像主要采用（　　）
   A. ECT 技术　　B. 放射性核素的示踪技术
   C. PET 技术　　D. γ 照相技术

6. 放射性核衰变通常是指（　　）
   A. α 衰变　　　B. β 衰变
   C. γ 衰变　　　D. 是否发射 X 射线

7. 原子核的稳定性可以从下面哪几个方面进行考查（　　）
   A. 比结合能的大小
   B. 稳定原子核中的质子数与中子数之比
   C. 原子核最后一个核子的结合能大小
   D. 内转换

8. ECT 通常指（　　）
   A. 正电子发射型计算机断层成像
   B. 单光子发射型计算机断层成像
   C. X-CT 成像
   D. MRI 成像

(二) 填空题

9. α 衰变时发射出的 α 粒子是_____。

10. ^{32}P 的半衰期是 14.3 天，它的衰变常数为_____；平均寿命为_____。

11. 正电子发射 (PET) 成像主要是反映_____。

12. 正电子发射型计算机断层简写为_____。

(三) 名词解释

13. 放射性衰变

14. 放射性活度

15. 轫致辐射

(四) 判断题（在正确的题后面画√，错误的题后面画×）

16. 质子数相同的核素一定是同位素。（　　）

17. 核衰变属于受激辐射。（　　）

18. 半衰期是放射性核素衰变到原来数目一半所需要的时间。（　　）

19. 放射性活度是放射性在完全衰变完之前存在的时间。（　　）

20. 正电子发射型计算机断层成像过程中发生的衰变为 γ 衰变。（　　）

(五) 论述题

21. 试述正电子发射型计算机断层成像物理原理及常用的同位素药物

(六) 计算题

22. 河北省磁山遗迹中发现有古时的栗。一些这种栗的样品中含有 1.5×10^{-12} g 碳，它的活度经测定为 2.8×10^{-12} Ci。求这些栗的年龄。(^{14}C 半衰期为 5730 年)

检测题答案

(一) 选择题

1. C； 2. A； 3. A； 4. C； 5. B； 6. ABC；
7. ABC； 8. AB

(二) 填空题

9. 氦核 He。

10. $5.61\times10^{-7}(s^{-1})$、20.6 天。

11. 反映的是注入体内的正电子发射型核素在衰变过程中释放出正电子产生的湮灭光子辐射的强度。

12. PET。

(三) 名词解释

13. 放射性核素自发地蜕变,变为另外一种核素,同时放出各种射线,这样的现象称为放射性核衰变。

14. 某种放射性核素的物体,在某一时刻单位时间内发生衰变的原子核个数称为该物体在该时刻的放射性活度。

15. 带电粒子通过物质时,因受到原子核电场的作用,其速度突然减小,损失的能量以电磁波的形式辐射出来,这种辐射称为轫致辐射。

(四) 判断题

16. ×;17. ×;18. √;19. ×;20. ×

(五) 论述题

21. PET 是将能发生 β^+ 衰变,而产生正电子发射的同位素药物注入人体之后,探测正电子在体内被电子俘获产生湮灭反应时沿相反方向发出的两个能量为 0.511MeV 的光子,从而获得正电子标记药物在体内的三维密度分布,以及这种分布随时间变化的信息。PET 探测的特点是位于扫描断层两侧的一组探头同时工作,只有当两个探头都分别接收到湮灭光子时,才有信号发生。

PET 中使用的正电子放射性同位素主要有 ^{11}C、^{13}N、^{15}O、^{18}F,它们在体内的丰度较高。用它们标记的多种化合物,可以显示人体进行的多种重要的生理、生化过程。

(六) 计算题

22. **解**:1.51×10^{-12}g 新鲜碳中的 ^{14}C 核数为
$N_0 = 6.02 \times 10^{23} \times 1.51 \times 10^{-12}/14$
$\quad = 6.5 \times 10^{10}$

这些栗的样品活着时的活度为
$A_0 = \lambda N_0 = (\ln 2)N_0/T = 0.693 \times 6.5 \times 10^{10}/(5730 \times 3.154 \times 10^7) = 0.25(\text{Bq}) = 6.8 \times 10^{-12}(\text{Ci})$

根据 $A = A_0 e^{-\lambda t}$,得
$$t = \frac{T}{0.693}\ln\frac{A_0}{A} = \frac{5730}{0.693}\ln\frac{6.8 \times 10^{-12}}{2.8 \times 10^{-12}}$$
$\quad = 7337\text{d}$

(盖立平)

第十八章 核磁共振

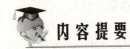
内容提要

1. 原子核的磁矩

(1) 原子核的自旋来源于核内的质子和中子。原子核的自旋角动量 L_I 的大小可表示为

$$L_I = \hbar \sqrt{I(I+1)}$$

式中，$\hbar = \dfrac{h}{2\pi} = 1.0545887 \times 10^{-34}$ JS，称为狄拉克常数，其中 h 是普朗克常数；I 是核的自旋量子数，其取值由组成原子核的中子和质子的数值所决定，但只能取零、整数和半整数；所以原子核的自旋角动量 L_I 也是量子化的。

(2) 原子核的自旋磁矩：
$$\mu_I = g_I \frac{e}{2m_p} L_I$$

原子核的旋磁比：
$$\gamma_I = \frac{\mu_I}{L_I}$$

(3) 只有核自旋量子数 I 不为零的原子核才具有自旋磁矩。①原子核内的质子数 Z 和中子数 N 相等，且均为偶数的偶偶核，$I=0$，自旋为零，核磁矩也为零；②原子核内质子数 Z 和中子数 N，一个为奇数，另一个为偶数的奇偶核，$I=0,1/2,3/2,\cdots$ 为半整数，自旋不为零，核磁矩也不为零；③原子核中的质子数 Z 和中子数 N 均为奇数的奇奇核，$I=1,2,3,\cdots$ 为整数，自旋不为零，核磁矩也不为零。

(4) 核自旋 L_I 是量子化的，在外磁场方向（Z 轴正向）上的分量为 $L_{IZ} = m_I \hbar$，m_I 为核自旋磁量子数，总共有 $2I+1$ 个可能取值。即 $m_I = I, I-1, I-2, \cdots, -I$。所以，该核自旋在外磁场中有 $2I+1$ 个可能的取向。因此，量子化的核自旋磁矩 μ_I 在外磁场方向的分量为

$$\mu_{IZ} = g_I \frac{e}{2m_p} L_{IZ} = g_I m_I \mu_N$$

g_I、m_I 因原子核的不同而不同。$\mu_N = \dfrac{e\hbar}{2m_p} = 5.05095 \times 10^{-27}$ JT^{-1}，称为核磁子。由于核磁子是玻尔磁子的 1/1836，所以原子核磁矩远小于电子磁矩。

2. 原子核磁矩与外磁场的相互作用

(1) 原子核磁矩 $\boldsymbol{\mu}_I$ 与外磁场 $\boldsymbol{B}$ 发生能量方面的作用，产生一个附加能量，即

$$\Delta E = -\boldsymbol{\mu}_I \cdot \boldsymbol{B} = -\mu_I B \cos\theta = -\mu_{IZ} B$$

式中，θ 角为磁矩 $\boldsymbol{\mu}_I$ 与外磁场 $\boldsymbol{B}$ 方向之间的夹角。

原子核磁矩 $\boldsymbol{\mu}_I$ 与外磁场 $\boldsymbol{B}$ 还会发生力方面的作用，磁场对磁矩 $\boldsymbol{\mu}_I$ 产生一个磁力矩 $\boldsymbol{T}$ 的作用：
$$\boldsymbol{T} = \boldsymbol{\mu}_I \times \boldsymbol{B} = \mu_I B \sin\theta$$

(2) 原子核自旋角动量 L_I 旋进的角频率，即拉莫尔频率为

$$\omega_N = \frac{d\varphi}{dt} = \frac{\mu_I}{L_I} B = \gamma_I B \quad \text{或} \quad \nu_N = \frac{\omega_N}{2\pi} = \frac{1}{2\pi} \cdot \gamma_I B$$

(3) 宏观磁化强度矢量 $\boldsymbol{M}$
$$\boldsymbol{M} = \sum_{i=1}^{N} \boldsymbol{\mu}_i$$

3. 核磁共振条件

$$\nu_{RF} = g_I \mu_I B \frac{1}{h} = \frac{1}{2\pi} \cdot \gamma_I B$$

共振条件另外描述：核磁共振时射频电磁波的频率恰好等于原子核的旋进频率。

$$\nu_{RF} = \nu_N$$

4. 弛豫过程和弛豫时间

(1) 弛豫过程：射频脉冲发射结束后，处于非热平衡状态的原子核系统将逐渐恢复为热平衡状态，这一恢复过程称为弛豫过程。原子核系统的弛豫过程是一个由高能态转变为低能态的释放能量的过程。在这过程中，M 的纵向分量 M_z 的恢复过程称为纵向弛豫，横向分量 M_{xy} 的恢复过程称为横向弛豫。

(2) 自由感应衰减信号：随着横向分量 M_{xy} 逐渐衰减，XY 平面上的接收线圈的感生电动势幅值也将逐渐衰减，这一逐渐衰减信号称为自由感应衰减信号（即 FID 信号）。FID 信号中所包含的生物组织信息，比在射频脉冲作用下检测到的 MR 信号的信息多，通常所说 MR 信号概指的是 FID 信号。

(3) 弛豫时间 T_1、T_2 和弛豫机制：在弛豫过程中两个分量 M_z 和 M_{xy} 随时间的变化率与它们偏离平衡状态的程度成正比，并且 M_z 和 M_{xy} 随时间的变化服从指数规律。T_1 反映了 M_z 随时间而增大的快慢，T_1 称为纵向弛豫时间，T_1 也称为自旋-晶格弛豫时间，具有磁场场强依赖性，与环境温度、黏度以及自旋核所处的分子大小有关。T_2 反映了 M_{xy} 随时间而衰减的快慢，T_2 称为横向弛豫时间，T_2 也称为自旋-自旋弛豫时间，依赖于磁场的不均匀性，与其自旋核所处的分子大小有关，而与环境温度和黏度无关。

一个样品可以认为是由自旋系统和晶格系统组成，这两个系统之间不断地进行着能量交换和相互作用。在纵向弛豫过程中，自旋核把能量交给周围晶格，转变为晶格的热运动，同时自旋核就从高能态跃迁到低能态，使处于高能态的自旋核数量减少，低能态的自旋核数量增多，直到符合玻尔兹曼分布，恢复到热平衡状态为止。在横向弛豫过程中，样品中的自旋核与外界无能量交换；射频脉冲激励停止后，分子的热运动使大量的自旋核磁矩彼此之间在对方产生的局部磁场中发生磁相互作用，导致各个自旋核的旋进频率不同，核磁矩的相位也由集中于某一方向的分布逐渐分散转变为均匀分布。

5. 磁共振成像的基本方法

(1) 梯度磁场：在磁共振成像技术中，采用梯度磁场的方法来获取人体某断面的空间位置信息。梯度磁场是一个弱磁场，它是由脉冲电流通过一定形状的梯度线圈产生的。梯度磁场与外磁场的叠加将导致沿梯度方向不同位置的磁场强度不相等，使沿梯度方向不同位置的自旋核处于不同强度的磁场中，因而具有不同的旋进频率，即 $\nu_N = \frac{1}{2\pi}\gamma_I(B+B_{GZ})$；所以利用自旋核旋进频率可以标记自旋核所在处的空间位置，从而对人体某断面进行空间定位。

(2) 空间位置编码：原则上 MRI 可以获取人体在任意方位角上的断面位置信息，而实际中一般取横断面、矢状面和冠状面。获取断面上各个体素的空间位置信息的方法称为空间位置编码。在 MRI（例如二维傅里叶成像）中常使用沿 X、Y、Z 三个正交坐标轴方向的梯度磁场来获取人体断面上各个体素的空间位置信息：分别为层面选择梯度、频率编码梯度和相位编码梯度。

1) 层面选择：若沿 Z 方向的梯度磁场作为层面选择梯度，沿主磁场 B 方向叠加一个线性梯度磁场 B_{GZ}，样品受到总磁场强度为 $B_0 = B+B_{GZ}$，在垂直 Z 方向的各个 XY 平面受到的磁场强度不同，因而具有不同的旋进频率，即

$$\nu_{NZ} = \frac{1}{2\pi}\gamma_I(B+B_{GZ})$$

2) 相位编码：在 90°射频脉冲发射结束瞬间，已选定层面中各个体素的自旋核在旋进圆锥上都处于同一相位。如果此时沿 Y 轴方向加一梯度磁场 B_{Gy}，则该 XY 平面内沿 Y 轴各个体素的自旋核因其 Y 轴位置不同而具有不同的旋进频率

$$\nu_{Ny} = \frac{1}{2\pi}\gamma_I(B + B_{Gy})$$

经历一段时间 t_y 后，沿 Y 轴的各个体素的自旋核横向分量 M_{xy} 在 XY 平面上旋转过的角度不一致，表明该层面沿 Y 轴各个体素的自旋核因其 Y 轴位置不同而具有不同相位

$$\varphi = \varphi_0 + \Delta\varphi$$

式中，$\Delta\varphi = \Delta\omega t_y = \gamma_y G_y t_y$。这样，采用二维层面内 Y 方向的 MR 信号的不同相位就可对体素的 Y 轴向位置进行标记，即为相位编码。

3) 频率编码：沿 X 轴向施加一梯度磁场 B_{Gx}，可使选定层面内沿 X 轴各个体素自旋核因其 X 位置不同而具有不同的旋进频率：

$$\nu_{Nx} = \frac{1}{2\pi}\gamma_I(B + B_{Gx})$$

式中，$B_{Gx} = xG_x$ 是随 X 轴位置线性变化的梯度磁场。显然，二维 XY 平面内具有相同 X 位置体素的自旋核具有相同的旋进频率。这样，采用二维层面内 X 方向的 MR 信号的不同频率就可对体素的 X 轴向位置进行标记，即为频率编码。

(3) MR 图像重建：①MR 成像时间序列 MR 成像时间序列，即层面选择梯度 G_z、射频脉冲 RF、相位编码梯度 G_y 和频率编码梯度 G_x 以及接收的 MR 信号在二维傅里叶成像过程中按照工作时间先后排序。②MR 图像重建 MR 信号是时间的函数，但是层面各体素的空间位置信息以频率的方式已经编码在该信号里。通过傅里叶变换处理，从以时间为变量的 MR 信号解码，还原出特定的频率成分，获得具有相应各体素相位、频率特征的傅里叶变换或投影，再按照投影与层面各体素空间位置编码的对应关系，将各体素的投影信号强度以灰度等级显示在荧光屏上，形成灰度图像即 MR 图像。经过傅里叶变换，把 MR 信号转换成 MR 图像的过程称为 MR 图像重建。

(4) MR 二维傅里叶变换(2D-FT)成像原理：在 MRI 中，计算机采用傅里叶变换对 MR 信号进行处理，从而实现图像重建。MR 傅里叶变换成像原理的物理描述为：在层面选择梯度和射频脉冲激发下，使用一次相位编码梯度和一次频率编码梯度，通过对 MR 信号的傅里叶变换处理，获得的投影只是对应于层面上 Y 轴向某一行中各个体素。为了获得体素矩阵为 $N \times N$ 的层面上 Y 轴向 N 行的各个体素的投影，应使用 N 次相位编码梯度，而频率编码梯度恒定不变；对 MR 信号的傅里叶变换所获得的投影，就对应于层面上每行每列的各个体素的二维（空间）位置；再用各个投影信号的强度调控灰度等级显示在荧光屏上，形成 MR 图像。

6. 核磁共振信号与加权图像

(1) 加权图像：在核磁共振成像中，由于生物体内不同组织的自旋核密度 ρ、弛豫时间 T_1 和 T_2 等在体素水平上的平均值都不同，核磁共振就是通过这些差别产生图像对比度。通过一些人为手段可突出其中一个或两个参数，使其他参数抑制，得到被突出参数很好的对比度的图像，这个图像叫加权图像。加权图像中每个点的灰度代表该成像参数值。加权图像可分为自旋核密度 ρ 加权图像、T_1 加权图像和 T_2 加权图像。

(2) 自旋回波序列(SE)：由 90° RF 脉冲和 180° RF 脉冲组成的序列。90° RF 脉冲起激励作用；180° RF 脉冲起复相作用。SE 序列的回波信号幅度可表示为

$$S = KBf(v)\rho e^{-\frac{T_E}{T_2}}(1 - e^{-\frac{T_R}{T_1}})$$

式中，K 是与主磁场 B、自旋核种类有关的常数；$f(v)$ 是与自旋核运动速度有关的函数，静止状

态时 $f(v)=1$。通过选择适当的脉冲序列参数 T_E、T_R，可以获得各个加权图像。

(3) 反转恢复序列：该序列由 180°- T_1 -90°脉冲构成。序列过程是首先发射一个 180° RF 脉冲作为激励，再发射一个 90° RF 脉冲，然后出现 MR 信号。在 IRSE 序列成像中，T_1 的长度取决于某一参数的抑制程度，如果保证在下一次 180°反转脉冲开始前纵向磁化得到完全恢复，那么一般 IR 扫描的时间比 SE 更长。因而作 ρ 加权和 T_2 加权图像时，通常使用 SE 序列，不使用 IRSE 序列。目前，IR 序列除用于 T_1 加权图像外，主要用于两种特殊的 MR 成像，即脂肪抑制和水抑制序列。

(4) 饱和恢复序列：该序列每一个周期只有一个 90°RF 脉冲。90°RF 脉冲既是激励脉冲又是脉冲。当 $T_R > T_1$ 时，可获得 ρ 加权图像。当 $T_R < T_1$ 时，可获得 T_1 加权图像。

7. 快速成像序列

(1) 多回波序列：该序列的过程是在一个周期内，在 90°脉冲后施加相位编码，而后以特定的时间间隔连续施加多个 180°脉冲，由此产生多个自旋回波，通过频率编码以后采集信号，获得 MR 图像。使用该序列可获得 ρ 加权图像和 T_2 加权图像。

(2) 快速自旋回波序列：FSE 序列过程与多回波序列一样，一次 RF 激励后施加多次 180°脉冲。在 FSE 序列中每一个 T_R 期间，形成每一个回波的相位编码梯度大小不同，结果获得的是由一组回波参与产生的一幅图像。这样，由于使用较少的 T_R 周期，从而加快了采集速度，缩短了成像时间。在很多部位的 MR 成像中，该序列可取代普通 SE 序列，提供比较典型的 ρ 加权图像和重 T_2 加权图像。

(3) 梯度回波序列：GRE 序列是目前 MR 快速扫描序列中最为成熟的方法，不仅可缩短扫描时间，而且图像的空间分辨力和信噪比均无明显下降。在 GRE 序列时用一个反方向梯度来重新使快速衰减的横向磁矩再现，获得一个回波信号，进行成像。使用该序列可获得 T_2^* 加权像图像。

8. 人体的磁共振成像

(1) 氢核是人体 MR 成像的首选核种。人体各种组织和脏器中氢核密度不同，致使 MR 信号强度有差异，相应 MR 图像中的灰度差异就反映了氢核密度差异，从而把各种组织和脏器区分开来。

(2) T_1、T_2 参数在 MR 成像中对人体各种软组织、脏器及其病理分期有特殊的分辨能力，为临床诊断提供依据。

(3) MR 信号强度还与氢核宏观运动状态有关。氢核流动造成 MR 信号改变的现象称为飞越时间现象。广泛应用于临床的磁共振血管造影就是飞越时间现象的应用。

典型例题

例 18-1 $I=3$ 的磁性核在外磁场中有几种取向。

解：核自旋磁量子数可能存在 $I, I-1, I-2, \cdots, -I$ 等取值，共有 7 个值，这对应核自旋在外磁场中存在 7 种可能取向。故选 C。

例 18-2 已知氢核 ^1H 的旋磁比 $\gamma_I = 2.6753 \times 10^8 S^{-1} T^{-1}$，今欲使其在 5.0 T 的外磁场中发生磁共振，则所需射频脉冲 RF 的频率是多少？试讨论 $^{23}Na、^{31}P、^{14}N、^{13}C、^{19}F$ 原子核的情况。

解：发生核磁共振时，射频电磁波的频率恰好等于原子核的旋进频率。

氢核在 5.0T 磁场中发生磁共振所需射频电磁波的频率为：

$$\nu_{RF} = \nu_N = \frac{1}{2\pi} \cdot \gamma_I \cdot B = \frac{1}{2\pi} \times 2.6753 \times 10^8 \times 5.0 = 212.89 \, \text{MHz}$$

$^{23}Na、^{31}P、^{14}N、^{13}C、^{19}F$ 等的情况：

钠核 ^{23}Na 的旋磁比 $\gamma_I = 0.7076 \times 10^8 \text{S}^{-1}\text{T}^{-1}$，则所需射频脉冲 RF 的频率是：

$$\nu_{RF} = \nu_N = \frac{1}{2\pi} \cdot \gamma_I \cdot B = \frac{1}{2\pi} \times 0.7076 \times 10^8 \times 5.0 = 56.309 \text{ MHz}$$

磷核 ^{31}P 的旋磁比 $\gamma_I = 1.0829 \times 10^8 \text{S}^{-1}\text{T}^{-1}$，则所需射频脉冲 RF 的频率是：

$$\nu_{RF} = \nu_N = \frac{1}{2\pi} \cdot \gamma_I \cdot B = \frac{1}{2\pi} \times 1.0829 \times 10^8 \times 5.0 = 86.1745 \text{ MHz}$$

氮核 ^{14}N 的旋磁比 $\gamma_I = 0.1935 \times 10^8 \text{S}^{-1}\text{T}^{-1}$，则所需射频脉冲 RF 的频率是：

$$\nu_{RF} = \nu_N = \frac{1}{2\pi} \cdot \gamma_I \cdot B = \frac{1}{2\pi} \times 0.1935 \times 10^8 \times 5.0 = 15.4 \text{ MHz}$$

碳核 ^{13}C 的旋磁比 $\gamma_I = 0.6729 \times 10^8 \text{S}^{-1}\text{T}^{-1}$，则所需射频脉冲 RF 的频率是：

$$\nu_{RF} = \nu_N = \frac{1}{2\pi} \cdot \gamma_I \cdot B = \frac{1}{2\pi} \times 0.6729 \times 10^8 \times 5.0 = 53.55 \text{ MHz}$$

氟核 ^{19}F 的旋磁比 $\gamma_I = 2.518 \times 10^8 \text{S}^{-1}\text{T}^{-1}$，则所需射频脉冲 RF 的频率是：

$$\nu_{RF} = \nu_N = \frac{1}{2\pi} \cdot \gamma_I \cdot B = \frac{1}{2\pi} \times 2.518 \times 10^8 \times 5.0 = 200.4 \text{ MHz}$$

例 18-3 已知氢核 ^{1}H 的旋磁比 $\gamma_I = 2.6753 \times 10^8 \text{S}^{-1} \cdot \text{T}^{-1}$，今测出其共振时相对应的射频脉冲 RF 的频率是 100 MHz，则氢核 ^{1}H 所在处的外磁场多大？若其共振时相对应的射频脉冲 RF 的频率是 140MHz，则氢核 ^{1}H 所在处的外磁场又是多大？

解：发生核磁共振时，射频电磁波的频率恰好等于原子核的旋进频率。

当射频脉冲 RF 的频率是 100MHz 时：

$$\nu_{RF} = \nu_N = \frac{1}{2\pi} \cdot \gamma_I \cdot B = \frac{1}{2\pi} \times 2.6753 \times 10^8 B = 100 \text{ MHz}$$

得：$B = 2.349$ T

当射频脉冲 RF 的频率是 140 MHz 时：

$$\nu_{RF} = \nu_N = \frac{1}{2\pi} \cdot \gamma_I \cdot B = \frac{1}{2\pi} \times 2.6753 \times 10^8 B = 140 \text{ MHz}$$

得：$B = 3.288$ T

习题解答

18-1 解释下列名词：核磁矩、旋进、射频脉冲、弛豫过程、频率编码、相位编码、MR 图像重建。

答：核磁矩：具有一定电荷的原子核作自旋运动时产生的磁矩称为核磁矩。

旋进：具有角动量的物体或体系在外力矩作用下，角动量的方向发生连续改变的现象。

射频脉冲：当沿 X 轴方向（或沿 XY 平面上某方向）有射频电磁场 **B**$_1$ 照射原子核系统时，系统吸收射频电磁波能量而处于高能级状态（即非热平衡状态），同时 **M** 绕 **B**$_1$ 方向作旋进，偏离外磁场 **B** 方向的夹角 θ 不断增大，使 **M** 在 XY 平面上的分量得以增大。这就是射频电磁波对原子核系统的激励作用。

弛豫过程：射频脉冲发射结束后，处于非热平衡状态的原子核系统将逐渐恢复为热平衡状态，这一恢复过程称为弛豫过程。原子核系统的弛豫过程是一个由高能态转变为低能态的释放能量的过程。在这过程中，**M** 的纵向分量 M_z 的恢复过程称为纵向弛豫，横向分量 M_{xy} 的恢复过程称为横向弛豫。

频率编码：使用沿 X 轴方向的梯度磁场作为频率编码梯度。该梯度使沿 X 轴各列体素的自旋核因其 X 位置不同而具有不同的旋进频率。这样，采用 MR 信号的不同频率就可对体素的

X 轴向位置进行标记,即为频率编码。

相位编码:使用沿 Y 方向的梯度磁场作为相位编码梯度。该梯度使沿 Y 轴各行体素的自旋核因其 Y 轴位置不同而具有不同相位。这样,采用 MR 信号的不同相位就可对体素的 Y 轴向位置进行标记,即为相位编码。

MR 图像重建:经过傅里叶变换,把 MR 信号转换成 MR 图像的过程称为 MR 图像重建。

18-2 为什么说水分子的分子磁矩可以等效为两个"裸露"的氢核的磁矩?

答:目前多数 MRI 的核都是氢核,但是人体内的多数氢核包含在水分子之中。水分子是由十个核外电子、两个氢核和一个氧核构成,所以一个水分子的分子磁矩应是这些粒子的轨道磁矩、自旋磁矩的矢量和。但是,十个核外电子正好构成一个满壳层,满壳层电子的总的轨道角动量为零,总的磁矩也就为零;十个电子也构成五个电子对(配对电子),五对配对电子的总自旋也为零;氧核是偶偶核,自旋为零。这样,一个水分子的分子磁矩就相当于是两个"裸露"的氢核磁矩。所以也可以说,实际上在 MRI 中,参与成像的应是水分子的分子磁矩。

18-3 二维傅里叶变换重建法(2D-FT)中如何实现相位编码、频率编码,从而完成断层的图像重建?

答:在 MRI 中,计算机采用傅里叶变换,通过相位编码、频率编码,把 MR 信号转换成 MR 图像,从而实现图像重建。具体描述为:在层面选择梯度和射频脉冲激发下,使用一次相位编码梯度和一次频率编码梯度,通过对 MR 信号的傅里叶变换处理,获得的投影只是对应于层面上 Y 轴向某一行中各个体素。为了获得体素矩阵为 $N \times N$ 的层面上 Y 轴向 N 行的各个体素的投影,应使用 N 次相位编码梯度,而频率编码梯度恒定不变;对 MR 信号的傅里叶变换所获得的投影,就对应于层面上每行每列的各个体素的二维(空间)位置;再用各个投影信号的强度调控灰度等级显示在荧光屏上,形成 MR 图像,实现图像重建。

18-4 自旋回波(SE)序列中的 90°射频脉冲和 180°射频脉冲的作用分别是什么?

答:SE 序列是 MR 成像中最基本的脉冲序列,该序列由 90°RF 脉冲和 180°RF 脉冲组成。90°RF 脉冲起激励作用,它使平行于外磁场方向的磁化强度矢量偏离外磁场方向 90°角,翻转到 XY 平面上形成 M_{xy}。180°RF 脉冲起复相作用,它使各个自旋核旋进以 X 坐标为轴转过 180°,使相位离散的各个自旋核在 XY 平面相位重新趋向一致,以形成幅度较大的自旋回波。180°RF 脉冲的这种复相作用抵消了磁场不均匀性造成的不利影响,使回波信号幅度有较大取值。

18-5 为什么 T_1 会随环境温度的升高而增长?

答:纵向弛豫时间 T_1 反映了 M_z 随时间而增大的快慢,也反映了因射频脉冲激励而处于高能态的自旋核通过热交换向周围物质(晶格)释放能量的快慢。自旋核与晶格发生的热交换,除了依赖于磁场场强外,还依赖于环境温度;环境温度越高,分子热运动越激烈,热运动频率远离其拉莫尔频率,导致能量交换和纵向弛豫较慢,T_1 值较长。

18-6 为什么磁场的不均匀性会使 T_2 急剧缩短?

答:横向弛豫时间 T_2 反映了在射频脉冲激励停止后,因分子的热运动导致核磁矩的相位由集中于某一方向的分布逐渐分散转变为均匀分布的快慢。在实际中磁场(不论是外磁场,还是自旋核所处的局部磁场)不可能绝对均匀,而磁场的不均匀性会使各个自旋核的旋进非一致性,明显加剧自旋核磁矩相位的分散,T_2 会明显缩短。

18-7 如何从 SE 序列的 MR 信号幅度公式中得出 ρ 加权图像、T_1 加权图像和 T_2 加权图像?

答:SE 序列的回波信号幅度可表示为

$$S = KBf(v)\rho e^{-\frac{T_E}{T_2}}(1-e^{-\frac{T_R}{T_1}})$$

式中,K 是与外磁场 B、自旋核种类有关的常数;$f(v)$ 是与自旋核运动速度有关的函数,静

态时 $f(v)=1$。通过选择适当的脉冲序列参数 T_E、T_R，可以获得各个加权图像：

(1) ρ 加权图像：当选用长 T_R 和短 T_E 时，回波信号幅度仅由自旋核密度 ρ 决定；相应的 MR 图像为 ρ 加权图像，它反映了自旋核密度差异。

(2) T_2 加权图像：当选用长 T_R 和长 T_E 时，回波信号幅度 S 主要由 T_2 决定；相应的 MR 图像为 T_2 加权图像，它反映了横向弛豫时间差异。在 T_2 加权图像中，长 T_2 组织呈高信号，短 T_2 组织呈低信号。通常，含水多的组织在 T_2 加权图像中呈高信号。

(3) T_1 加权图像：当选用短 T_R 和短 T_E 时，回波信号幅度 S 主要由 T_1 决定。相应的 MR 图像称为 T_1 加权图像，它反映了纵向弛豫时间差异。在 T_1 加权图像中，长 T_1 组织呈低信号，而短 T_1 组织呈高信号。通常，脂肪组织在 T_1 加权图像中呈高信号。

18-8 在 MRI 系统中，设主磁场和梯度磁场之和的磁场强度为 $1.500\sim1.501\mathrm{T}$，试估算氢核成像应施加的射频脉冲所包含的频谱范围。

解：根据核磁共振条件得：

$$\nu_{RF1}=\frac{1}{2\pi}\cdot\gamma_I\cdot B_1=\frac{1}{2\pi}\times2.6753\times10^8\times1.500=63.900\mathrm{MHz}$$

$$\nu_{RF2}=\frac{1}{2\pi}\cdot\gamma_I\cdot B_2=\frac{1}{2\pi}\times2.6753\times10^8\times1.501=63.943\mathrm{MHz}$$

射频脉冲所包含的频谱范围：$(63.900\sim63.943)\mathrm{MHz}$。

18-9 $T_R=1500\mathrm{ms}$，2 次采集，体素矩阵为 128×128 情况下，试估算完成一个层面成像的扫描时间。

解：在 MRI 中(如：在自旋回波序列中)完成一个层面成像的扫描时间 T 约为

$$T=T_R\times\text{矩阵大小}\times n=1500\times128\times2=384\times10^3\mathrm{ms}=384\mathrm{s}\approx6.4\mathrm{min}$$

18-10 什么是磁共振水成像技术？什么是磁共振血管造影？

答：磁共振水成像技术是近年来发展迅速的 MR 成像技术之一。选择采用 FSE 序列(即长 T_E、长 T_R)，利用人体内流动缓慢或相对静止的液体(如：稀胆汁、胰液、尿液、脑脊液、内耳淋巴液、唾液和泪水等)具有长 T_2 的特性，在重 T_2 加权图像中呈高信号；而 T_2 较短的实质性器官及流动血液(如动脉血)则呈低信号，从而使含液体的器官显影，达到水成像效果。MR 水成像技术可提供有价值的诊断信息，是一种安全、无需造影剂、无创伤性的影像学检验手段。

磁共振血管造影(MRA)：目前广泛应用于临床的磁共振血管造影也称磁共振血管成像，是飞越时间现象的应用。它具有无创伤性，成像时间短，通常无需注射对比剂(例如头、颈部的 MRA)，可以在三维空间显影。它是用流动血液 MR 信号与周围静止组织 MR 信号的差异建立图像对比度，从而观察血流状况、测量血流速度等；既能同时显示动脉与静脉，又能分别显示动脉期、毛细血管期和静脉期。

18-11 说明弛豫时间 T_1 和 T_2 的物理学意义和生物学意义。

答：T_1 和 T_2 的物理学意义：

纵向弛豫时间 T_1 反映了 M_z 随时间而增大的快慢，也反映了因射频脉冲激励而处于高能态的自旋核通过热交换向周围物质(晶格)释放能量的快慢。自旋核晶格发生的热交换，依赖于磁场场强，所以 T_1 具有磁场场强依赖性；T_1 还与环境温度、黏度以及自旋核所处的分子大小有关。

而横向弛豫时间 T_2 反映了 M_{xy} 随时间而衰减的快慢，也反映了在射频脉冲激励停止后，因分子的热运动导致核磁矩的相位由集中于某一方向的分布逐渐分散转变为均匀分布的快慢。T_2 依赖于磁场的不均匀性，与其自旋核所处的分子大小有关，而与环境温度和黏度无关。

T_1 和 T_2 的生物学意义：

(1) 不同的组织和脏器的 T_1、T_2 参数有显著不同。

(2) 同一组织和脏器的不同病理阶段上的 T_1、T_2 参数也有显著不同。

这两个特点使 T_1、T_2 参数在 MR 成像中对人体各种软组织、脏器及其病理分期有特殊的分辨能力,为临床诊断提供依据。

18-12 MR 成像系统主要由哪几部分组成?并说明各部分的主要作用。

答:MR 成像系统主要由两部分组成。第一是信号发生和采集部分,主要包括磁体、梯度系统和射频系统。第二是数据处理和图像显示部分,主要由计算机、监视系统组成。

名人或史料介绍

保罗·劳特布尔(Paul Lauterbur;1929－2006)是美国卓越的化学家。1929 年出生于美国小城悉尼。1951 年获凯斯理工学院理学士,1962 年获得费城匹兹堡大学获得博士学位。在 1985 年从 Stony Brook 移居到伊利诺伊州。劳特布尔是核磁共振技术(NMR)的主要发明者,被称为"核磁共振成像之父"。2003 年诺贝尔生理学和医学奖获得者。

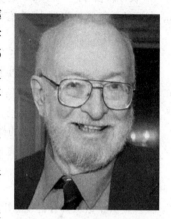

劳特布尔曾在梅隆研究院工作,并同时在匹兹堡大学化学系学习研究生课程,从那时候开始他就对核磁共振技术发生兴趣。他在 1969 年受聘纽约州立大学石溪分校以后,继续研究核磁共振技术,并将这项技术用于对 ^{13}C 的研究。

劳特布尔最先对试管里的水和重水进行了核磁共振成像处理。在主磁场内附加一个不均匀的磁场,把梯度引入磁场中,从而创造了一种可视的用其他技术手段却看不到的物质内部结构的二维结构图像。通过引进梯度磁场,可以逐点改变核磁共振电磁波频率,通过对发射出的电磁波的分析,可以确定其信号来源。他描述了怎样把梯度磁体添加到主磁体中,然后能看到沉浸在重水中的装有普通水的试管的交叉截面。除此之外没有其他图像技术可以在普通水和重水之间区分图像。1972 年时,劳特布尔研究成果包括了一张测试样品———一对浸在水瓶中的试管的图像。他努力试图对活体进行成像处理,但是苦于找不到一个能够塞进狭小的核磁共振试管的生物。后来有一次在海滩上玩的时候,他女儿建议用一只小螃蟹,劳特布尔听取了女儿的建议。尽管劳特布尔得出的图像看上去和照片差不多,但是他明白这是非常重要的原理实验,其应用前景将会非常广泛。劳特布尔第一次向《自然》杂志投稿竟然被拒绝,但是劳特布尔坚信核磁共振技术的前景,他在对论文进行修改后再次投稿,1973 年这篇重要论文得以发表,从那以后,被引用超过 1000 次。劳特布尔一生有将近 100 篇论文的总引用量超过 3000 次。到 1974 年,他已经可以使用大型核磁共振成像设备对活老鼠的胸腔进行成像了。劳特布尔 1985 年受聘伊利诺伊州香槟分校的时候,继续深入研究,不断改进这项新技术。2003 年,劳特布尔与诺丁汉大学的 Peter Mansfield 一起分享了诺贝尔生理学和医学奖。劳特布尔在香槟分校的同事、物理学家 Charles Slichter 说:"核磁共振成像技术挽救了多少人的生命啊,劳特布尔对人类作出了巨大的贡献。"

检 测 题

(一) 选择题

1. 以下是原子核内质子数和中子数的几种组合,使原子核自旋磁矩为零的组合是(　)
   A. 奇数,奇数　　B. 奇数,偶数
   C. 偶数,奇数　　D. 偶数,偶数

2. 在磁共振的弛豫过程中,M_0 偏离平衡状态的程度越(　),则恢复到平衡状态的速度越(　)
   A. 小,快　　B. 大,慢
   C. 大,快　　D. 都不是

3. 90° RF 脉冲过后，M_{xy} 将做（　　），M_z 将做（　　）
   A. 指数衰减；指数衰减
   B. 指数增加；指数增加
   C. 指数衰减；指数增加
   D. 指数增加；指数衰减
4. 采用 SE 序列，为获得 T_1 加权，应选用（　　）
   A. 长 T_R，短 T_E　　B. 短 T_R，长 T_E
   C. 长 T_R，长 T_E　　D. 短 T_R，短 T_E
5. 在反转恢复脉冲序列中，为有效地抑制脂肪信号，应选用（　　）
   A. 短 T_1　　　　　B. 长 T_1
   C. 中等长度的 T_1　D. 以上方法都正确
6. 自由感应衰减信号（即 FID 信号）是（　　）
   A. 射频脉冲
   B. 原子核系统弛豫过程中的核磁共振信号
   C. MRI 接收线圈中的幅值逐渐衰减的感生电动势信号
   D. 梯度磁场
7. 核自旋量子数 I 具有自旋磁矩满足（　　）
   A. 为零　　　　　B. 不为零
   C. 为半整数　　　D. 为整数
8. 频率编码是指（　　）
   A. 采用 MR 信号的不同相位对断面上体素的 Y 轴向位置进行标记
   B. 采用 MR 信号的不同频率对断面上体素的 X 轴向位置进行标记
   C. 使用沿 X 轴向的梯度磁场来获取断面上体素的 X 轴向位置信息

（二）填空题

9. 加权图像可分为_____加权图像、_____加权图像和_____加权图像。
10. 发生核磁共振时，射频电磁波的频率刚好等于_____。
11. 快速自旋回波序列（FSE）结构是_____；反转恢复脉冲序列（IR）结构是_____；饱和恢复序列（SR）结构是_____。
12. 在磁共振成像中，采用_____的方法来获取人体某断面的空间位置信息。在 MRI 中常使用沿 Z 轴方向的_____梯度磁场、沿 Y 轴方向的_____梯度磁场、X 轴方向的_____梯度磁场来获取人体断面上各个体素的空间位置信息。
13. 梯度回波序列与自旋回波序列的最大区别是：_____。

（三）名词解释

14. 弛豫过程
15. 磁共振谱
16. 化学位移

（四）判断题（在正确的题后面画√，错误的题后面画×）

17. RF 波常又称为射频脉冲，因为在磁共振中，所施加的 RF 波只持续很短的一段时间。（　　）
18. 使用自旋回波序列中当选用短 T_E、长 T_R 时可获得 T_1 加权图像。（　　）
19. 氢核是 MRI 临床上唯一使用的自旋核。（　　）
20. 相位编码也属于频率编码。（　　）
21. T_1、T_2 参数在 MR 成像中对人体各种软组织、脏器及其病理分期有特殊的分辨能力，为临床诊断提供依据。（　　）

（五）论述题

22. 人体 MR 成像中 T_1、T_2 参数的意义。

（六）计算题

23. 已知氢核 ^1H 的旋磁比 $\gamma_I = 2.6753 \times 10^8 S^{-1} \cdot T^{-1}$，今欲使其在 5.0T 的外磁场中发生磁共振，则所需射频脉冲 RF 的频率是多少？

检测题答案

（一）选择题
1. D；2. C；3. C；4. A；5. A；6. AC；7. B；8. BC

（二）填空题
9. 自旋核密度 ρ、T_1、T_2。
10. 原子核旋进频率。
11. 在 SE 序列的第一个 180° RF 脉冲之后，反复施加多个 180° RF 脉冲；先发射一个 180° RF 脉冲作为激励，再发射一个 90° RF 脉冲；序列每一个周期只有一个 90° RF 脉冲。
12. 梯度磁场、层面选择、频率编码、相位编码。
13. 使用小于 90°（α 角度）的 RF 激发，利用较短的 T_R 时间、采用翻转梯度取代 180° 重聚脉冲。

(三) 名词解释

14. 射频脉冲发射结束后,处于非热平衡状态的原子核系统将逐渐恢复为热平衡状态,这一恢复过程称为弛豫过程。

15. 以自旋核共振吸收强度为纵坐标,共振频率为横坐标,可以绘出共振吸收强度与共振频率的关系曲线,这一曲线称为核磁共振谱。

16. 在均匀的静磁场中,处于不同化学环境中的同一种自旋核会受到不同的磁场 B 的作用,因而会有不同的共振频率 ν,这种共振频率的差异称为化学位移。

(四) 判断题

17. √;18. ×;19. ×;20. √;21. √

(五) 论述题

22. MR 成像中 T_1 和 T_2 弛豫时间及其加权图像本身反映质子群周围的化学环境,即生理和生化信息的空间分布。而人体 MR 信号强度不仅取决于氢核密度,还与氢核周围环境有关。而 T_1 和 T_2 参数反映了氢核与其周围环境之间的相互作用,即反映了氢核周围环境信息;对人体而言,周围环境就是指人体各种组织和脏器的结构和生化病理状况。生物学和基础医学实验已表明:

(1) 不同的组织和脏器的 T_1、T_2 参数有显著不同;

(2) 同一组织和脏器的不同病理阶段上的 T_1、T_2 参数也有显著不同。

这两个特点使 T_1、T_2 参数在 MR 成像中对人体各种软组织、脏器及其病理分期有特殊的分辨能力,为临床诊断提供依据。

利用人为设计的一系列脉冲序列,可获得人体各种组织和脏器的氢核密度 ρ 加权图像、T_1 加权图像和 T_2 加权图像。由于人体各种组织的 T_1 或 T_2 参数的差别远大于其含水比例的差别(即氢核密度差别),所以 T_1 或 T_2 加权图像的对比度比 ρ 加权图像好,能更清楚地将病变分辨出来。

(六) 计算题

23. **解:** 发生核磁共振时,射频电磁波的频率恰好等于原子核的旋进频率。

射频电磁波的频率为

$$\nu_{RF} = \nu_N = \frac{1}{2\pi} \cdot \gamma_I \cdot B$$

$$= \frac{1}{2\pi} \times 2.6753 \times 10^8 \times 5.0$$

$$= 213 \text{MHz}$$

(董桂馥)

主要参考资料

程守洙,江之水. 2002. 普通物理学3. 第5版. 北京:高等教育出版社
褚圣麟. 1982. 原子物理学. 北京:人民教育出版社
洪洋. 2006. 放射物理与防护学. 北京:人民军医出版社
洪洋. 2008. 医用物理学学习指导. 北京:高等教育出版社
胡盘新,孙遒疆. 1995. 普通物理学习题分析与解答. 第5版. 北京:高等教育出版社
胡新珉. 2002. 医学物理学基础. 第5版. 北京:人民卫生出版社
胡新珉. 2004. 医学物理学基础. 第6版. 北京:人民卫生出版社
胡新珉. 2004. 医学物理学学习指导. 第2版. 北京:人民卫生出版社
吉强,童家明. 2006. 医学影像物理学学习指导. 北京:人民卫生出版社
梁路光,赵大源. 2004. 医用物理学. 北京:高等教育出版社
王照. 1995. 物理学内容提要与习题. 北京:北京医科大学,中国协和医科大学联合出版社
杨继庆,文峻. 2002. 医学物理学. 北京:科学技术文献出版社
张三慧. 2003. 大学物理学(量子力学). 第2版. 北京:清华大学出版社